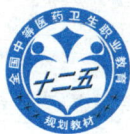

全国中等医药卫生职业教育"十二五"规划教材

天然药物化学基础

（供药剂专业用）

主　编　庞满坤（哈尔滨市卫生学校）

副主编　杨春荣（佳木斯大学）

　　　　李宝霞（山西药科职业学校）

　　　　武　莹（北京卫生学校）

编　委　（以姓氏笔画为序）

　　　　李宝霞（山西药科职业学校）

　　　　杨春荣（佳木斯大学）

　　　　吴　薇（青岛卫生学校）

　　　　张　琳（大连医科大学）

　　　　张春华（黑龙江护理高等专科）

　　　　陈丽娜（黑龙江医药卫生职业学校）

　　　　孟禹臣（哈尔滨职工医学院）

　　　　武　莹（北京卫生学校）

　　　　庞满坤（哈尔滨市卫生学校）

　　　　高艳丽（郑州市卫生学校）

中国中医药出版社

·北京·

图书在版编目（CIP）数据

天然药物化学基础／庞满坤主编 . —北京：中国中医药
出版社，2013.8
全国中等医药卫生职业教育"十二五"规划教材
ISBN 978 - 7 - 5132 - 1484 - 1

Ⅰ.①天⋯ Ⅱ.①庞⋯ Ⅲ.①生物药 - 药物化学 -
中等专业学校 - 教材 Ⅳ.①R284

中国版本图书馆 CIP 数据核字（2013）第 129112 号

中 国 中 医 药 出 版 社 出 版
北京市朝阳区北三环东路 28 号易亨大厦 16 层
邮政编码　100013
传真　010 64405750
北京市松源印刷有限公司印刷
各地新华书店经销
*
开本 787×1092　1/16　印张 18.5　字数 412 千字
2013 年 8 月第 1 版　2013 年 8 月第 1 次印刷
书　号　ISBN 978 - 7 - 5132 - 1484 - 1
*
定价　45.00 元
网址　www.cptcm.com

前　言

　　"全国中等医药卫生职业教育'十二五'规划教材"由中国职业技术教育学会教材工作委员会中等医药卫生职业教育教材建设研究会组织，全国120余所高等和中等医药卫生院校及相关医院、医药企业联合编写，中国中医药出版社出版。主要供全国中等医药卫生职业学校护理、助产、药剂、医学检验技术、口腔修复工艺专业使用。

　　《国家中长期教育改革和发展规划纲要（2010－2020年)》中明确提出，要大力发展职业教育，并将职业教育纳入经济社会发展和产业发展规划，使之成为推动经济发展、促进就业、改善民生、解决"三农"问题的重要途径。中等职业教育旨在满足社会对高素质劳动者和技能型人才的需求，其教材是教学的依据，在人才培养上具有举足轻重的作用。为了更好地适应我国医药卫生体制改革，适应中等医药卫生职业教育的教学发展和需求，体现国家对中等职业教育的最新教学要求，突出中等医药卫生职业教育的特色，中国职业技术教育学会教材工作委员会中等医药卫生职业教育教材建设研究会精心组织并完成了系列教材的建设工作。

　　本系列教材采用了"政府指导、学会主办、院校联办、出版社协办"的建设机制。2011年，在教育部宏观指导下，成立了中国职业技术教育学会教材工作委员会中等医药卫生职业教育教材建设研究会，将办公室设在中国中医药出版社，于同年即开展了系列规划教材的规划、组织工作。通过广泛调研、全国范围内主编遴选，历时近2年的时间，经过主编会议、全体编委会议、定稿会议，在700多位编者的共同努力下，完成了5个专业61本规划教材的编写工作。

　　本系列教材具有以下特点：

　　1. 以学生为中心，强调以就业为导向、以能力为本位、以岗位需求为标准的原则，按照技能型、服务型高素质劳动者的培养目标进行编写，体现"工学结合"的人才培养模式。

　　2. 教材内容充分体现中等医药卫生职业教育的特色，以教育部新的教学指导意见为纲领，注重针对性、适用性以及实用性，贴近学生、贴近岗位、贴近社会，符合中职教学实际。

　　3. 强化质量意识、精品意识，从教材内容结构、知识点、规范化、标准化、编写技巧、语言文字等方面加以改革，具备"精品教材"特质。

　　4. 教材内容与教学大纲一致，教材内容涵盖资格考试全部内容及所有考试要求的知识点，注重满足学生获得"双证书"及相关工作岗位需求，以利于学生就业，突出中等医药卫生职业教育的要求。

　　5. 创新教材呈现形式，图文并茂，版式设计新颖、活泼，符合中职学生认知规律及特点，以利于增强学习兴趣。

　　6. 配有相应的教学大纲，指导教与学，相关内容可在中国中医药出版社网站

（www. cptcm. com）上进行下载。本系列教材在编写过程中得到了教育部、中国职业技术教育学会教材工作委员会有关领导以及各院校的大力支持和高度关注，我们衷心希望本系列规划教材能在相关课程的教学中发挥积极的作用，通过教学实践的检验不断改进和完善。敬请各教学单位、教学人员以及广大学生多提宝贵意见，以便再版时予以修正，使教材质量不断提升。

中等医药卫生职业教育教材建设研究会

中国中医药出版社

2013 年 7 月

编写说明

　　本教材主要以 2008 年全国中等医药卫生职业教育"十一五"规划教材《天然药物化学基础》为蓝本，参照 2012 年执业药师资格考试大纲编写而成。新编教材突出了以下几个特点：

　　1. 注重"三基五性四贴近"　注重"基本知识、基本理论、基本技能"的培养；更加注重体现教材的"科学性、先进性、启发性、实用性、针对性"，使其更加贴近"学生现状、社会需要、岗位需求、职业资格考试需求"。

　　2. 注重理论内容与职业标准或与执业药师资格考试大纲接轨　基本理论和基本知识以"必须，够用"为度，注重课程内容与职业技能认证和执业药师资格考试大纲等内容接轨，尽量将本专业最新的方法、操作技术、成果及发展趋势编入其中，以适应社会的发展。

　　3. 以实验操作为中心，突出对学生就业能力的培养

　　(1) 实验内容：注重选用综合性强、操作方案可行性强的实验，目的是在有限的操作时间内，努力培养学生实践操作能力、团结协作的能力及利用所学理论知识解决实际问题的能力，以适应职业岗位的需要。

　　(2) 实验步骤：以流程图形式呈现，使步骤清晰，一目了然。每个实验，在提取方法上尽量给出两三种操作技术，其中包括一个传统技术，一两个新技术。新技术是在各学校现有普遍实验条件下选定，可根据各学校实际情况选择其中之一即可。

　　4. 创建新的模块突破过去教材编写的基本形式，创建有利于学生学习的新模式，即"五个模块"。通过新的编写模式引领学生学习方式的改变，变填鸭式教学为学生自主学习。

　　本书绪论、第一章由庞满坤编写，第二章由武莹、吴薇编写，第三章由张春华编写，第四章由张琳、杨春荣编写，第五、八章由高艳丽编写，第六章由李宝霞编写，第七章由陈丽娜编写。

　　使用本教材时，各学校可根据实际情况，在保证课程基本要求的前提下酌情取舍教学内容。本书的章节编写顺序仅供参考，教师可根据需要作出相应调整。

　　因学术水平及编写能力有限，尽管我们进行了认真细致的编写工作，书中仍难免存在疏漏和错误，衷心希望广大师生和读者予以指正。

《天然药物化学基础》编委会
2013 年 7 月

目 录

绪 论

中华民族文化的瑰宝

中医中药是中华民族文化的瑰宝，曾对中华民族的繁衍昌盛做出过杰出的贡献，现在正在超越国界，为全世界人民服务。中医药治疗以显著的疗效、浓郁的民族特色、独特的诊疗方法、系统的理论体系逐步得到世界各国的认可，成为人类医学宝库的共同财富。据有关部门统计，目前，已有70多个国家与我国签订了含有中医药内容的政府协议94个，其中包括与美国、法国、意大利、奥地利、韩国、新加坡、印度等国政府签署的中医药协议45个。已有140多个国家和地区有中医医疗机构，在国外的中医医疗机构已达8万多家，有20余万从业人员。每年有30%的当地人和70%以上的华人接受中医药服务，来华接受中医药医疗保健服务的人数逐年增加。国际市场对中药产品的需求也日趋加大，中药产品已出口到160多个国家和地区。抗疟复方双氢青蒿素哌喹片、银杏叶药物等与国外合作项目取得了实质性的进展；来我国接受中医药学历教育的留学生人数一直居自然学科中来华留学人数的首位。中医药正受到国际社会前所未有的关注，有着广阔的发展前景，我们有责任、有义务将中药学传承和发展下去，使中医药为全人类健康不断做出新贡献。

天然药物化学研究的对象主要是天然药物中的化学成分，其中具有生物活性、能起到防病治病作用的化学成分，称为有效成分。天然药物化学就是研究有效成分的结构特点、理化性质、提取、分离、检识等内容的学科，它与很多学科都密切相关。如中药制剂中，为了能制备高含量有效成分的制剂，需要天然药物化学相关知识的运用；有效成分只有经天然药物化学提取分离并确定其结构后，方能进一步开展其中药药理学、毒理学的研究；中药质量控制也需要采用天然药物化学的许多现代化测定方法（如 NMR，HPLC，GC，UV）。可见，天然药物化学是中药学的重要学科，对其概念、研究的内容、学习天然药物化学有何意义等问题，我们都应该有所了解。

知识要点

掌握天然药物化学的概念、天然药物化学研究的内容及有效成分的概念、特性和天然药物化学成分的分类方法；熟悉天然药物化学研究在发扬中医药学中的作用；了解未来天然药物化学研究的发展趋势等。

一、天然药物的来源及在国内外的发展现状

天然药物一般是指来源于植物、动物、微生物、海洋生物和矿物等天然资源的有药理活性的天然产物。植物药在天然药物中约占87%，是天然药物的主要来源，因此国人又习惯把天然药物称为植物药或称为中草药，是传统中药、民间药、民族药的总称。近几年来，随着全球范围"回归自然"浪潮的涌起和对化学药品副作用的深入认识及人们自我医疗保健意识的增强，人们越来越追求绿色、纯天然制品。植物药因产自大自然，毒副作用小，在治疗艾滋病、癌症等疑难杂症方面具有独特优势而倍受世人瞩目，使得植物药在国际市场发展十分迅猛，在现有每年销售额300亿美元的基础上，正以平均10%的年增长率快速增长。据国际组织预测，今后一段时间，国际植物药将快速增长至1000亿美元，达到国际医药市场销售总额的1/6～1/4。国内，随着国家对中药产业重视程度的不断提高，加之强大的产业政策导向和有力的扶持政策及城市化进程的加快，国内植物药的发展正处于良好的上升阶段。据统计，中成药工业产值10年间复合增长率达18.85%，2010年实现总产值2527亿元，较10年前翻了5番，估计到2015年，中药工业总产值突破5000亿元，以中药工业为龙头的相关健康产业综合产值能达到10000亿元，充分体现中药产业作为战略性新兴产业在我国经济发展中的作用和地位。

目前，从天然产物中寻找新药或先导化合物的研究是国内外新药研发的主要研究方向和重要研究领域，世界各国都在投入大量的人力和财力，积极开展对天然药物的研究与开发。因此，天然药物研究的潜力是巨大的。

二、天然药物化学的概念及其研究的内容

天然药物化学是一门结合中医中药的基本理论，运用现代化学及其他学科的理论和方法，来研究天然药物化学成分的学科。其研究内容主要包括天然药物中各类化学成分（主要指有效成分）的化学结构、理化性质及提取、分离、检识和结构测定方法等。

中国——天然药物化学发展的始祖

1. 公元618～907年《唐本草》有制银法的记载。"银铂以水银消之为泥，合硝石及盐为粉，烧出水银，淘去盐石，为粉及细"。"银"在《名医别录》中被用作镇惊剂。

2. 公元 932 ~ 992 年《太平圣惠方》记载：马蓝、蓼蓝、菘蓝、木兰植物经酶、酸、碱水解后制备青黛的方法。

3. 公元 1518 ~ 1592 年《本草纲目》卷 39 中记载："看药上长起长霜，药则已成矣。"长霜即没食子酸结晶，此是世界上最早制得的有机酸结晶，比瑞典化学家席勒的工作要早二百多年。《本草纲目》卷 34 详尽记载了用升华法等制备、纯化樟脑的过程，欧洲直至 18 世纪下半叶才提取到樟脑的纯品。此外，该书还记载了关于烧酒、葡萄酒的蒸馏，药酒的浸提，丹参的羊脂浸提等。"秋石"的制备中还有关于煎熬、溶解、过滤、浓缩、结晶等操作步骤的记载。

5. 公元 1765 年《本草纲目拾遗》在"射网"的制备下记载：取新鲜草乌汁，经沉淀，过滤，清液置碗中日晒蒸发，至瓶口现"黑砂点子"；再放炉内低温蒸发，直到下层为稠膏，上层现白如砂糖状的结晶。此"砂糖样"物质，上箭最快，到身数步即死。这种极毒的砂糖样结晶即为乌头碱，在欧洲 1833 年提取出，1860 年才制得结晶。

三、天然药物化学成分的分类

从天然药物中提取分离的化学成分很多，概括起来可将这些化学成分分为以下几种主要类型。

(一)按活性分类

按活性可分为有效成分和无效成分。把经药理和临床筛选具有一定生物活性、物理常数，能用结构式表示，能起到防病治病作用的单体化合物成分，称为有效成分。具有一定生物活性的多种单体化合物的混合物称为有效部位，如人参总皂苷、银杏总黄酮等。没有生物活性和防病治病作用的化学成分，称为无效成分。

天然药物化学研究的化学成分中，生物碱类、黄酮类、蒽醌类、有机酸类、葡萄糖醛酸、氨基酸、蛋白质、萜类和挥发油、甾体等为有效成分，植物色素、脂类多为无效成分。

如黄连中含有生物碱、脂类等多种成分，其中生物碱为黄连的有效成分。抗菌止痢药黄连素，通用名为盐酸小檗碱，小檗碱就是从黄连中分离出的生物碱类化合物。

有效成分具有以下特性：

1. **多样性**　一种天然药物往往含有多种有效成分，故有多种临床疗效。三七的主要有效成分及其功效如下：三七总皂苷能活血化瘀、疏通经脉，还有辅助美白祛斑作用；三七素能止血；黄酮类化合物能降低血管的脆性，改善血管的通透性，降低血脂、胆固醇和改善血液微循环，用于预防和治疗老年高血压和脑溢血等心脑血管疾病；三七多糖对免疫功能有促进作用；三七中的挥发油有镇静安神作用，其中的 β - 榄香烯还有抗癌作用。

2. 可开发性 以氨基酸、蛋白质、多糖为例，在多数情况下视为无效成分，并在加工过程中尽量设法除去，但随着对天然活性成分的不断研究与开发，在某些药物中又被重新视为有效成分，如猪苓多糖、香菇多糖等多糖类成分已被证明是抗肿瘤的有效成分；鹧鸪菜中的氨基酸是驱虫的有效成分；天花粉的引产成分为蛋白质；叶绿素有明显的抗菌作用和促进组织再生的作用，被制备成绿药膏用于治疗皮肤创伤、溃疡和烧伤等。

3. 相对性 有些成分在某些天然药物中是有效成分，在另一些天然药物中则是无效成分，因此我们不能简单地、机械地理解有效成分与无效成分，而应以相对的观点来看待。如大黄中含有蒽醌苷及鞣质等活性成分，当临床用于泻下时，鞣质被视为无效成分除去，当用于收敛作用时，鞣质又被视为有效成分。

(二)按溶解性分类

按溶解性可分为水溶性、水醇共溶性、醇脂共溶性、脂溶性四大成分。能溶于水的天然药物化学成分称为水溶性成分；既溶于水又溶于95%乙醇的天然药物化学成分称为水醇共溶性成分；既溶于95%乙醇又溶于亲脂性有机溶剂的天然药物化学成分称为醇脂共溶性成分；溶于乙酸乙酯、乙醚、苯、氯仿、石油醚等亲脂性有机溶剂的天然药物化学成分称为脂溶性成分。

1. 水溶性成分 单糖及低聚糖、氨基酸、蛋白质、无机成分、黏液质、树胶等，其中黏液质、树胶为植物性多糖。

2. 水醇共溶性成分 苷、鞣质、生物碱盐、水溶性有机酸、水溶性色素等。

3. 醇脂共溶性成分 游离生物碱、苷元、挥发油、树脂、非水溶性有机酸、脂溶性色素等。

4. 脂溶性成分 油脂、蜡、叶绿素等。

(三)按酸碱性分类

按酸碱性可分为酸性成分、碱性成分和中性成分。

1. 酸性成分 黄酮类化合物、蒽醌类化合物、香豆素类化合物、有机酸、鞣质、三萜皂苷等。

2. 碱性成分 生物碱等。

3. 中性成分 甾体皂苷、强心苷、油脂、蜡等。

(四)按结构类型分类

按结构类型可分为生物碱类、黄酮类、蒽醌类及香豆素类、强心苷类、萜类、鞣质和挥发油等成分。

1. 生物碱 指天然存在的一类具有碱性及特殊而显著的生理活性的含氮杂环化合物。

2. 糖 单糖，低聚糖，多糖(淀粉、纤维素、甲壳素、果胶、树胶、黏液质等)。

3. 苷 糖或糖的衍生物与非糖物质(如黄酮类化合物、蒽醌类化合物、香豆素类化合物、萜类化合物、甾体化合物等)通过糖的端基碳原子连接而成的一类化合物。

4. **鞣质**　存在于植物中的一类结构较为复杂的多元酚类化合物。

5. **挥发油**　存在于植物体内的一类具有芳香气味、可随水蒸气蒸馏、与水不相混溶的油状液体的总称。

6. **树脂**　为组成复杂的混合物，多与挥发油、树胶、有机酸共存于植物体内，是植物体受伤后的分泌物，如安息香、乳香等。

7. **脂类**　油脂（甘油与高级脂肪酸脱水形成的酯）、蜡（高级醇与高级脂肪酸脱水形成的酯）。油脂主要存在于植物的种子中，蜡常覆盖于植物的茎、叶、果皮表面。

8. **有机酸**　含 – COOH，多以盐的形式存在。

9. **色素类**　叶绿素、胡萝卜素等。

中国发现的第一个被国际公认的天然药物——青蒿素

20 世纪 60 年代越战期间，交战双方因患疟疾，"非战斗减员"很多，且大多数患者使用氯喹等传统抗疟药物治疗无效，一场抗疟"战役"由此拉开序幕。1967 年 5 月 23 日，中国政府召集科研力量集中研究，组织了第一个抗疟药物研发全国大协作项目，简称 523 项目。1971 ~ 1972 年间，京、鲁、滇三地科研人员从植物黄花蒿中提取的有过氧基团的倍半萜内酯——青蒿素，成为治疗疟疾疗效优异的新药，也是中国发现的第一个被国际公认的天然药物，WHO 评价青蒿素为继奎宁之后具有里程碑意义的又一个全新抗疟特效药，是目前世界范围内治疗恶性疟疾的唯一真正有效的药物。后经 WHO 批准开始在全世界广泛应用。在其基础上合成了多种衍生物，如双氢青蒿素、蒿甲醚、青蒿琥酯等。青蒿琥酯由于疗效好、质量好、价格便宜，已被 WHO 确定为全球抗疟市场首选药物。

课堂互动

请讨论天然药物化学成分有几种分类方式？

四、天然药物化学研究在中医药学发展中的作用

天然药物化学研究在中医药学发展中的作用主要表现在以下几个方面：

（一）为探索天然药物防治疾病原理提供药效物质基础

1. **有效成分与药效关系**　为探索天然药物防治疾病的原理，阐明天然药物的药效物质基础，迄今为止，许多天然药物，特别是一些常用天然药物的化学成分或有效成分已被较为深入地进行了研究，其防治疾病的物质基础已被初步阐明。如麻黄是具有发汗散寒、宣肺平喘、利水消肿等功效的常用天然药物。现代研究证明：麻黄中发汗散寒的

有效成分是挥发油成分 α-松油醇，其平喘的有效成分是麻黄碱和去甲麻黄碱，前者具有肾上腺素样作用，能收缩血管、兴奋中枢，后者亦有松弛支气管平滑肌的作用；而利水的有效成分则是伪麻黄碱，它具有升压、利尿的作用。

2. 有效成分与药性关系　温热药附子、吴茱萸、细辛、丁香等都含有消旋去甲乌药碱，此成分为 β-受体激动剂，具有加强心肌收缩力，加快心率，促进脂肪、糖代谢等一系列作用，这些作用与温热药的药性基本一致，故推测去甲乌药碱可能是温热药的物质基础。但通过研究还发现一些温热药，如麻黄、陈皮、青皮有升压、强心作用。在这些天然药物中，麻黄含麻黄碱，陈皮、青皮含新福林。这两种化学成分及去甲乌药碱与肾上腺素一样，都具有儿茶酚胺的类似结构，由此进一步提出天然药物中具有儿茶酚胺类结构的化学成分可能是温热药的物质基础。

在天然药物归经的研究中，发现天然药物中的某种有效成分的药理作用与归经有着必然的联系。如川芎嗪是川芎的有效成分，川芎嗪在动物体内主要分布在肝脏和胆囊中，与川芎归肝、胆经相一致。

（二）为合理选择剂型提供理论依据

中药剂型与疗效的关系，是中药制剂研究的重要课题之一。目前剂型已发展到四五十种。除汤剂、丸剂、散剂、片剂、针剂、糖浆剂、膏剂等常见的天然药物剂型外，还有胶囊剂、栓剂、缓释控释制剂和靶向制剂等剂型。为了让药物的有效成分在临床使用中最大限度地发挥其药效，合理地选择天然药物剂型，有着非常重要的意义。例如：动物的骨、角、皮、甲壳，质地坚实，短时间煎煮不易煎出其有效成分，磨粉服用不易被机体吸收，若制成胶剂，不仅有利于机体吸收，而且能使其有效成分充分发挥作用。

剂型的选择，还要考虑药物中所含有效成分的特性。例如：牡荆油滴丸和月见草口服乳液剂型的确定，是根据牡荆油和月见草油都是脂溶性成分，前者是挥发油，后者是油脂，无法制成水溶性制剂，所以分别制成滴丸和乳液，目的是使脂溶性成分分散在基质中发挥疗效。

再如紫杉醇虽具有良好的抗肿瘤活性，但在水中的溶解度很小，故临床使用时需在注射剂中加入表面活性剂聚氧乙烯蓖麻油以提高紫杉醇在水中的溶解度。但是该表面活性剂在体内降解时释放组胺，可导致严重的过敏反应；还能在血液中形成微小颗粒，包裹紫杉醇分子，从而影响药物分子向组织间扩散，影响抗肿瘤效应。为了减少副作用，提高抗肿瘤活性，使其在临床中应用更加广泛，近年来临床上致力于研制和开发新剂型。目前已上市应用于临床的新剂型有白蛋白溶剂型纳米紫杉醇、紫杉醇脂质体（力扑素）。

（三）为控制天然药物及其制剂的质量提供客观指标

天然药物之所以能防病治病，关键是药物中的有效成分及其含量的高低，只有采取适宜的方法和操作技术将天然药物中的有效成分或有效部位尽可能最大化地提取分离出来，才能通过现代分析手段进行定性和定量分析，给出更可靠的客观指标，才能有效地控制天然药物及其制剂的质量，确保临床疗效。

目前欧美国家多采用的是色谱与光谱或波谱的联用技术(如气相色谱与质谱联用、液相色谱与质谱联用),并借助近年来发展的化学计量技术和已有的光谱波谱标准库,对大部分天然药物的化学成分进行定性和相对定量分析的。国家食品药品监督管理局目前也提出了利用天然药物色谱指纹图谱的整体性控制来定性地对天然药物进行质量控制。

薄层色谱法是定性分析常用的方法,它是用已知特征成分鉴别制剂中某种中药材是否存在。如以橙皮苷检查陈皮的存在;葛根素检查葛根的存在;酸枣仁苷检查酸枣仁的存在;淫羊藿苷检查淫羊藿的存在。当无法用已知成分对照时,可用对照药材的特征斑点作鉴别。

含量测定是天然药物制剂质量优劣的内在量化标准,所测成分应为主要有效成分。有效成分不清楚,而有效部位清楚的,以有效部位(总生物碱、总黄酮、总皂苷等)定量。如分光光度法测定六味地黄丸中丹皮酚(牡丹皮)的含量及左金丸中总生物碱的含量;薄层扫描法测定九分散中士的宁(马钱子)的含量;气相色谱法测定痰咳净中冰片的含量;高效液相色谱法测定复方白芍片中芍药苷的含量。

此外,天然药物制剂的稳定性也是保证天然药物制剂质量的一个重要因素。天然药物化学成分的变化对天然药物制剂的稳定性有较大影响。常发生的化学变化有水解、氧化、聚合、酶解、异构化等反应以及 pH 值的改变。如鱼腥草注射液中抗菌成分为癸酰乙醛,它是一种不稳定的化合物,放置过程中很容易发生氧化、分解、聚合等反应,使之变色变质,出现白色丝状物,失去原有疗效。所以现在将它制成亚硫酸氢钠加成物,不仅增加其水溶性,也增强其稳定性。

(四)为合理采集、妥善贮藏提供科学依据

天然药物中的有效成分及其含量常因采集季节和药用部位不同存在着较大的差异。当掌握了原植物在生长过程中各部位有效成分的变化规律时,就能在最适宜的季节采集其有效成分含量最高的部位。例如:麻黄的有效成分麻黄碱,主要存在于其茎的髓部,以秋季含量最高(可达1.3%),因此,应在 8~10 月采集其茎,才能保证药材质量;青蒿素是青蒿抗疟的有效成分,测定各地产的青蒿中青蒿素的含量高峰,均在 7 月中旬至8 月中旬花前盛叶期,所以采集青蒿以花前盛叶期为最好。

天然药物在贮藏过程中,受温度、日光、空气、蛀虫等影响,常会破坏其有效成分,使其部分或全部失效。因此,必须了解天然药物所含的化学成分,才能根据其理化性质,加以妥善贮藏。例如:含有油脂、挥发油类的药材,在较高的温度下,其油分容易向外逸散,并氧化变质,应该贮藏于阴凉处。

(五)为合理炮制提供化学依据

天然药物炮制是古老的化学制药过程,炮制目的是提高药性(或改变药性)、降低毒副反应。炮制后的结果,与化学成分的量和质的变化有关。研究天然药物炮制前后化学成分变化,结合药理与临床,对阐明炮制机理,改进炮制工艺有重要意义,同时往往还能发现新的活性成分。元胡中的主要止痛成分是生物碱。未炮制的元胡用水提取,其生物碱的提取率为25%。而用醋炙后,元胡再用水提取,其生物碱的提取率为49.3%

（形成了有机酸盐，增加了水溶性）。红参是生晒参经蒸煮的炮制品，两者在中医临床运用略有不同。生晒参适用于气阴不足者，红参性偏热适用于气弱阳虚者，这意味着经过炮制，改变了药性，探其原因发现红参中的皂苷类成分与生晒参相似，大都是 20（S）型人参皂苷单体，含量各异。但红参尚有独特的皂苷单体 20R 人参皂苷 Rg_2、20R 人参皂苷 Rh_1、Rh_2 等，并通过实验证实这些皂苷都是由生晒参炮制过程中生成的。

课堂互动

1. 请举例说明，某些天然药物为什么要炮制？
2. 天然药物化学在中医药学中发挥怎样的作用？

（六）为扩大药物新资源提供技术指导

为了满足社会持续发展的需求，应运用各种途径和方法，不断地开发药用植物新资源。

1. 筛选民族药物　《神农本草经》、《本草纲目》等大量举世瞩目的经典著作，为我们开发新资源提供了丰富的线索和实践经验，大量的实践也证明，有许多新药和新资源都是从筛选民族药和民间药这一途径开发出来的。如东北长白山地区，民间使用仙鹤草的冬芽驱除绦虫，疗效很好，经系统研究后，挖掘出驱绦虫作用很好的新药——鹤草酚。进而又通过结构修饰为鹤草酚精氨酸盐，毒性减半，这一系列研究与应用引起国际注目。

国际上一些具有特殊疗效的活性成分，很多也是从民间植物药中发掘的，如麻黄碱（平喘）、可待因（镇咳）、吗啡（镇痛）、咖啡碱（兴奋中枢）、洋地黄毒苷（强心）等。

2. 扩大药用部位　传统的用药习惯往往只用植物的某一个部位，其他部位当作废料处理，对资源浪费较大。但药用植物的有效成分，一般不会仅仅局限在一个部位上。例如，三七是以块根入药，其主要成分为人参皂苷和三七皂苷。经研究三七的果和叶中以含人参皂苷 Rb_3 为主，含量达 1.2% 和 0.71%；花中以含人参皂苷 Rc 为主，含量为 1.0%；芦头中含大量皂苷 Rb_1 和 Ra_1，含量均超过 5%。

不仅三七如此，传统仅利用钩藤的钩入药，现已扩大到利用其茎；从仅使用砂仁的果实，扩大到利用其叶；从仅使用黄连的根茎，扩大到使用其须根和地上部位；从仅利用杜仲的皮扩大到利用其叶等。美国学者现正在积极开展对紫杉其他部位的研究。

3. 寻找亲缘关系相近的药用植物　世界上所有的植物之间都有相近或相远的亲缘关系。亲缘关系相近的种，生理、生化特性相似，新陈代谢所产生的次生代谢物也比较相似，而次生代谢物往往具有生物活性。以此为依据，当从某一天然药物分离出有效成分后，就可以根据此成分的理化性质，从亲缘科属植物，甚至从其他科属植物中寻找同一有效成分，从而扩大了天然药物的资源。例如：从毛茛科植物黄连中提出小檗碱后，根据小檗碱的理化性质，又发现小檗科、防己科、芸香科等许多植物中均含有小檗碱，从而为提取小檗碱的原料开辟了广阔的资源。

4. 合成、半合成及修饰活性成分结构扩大药物资源　将植物中的某一成分进行化学合成、半合成及结构修饰等方法，使之成为需要的化合物。这一途径可解决原料来源不足的困难，达到降低成本，获得高效，低毒药物的目的。如秋水仙碱经氨水水解得到秋水仙胺（结构修饰后的产物），后者比前者的毒性低，抗癌谱更广，临床上用于治疗乳腺癌。

5. 利用生物技术繁殖　组培技术和细胞工程对扩大药用植物资源具有现实意义。近 10 年来，我国每年大约有 20 余种药用植物试管苗培育技术的报道。美国学者现正在积极开展紫杉的组织培养研究，以扩大紫杉醇的药用植物资源。

（七）为创制新药提供技术保障

从天然产物中寻找有效成分；或根据它们的结构进行人工全合成或半合成；或以它们为先导化合物，进行结构修饰与改造，制备有效衍生物，仍是目前国内外新药研究开发的重要途径。

1805 年 21 岁的德国药剂师从罂粟中首次分离出单体化合物——吗啡，开创了从天然产物中寻找活性成分的先河。这一伟大功绩不仅是人类开始利用纯单体化合物作为药物的标志，也是天然药物化学初级阶段开始形成的标志。紧接着人们又陆续从植物中分离出吐根碱、马钱子碱、士的宁、金鸡纳碱、奎宁、咖啡因、尼古丁、可待因、阿托品、可卡因和地高辛等具有活性的单体化合物。

20 世纪伟大成就之一青霉素的发现以及广泛应用不但扩大了天然药物的研究范围，同时也加速了其发展速度。到 20 世纪 90 年代，约 80% 的药物都与天然产物有关。有的直接来源于天然产物，如传统医学中使用的药物和化学药物（超过 30%）；有的通过对天然产物的结构修饰产生，如香菇中的香菇嘌呤具有降低胆固醇作用，若将香菇嘌呤进行结构修饰成为具有酯键的结构，可使香菇降低胆固醇的活性提高 10 倍；有的受天然产物结构的启发而人工合成，如吗啡尽管具有镇痛作用，但毒性大，有成瘾性，后以吗啡为先导化合物合成了吗啡的代用品——哌替啶（即杜冷丁），不仅保留了吗啡的镇痛作用，而且成瘾性却比吗啡小得多。

不仅世界各种传统医学中使用的药物均属于天然药物，即使现代医学应用的化学药物中超过 30% 的药物也直接来源于天然产物，还有更多的药物是以天然产物为先导化合物经过结构修饰和改造产生的。在抗菌药物和抗肿瘤药物方面，天然产物来源的药物更是分别高达 78% 和 74%。我国近 50 年来自行研究开发成功的新药 90% 以上与天然产物有关。目前全球药物中来源于天然产物的比重不断扩大，并正以每年 10% ~ 20% 的速度递增。

五、天然药物化学研究的发展趋势

（一）结构的测定研究趋于微量、高效和准确

1. 结构测定工作更高效和准确　吗啡碱是德国药剂师 F. Serturner 于 1805 年从鸦片中分离出来的具有镇痛作用的物质，1918 年确定结构，1952 年人工合成。从发现到全

合成用了 148 年。再如生物碱类成分，1952～1962 年期间，发现的新生物碱为 1107 个，超过了此前 100 年间的发现总数（950 个），1962～1972 年间发现了 3443 个，又超出了前 10 年的 3 倍。目前，生物碱类成分的总数已达到 1 万种以上，甚至更多。

2. 结构测定工作进入微量与超微量水平　过去，由于在设备及测定技术方面的落后，测定一个化合物的结构，一般需要几百毫克，甚至几克的样品量。现在，随着波谱方法的飞速发展和计算机的广泛运用，结构测定需要的样品量已经大幅度降低，十几毫克甚至几毫克就可以完成鉴定工作。

（二）研究领域的重大转变

活性成分研究转向微量、水溶性、大分子成分研究；由单纯化学成分转向生物活性成分研究；由单味中药转向复方中药研究；生物活性检测转向分子水平研究。

（三）注重结构改造、仿生合成和组织培养

1. 结构改造　以纯天然成分作为新药研制的目标，一般难以提高新药研究的水平，必须重视结构改造和构效关系的研究，以提高药效、降低毒副作用。如中国医学科学院药物研究所由中药五味子中的木脂素成分研制出了抗肝炎药联苯双酯，进而又经结构修饰研制出了我国第一个具有知识产权的抗肝炎新药双环醇。喜树碱抗癌活性高但对泌尿系统及消化系统毒副作用大，后开发出毒副作用小的衍生物 10－羟基喜树碱、拓扑替康、伊立替康、9－氨基喜树碱等。

2. 仿生合成　模拟生物体内进行化学反应的方式来合成有机化合物的过程。目的是加快有机反应的速度；提高有机反应的选择性；使一些用通常化学方式难以发生的化学反应得以发生。

3. 组织培养　解决植物活性成分含量偏少问题；合理保护药用资源。

中药古籍通称为"本草"

《神农本草经》是我国最早的一部中药学专著，是由东汉医家修订前人著作而成。全书共三卷，收载药物包括动物药、植物药、矿物药三类，共 365 种。每药项下载有性味，功能与主治，用药的基本理论，有毒无毒，配伍法度，服药方法及丸、散、膏、酒等剂型。

《本草经集注》是梁代陶弘景依据《神农本草经》整理补充而成，不但对每种药原有的性味、功能与主治有所补充，并增加了产地、采集时间和加工方法等，大大丰富了《神农本草经》的内容。

《新修本草》是由唐代政府颁布的世界上最早的一部药典。这部本草是政府指派李勣等人主持增修陶弘景所注本草经而成，称为"唐本草"，后又命苏敬等重加修正而成。载药 844 种，并附有药物图谱，开创了我国本草著作图文对照的先例。

　　《本草纲目》是明代李时珍在继承和总结以前本草学成就的基础上，结合作者长期学习、采访所积累的大量药学知识，经过实践和钻研，历时数十年编成的一部巨著。先后出版过数十种版本，并被美、苏、日、德、法等国翻译成英、俄、日、德、法语出版。《本草纲目》全书分为三部分，共收录了 1892 种药物，经验药方 11096 个，500 多个药膳偏方，1152 种药物的精美图谱。

　　《本草纲目拾遗》由清代乾隆年间赵学敏编著，对《本草纲目》作了一些正误和补充，增药 716 种。

小　结

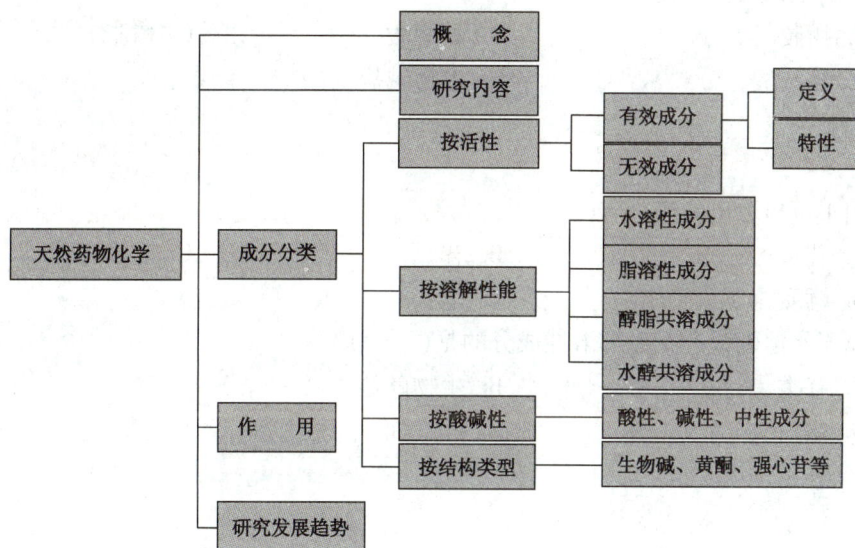

同 步 训 练

一、最佳选择题

1. 下列化学成分为水溶性成分的是(　　)
   A. 游离生物碱　　　　B. 挥发油　　　　C. 树脂
   D. 树胶　　　　　　　E. 叶绿素
2. 下列化学成分为非水醇共溶成分的是(　　)
   A. 氨基酸　　　　　　B. 苷　　　　　　C. 生物碱盐
   D. 鞣质　　　　　　　E. 水溶性有机酸

3. 有效成分是指(　　)
   A. 需要提纯的成分　　　　B. 含量高的成分　　　　C. 具有某种生物活性的成分
   D. 无副作用的成分　　　　E. 无毒性的成分

4. 下列成分均易溶于水，除了(　　)
   A. 生物碱盐　　　　　　　B. 苷元　　　　　　　　C. 鞣质
   D. 蛋白质　　　　　　　　E. 树胶

5. 下列哪类不属于醇溶性成分(　　)
   A. 叶绿素　　　　　　　　B. 黄酮苷元　　　　　　C. 香豆素
   D. 多糖类　　　　　　　　E. 游离生物碱

6. 下列中药成分中属于亲脂性成分的是(　　)
   A. 游离苷、萜、生物碱、黄酮类成分　　B. 生物碱盐　　　C. 有机酸盐
   D. 糖和苷　　　　　　　　E. 蛋白质、酶和氨基酸

7. 不属于亲水性的成分是(　　)
   A. 树胶　　　　　　　　　B. 黏液质　　　　　　　C. 树脂
   D. 氨基酸　　　　　　　　E. 生物碱盐

二、多项选择题

8. 用水可提取出的成分有(　　)
   A. 苷　　　　　　　　　　B. 苷元　　　　　　　　C. 生物碱盐
   D. 鞣质　　　　　　　　　E. 皂苷

9. 属于水溶性成分又是醇溶性成分的是(　　)
   A. 苷类　　　　　　　　　B. 生物碱盐　　　　　　C. 鞣质
   D. 蛋白质　　　　　　　　E. 挥发油

三、填空题

10. 有效成分具有_____、_____、_____三个特性。
11. 天然药物化学研究的内容主要包括____、____、____、____、____、____。

四、简答题

12. 何谓有效成分及有效部位，二者有何区别？
13. 简述中药中所含化学成分的主要结构类型及性能特点。

第一章　天然药物提取、浓缩和分离的方法与操作技术

天然药物化学的研究是从有效成分或生理活性成分的提取分离工作开始的，因此研究天然药物化学成分的提取分离方法和操作技术，是天然药物化学研究的基础及重要内容。为了提高天然药物制剂质量，减少服用剂量，提高有效成分提取率和生产效率等，越来越多的现代提取分离方法和操作技术被运用到天然药物有效成分的提取分离研究上来，它们具有传统方法操作技术无法比拟的优势。可以预见，现代提取分离方法及操作技术在天然药物有效成分提取分离领域的广泛运用必将极大地推动天然药物现代化进程。本章在传统提取分离方法及操作技术的基础之上，也着重介绍一些现代提取分离方法及操作技术，目的是充分反映我国天然药物化学发展的现状，同时也为了学生能适应工作岗位的需要及满足执业药师资格考试的需求。

第一节　天然药物化学成分的提取方法与操作技术

天然药物中不但含有有效成分，也含有无效成分，必须采取适当的方法和操作技术将有效成分从药材中提取分离出来，其提取方法及操作技术都有哪些？最常用的是哪种？近几年又涌现出哪些新的提取方法和操作技术？

📘 知识要点

掌握溶剂提取法的基本理论及操作技术，熟悉水蒸气蒸馏法、超临界流体萃取法、超声提取法、微波提取法的基本理论和操作技术，了解升华法。

提取是指选用适宜的溶剂和适当的方法，将所需要的成分尽可能完全地从天然药物中提出，而杂质被除去的过程。

从天然药物中提取有效成分，传统提取方法主要有溶剂提取法、水蒸气蒸馏法、升华法等，现代提取方法主要有 CO_2 超临界流体萃取法、超声提取法、微波提取法等。其中传统方法中最常用、适用范围最广的是溶剂提取法。

如何正确、快速地提取有效成分

一般分为两种情况：目标物为已知成分或已知化学结构，可先查阅有关资料，搜集比较各种有关提取方案，再根据实验条件和本人的能力情况加以选用；提取未知有效成分或有效部位，情况较为复杂，一般应根据确定的目标，在适当的活性测试体系指导下，进行活性成分或有效部位的跟踪及相应的动物模型筛选，临床验证，反复实践，才能确定提取方案。

一、溶剂提取法

溶剂提取法是根据被提取有效成分的溶解性能，选用合适的溶剂和方法将被提取有效成分从药材中溶解出来的一种方法。

（一）提取原理

溶剂在药材（粉碎）中通过扩散、渗透作用，由细胞膜进入到细胞内，溶解可溶性物质，形成细胞内外的浓度差，细胞内的高浓度成分不断向细胞外液扩散，溶剂又从细胞外液不断进入药材组织细胞内，如此反复多次，直至细胞内外溶液浓度达到动态平衡时，将此饱和溶液滤出，药渣中继续多次加入新溶剂，直到把所需要的成分最大限度地溶出。

（二）影响提取效率的因素

主要有：溶剂、提取技术的选择、药材细胞内外浓度差及药材的粉碎度、提取时间、设备条件、温度和光照等，其中选择适宜的溶剂和提取技术是溶剂提取法的关键。

1. **药材细胞内外浓度差** 溶剂提取法操作技术中连续回流提取法和渗漉法二者共同的特点都是不断更换新溶剂以增大浓度差，浓度差越大，提取效率越高。

2. **药材的粉碎度** 一般以能通过二号筛的粒度为宜。因为若药材越细，与溶剂接触面越大，溶剂越容易渗透或扩散到药材组织内部，有效成分溶出越多，提取效率越高。但也不能过细，否则，药材粉末易吸附杂质，过滤困难等。

3. **时间** 提取时间越长，有效成分提取越完全。但也不宜过长，提取液达到饱和状态即使时间再长，也是徒劳无益，还会使杂质增多。

4. **温度** 温度高可促进有效成分的溶出，但温度过高，也会加速热源物质的变质和挥发性药物的损失。

5. **溶剂 pH 值** 根据有效成分（部位）理化性质调整提取溶剂的 pH 值以利于有效成分的提取。如生物碱适宜用酸水提取，黄酮等酸性成分适宜用碱水提取等。

6. **次数** 提取次数，一般以 2～3 次为宜。

（三）化学成分的极性

选择合适的溶剂是溶剂提取法的关键，但被提取成分的极性大小却是决定选择提取溶剂的最重要依据。天然药物化学成分因分子结构的不同会表现出不同的极性。化学成分极性的大小由分子中所含官能团的种类、数目及排列方式等综合因素所决定。

1. 化学成分母核大小（碳数多少）　分子中碳原子数越多，分子量越大，极性越小；反之，极性越大。

2. 取代基极性大小　化学成分母核相同或相近时，成分极性大小主要取决于取代基极性大小。

常见基团极性大小顺序为： $-COOH$（羧基） $> Ar-OH$（酚羟基） $> -OH$（醇羟基） $> -NH_2$（氨基） $> -CONH_2$（酰氨基） $> -CHO$（醛基） $> -CO-$（羰基） $> -COOR$（酯基） $> -OR$（醚基） $> -CH=CH-$（乙烯基） $> -C_nH_{2n+1}$（烷基）。

总之，天然药物化学成分的分子量越小，取代基的极性越大，极性基团的数目越多，则该化学成分的极性越大，亲水性越强。

■ 课堂互动

请判断化合物 A 和 B 的极性大小？并说出你的判断依据。

（A）　　　　　　　　（B）

（四）溶剂的选择

选择溶剂要遵循以下原则：①根据天然药物化学成分与溶剂间"极性相似相溶"的原理，选择对所提成分溶解度大、对杂质溶解度小的溶剂，将所提成分从药材中溶解出来；②溶剂不能与天然药物成分起化学反应；③溶剂要价廉、易得、使用安全、浓缩方便等。

1. 溶剂的极性　溶剂的极性与自身的结构有关。通常分子量越小，极性基团越多，则溶剂的极性越大（或亲脂性越小），反之，溶剂的极性越小（或亲脂性越大）。

常用溶剂的极性由大到小的顺序为：

水（H_2O）＞甲醇（MeOH）＞乙醇（EtOH）＞丙酮（Me_2CO）＞正丁醇（$n-BuOH$）＞乙酸乙酯（EtOAc）＞氯仿（$CHCl_3$）＞乙醚（Et_2O）＞苯（C_6H_6）＞石油醚（Pet. et）＞环己烷等。

2. 溶剂的类型　常用的提取溶剂可分为三大类：强极性溶剂、亲水性有机溶剂、亲脂性有机溶剂。

（1）强极性溶剂　水是一种强极性溶剂，适宜提取水溶性成分，如无机盐、糖类（包括部分多糖）、鞣质、氨基酸、蛋白质、有机酸盐、生物碱盐及苷类等。为了增加某些成分的溶解度，也常采用酸水（适宜提取碱性成分）及碱水（适宜提取酸性成分和具有内酯结构的成分）作为提取溶剂。用酸水作提取溶剂，可使生物碱与酸生成盐类而被提取出来，同理，用碱水作溶剂可将有机酸、黄酮、蒽醌、酚及香豆素等提取出来。

用水作提取溶剂的优点：溶解范围广，穿透能力强，安全、经济、易得。

缺点：①含有氨基酸、蛋白质和糖类等营养成分的水提取液易霉变，保存困难；②含苷类成分的水提取液易酶解；③含淀粉、黏液质等多糖类成分的水提取液黏度大，加热易糊化，不易过滤和浓缩；④水提取液中含有皂苷及黏液质成分，在减压浓缩时，还会产生大量泡沫，造成浓缩困难；⑤水的沸点高，水提取液浓缩费时。

（2）亲水性有机溶剂　指与水能混溶的极性较大的有机溶剂，如乙醇、甲醇、丙酮等，以乙醇最常用。采用不同浓度的乙醇作提取溶剂，除蛋白质、黏液质及果胶、淀粉等部分多糖外，亲水性成分和亲脂性成分都能被提取出来。一般乙醇含量在90%以上时，适合于提取挥发油、有机酸、树脂、叶绿素等；乙醇含量大于50%时，适合于提取生物碱、苷类等；乙醇含量在50%以下时，适合于提取蒽醌类化合物等。

乙醇作提取溶剂的优点：乙醇溶解范围最广；对天然药物细胞的穿透能力较强，提取时间短；水用量较少，溶解出的水溶性杂质也少；乙醇含量大于50%时，可抑制苷的酶水解，增加制剂的稳定性；乙醇含量达20%以上时具有防腐作用，乙醇的提取液不易发霉变质；价廉、易得，大部分可回收利用。其缺点是有挥发性、易燃烧。

甲醇和丙醇

甲醇是一种无色、透明、易挥发的有毒液体，略有酒精气味。能与水、乙醇、乙醚、苯、卤代烃和许多其他有机溶剂相混溶，遇热、明火或氧化剂易燃烧。作为提取溶剂不常用，但对色素溶解性能好，在分离、精制时常用。

丙酮是一种良好的脱脂剂和脱水剂，常用于新鲜动物药材的脱脂或脱水。丙酮也具有防腐作用，但有挥发性、易燃性和一定的毒性，故不宜作为溶剂保留在制剂中。

（3）亲脂性有机溶剂　是指与水不能混溶的有机溶剂，又可细分为弱亲脂性有机溶剂（乙酸乙酯、正丁醇）和强亲脂性有机溶剂（石油醚、苯、氯仿、乙醚）。苯、乙醚、氯仿（比水重）、乙酸乙酯适合于提取甾类、萜及挥发油、生物碱和各种苷元；正丁醇适合于提取苷类；石油醚适合于提取油脂类。

亲脂性有机溶剂作提取溶剂的优点：选择性能强，不能或不容易提出水溶性杂质；沸点较低，提取液易浓缩回收。缺点是这类溶剂挥发性大，多易燃（氯仿除外），一般有毒，价格昂贵，设备要求较高；穿透能力较弱，往往需要长时间反复提取才能提取完全。

(五)溶剂提取法的操作技术

溶剂法提取天然药物化学成分常用的操作技术有浸渍法、渗漉法、煎煮法、回流提取法和连续回流提取法5种。其中浸渍法和渗漉法属于冷提法；煎煮法、回流提取法和连续回流提取法属于热提法。热提法中凡是提取溶剂为易挥发的有机溶剂时，则需选用回流提取法和连续回流提取法，目的是避免溶剂挥发损失和有毒溶剂对环境的污染及对操作者造成身体上的伤害；煎煮法必须使用水作提取溶剂。

1. 冷提法 一般不需要加热，适用于挥发性成分及受热易分解、受热易糊化及黏度较大成分的提取。

(1)浸渍法 在室温或温热的条件下用适宜溶剂浸渍药材一段时间后，合并浸渍液，并将其浓缩的方法。根据温度的不同，可分为冷浸法和热浸法两种。

①操作步骤 将一定量的天然药物粉末或碎块装入适当的容器中，加入适量(稍浸过药物)溶剂，密闭，定时搅拌或振摇。室温下，一般可浸渍24～48小时，温热(40℃～60℃)条件下，可适当缩短浸渍时间。滤出浸渍液，往药渣中再加入溶剂(量要依次减少)，可重复上述操作2～3次，浸渍时间较第1次可缩短，合并每次浸渍液，过滤，浓缩即可得提取物。为了避免用浸渍法浸出的化学成分发生氧化和水解变质，浸渍药材的器皿不要选用金属容器。

②溶剂 常用水、酸水、碱水或稀乙醇。酸水适用于浸渍生物碱等显碱性的化学成分，碱水适用于浸渍黄酮类化合物、蒽醌类化合物等显酸性的化学成分。

③适用范围及特点 适用于有效成分遇热不稳定的药材；含淀粉、果胶及黏液质、树胶等多糖较多，不易过滤的药材；新鲜、易于膨胀的药材。本法简单易行，操作方便，但提取时间长，效率低，溶剂消耗多，水浸渍液易霉变，常需要加入甲醛等防腐剂。

(2)渗漉法 是将润湿膨胀好的药材粉末装入渗漉器中(见图1-1)，先用水或醇浸渍数小时后，从渗漉器上部不断添加新的溶剂，渗漉液从下部流出，合并提取液，并将其浓缩的方法。

①操作步骤 一般包括：药材粉碎→润湿→装筒→排气→浸渍→渗漉6个步骤。

A 粉碎 药材的粒度一般以《中国药典》中粉或粗粉规格为宜。过细易堵塞渗漉筒下口，过粗药材不易压紧，溶剂与药材的接触面小，不利于浸出有效成分。

B 润湿 药粉在装渗漉筒前应先用浸提溶剂润湿(一般加药粉1倍量的溶剂)，拌匀后视药材质地，密闭放置15～360min，以药粉均匀、充分润湿和膨胀为度，防止药粉在渗漉筒中膨胀造成堵塞。

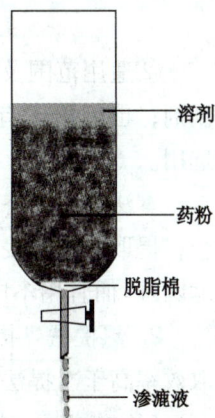

图1-1 小型渗漉装置

C 装筒　先在渗漉筒底部铺上一薄层脱脂棉或纱布，再将润湿膨胀好的药粉均匀地装入渗漉筒，松紧一致。装得过松，溶剂很快流过药粉，浸出不完全；反之，又会使出液口堵塞，无法进行渗漉。

D 排气　药粉填装完毕，加入溶剂时应最大限度地排除药粉间隙中的空气。

E 浸渍　一般浸渍放置 24～48 小时，使溶剂充分渗透扩散，特别是制备高浓度制剂时更显得重要。溶剂始终浸没药粉表面，否则药粉干涸开裂，再加溶剂会从裂隙间流过而影响浸出。

F 渗漉　渗漉速度应符合各项制剂项下的规定。若太快，有效成分渗出少；太慢则影响设备利用率和产量。一般药材 1000g 渗出 1～3ml/min；大量生产时，每小时渗出液应相当于渗漉容器被利用容积的 1/48～1/24。

有效成分是否渗漉完全，可通过渗漉液的色、味、量等辨别，渗漉液的颜色极浅或收集的渗漉液的量约为药材重量的 8～10 倍，一般即可判断渗漉完全，若有条件，还应做已知成分的定性鉴别，判断结果更精确一些。

重渗漉法

　　重渗漉法是将渗漉液重复用作新药粉的溶剂，进行多次渗漉以提高渗漉液浓度的方法。例如欲渗漉药粉 100g，可分为 50g、30g、20g 3 份，分别装于 3 个渗漉筒内，将 3 个渗漉筒串联排列，先用溶剂渗漉第一个渗漉筒（装有 50g 药粉），收集初渗漉液 20ml，另器保存；续渗漉液流入第二个渗漉筒（装有 30g 药粉），又收集初渗漉液 30ml，另器保存，继之又将续渗漉液流入第三个渗漉筒（装有 20g 药粉），收集初渗漉液 50ml。将 3 份初渗漉液合并，共得 100ml，剩余续渗漉液，供以后渗漉同一品种新粉之用。

　　重渗漉法的特点：溶剂用量少，利用率高；渗漉液中有效成分浓度高，不经浓缩可直接得到 1：1(1g 药材：1ml 药液)的浓溶液，成品质量好，避免了有效成分受热分解或挥发损失；缺点是所占容器太多，操作较麻烦。

②适用范围及特点　适用于遇热不稳定的成分及一些贵重药材、毒性药材及高浓度制剂；也可用于有效成分含量较低的药材的提取，但对新鲜的、易膨胀的药材不宜选用。

本法属于动态浸出，需不断更换新溶剂，药材细胞内外浓度差大，有效成分浸出完全，提取效率比浸渍法高，但溶剂耗费量比浸渍法大，所用时间较长，不宜用水（因浓缩困难）而宜用不同浓度的乙醇做溶剂。

2. 热提法　提取过程中需要加热，适合于对热稳定的化学成分的提取。热提法提取效率高于冷提法。

(1)煎煮法　把水加入药材中，经加热煮沸，将有效成分提出的方法。

①操作步骤　取一定量的药材饮片或粗粉，置适当煎药器中，见图 1 - 2。煎煮前

药材必须用冷水在室温下浸泡一段时间，使饮片湿润变软，再用水浸过药材，针对不同类型的药材加热煮沸不同时间，滤出煎出液，药渣一般需继续依法煎煮2～3次，合并各次煎煮液，浓缩即得提取物。

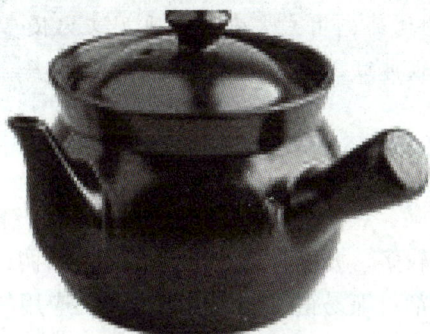

图1-2 陶瓷药壶

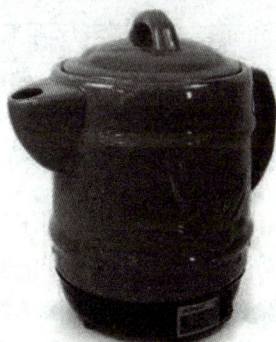

图1-3 电药壶

煎药机煎药的优缺点

目前大多数医院使用煎药机煎药。煎药机煎药有很多优点，如密闭煎煮，大大改善了工作环境，使操作人员从高温、高湿环境中解脱出来；煎煮效率高，药汁均匀，高温高压灭菌液不易变质，携带方便；只需人工设定好温度、压力和时间，煎药、过滤、包装都是自动化，省时省力，一人可管数机；药渣经过压榨可使药液残留量减少等。缺点是，不含浓缩设备，药液普遍清淡，有效成分含量低；不能做到先煎后下等特殊煎法，一些不耐高温高压药物也不适宜用煎药机煎药。

②操作要点 A. 煎药器具的选择：最好用砂锅或搪瓷锅，以耐火的砂罐或陶罐最为理想。煎具的容量宜稍大，以利煮沸时药液不断翻滚。锅盖应稍高一些，可使水分和挥发性成分产生"回流"。B. 勿清洗药材：药粉、蜜炙、麸炒及含水溶性成分的中药饮片会被水洗掉，造成有效成分的流失。C. 浸泡：一般花、茎、全草为主的药材浸泡30min；根、根茎、种子、果实等为主的药材可浸泡1小时。浸泡时间不宜过长，以免引起药物有效成分酶解或药品的霉变。D. 水量的控制：将饮片置煎锅内，加水至超过药物表面3～5cm为度，第二煎可超过药渣表面1～2cm或按1g中药加水约10ml，计算总药量应加总水量，将其中70%用于第一煎，余下的30%留作第二煎；还可根据中药的吸水性大小、煎药时间长短、水分蒸发的多少以及所需药液的多少来具体掌握加水量。E. 煎煮次数：一般药物煎煮2次，补益药或质地坚硬的药物可煎3次。F. 煎煮火候和时间。G. 加热：直火加热时要不断地搅拌，以免局部药材受热太高，容易焦糊。H. 要挤压药渣，使药渣内药液残留量减至最少。

煎煮火候和时间

一般药应先用武火煮沸，再用文武火交替煎煮，头煎煮沸后再煎20~25min，二煎煮沸后再煎15~20min。解表药应用武火速煎，头煎煮沸后再煎10~15min，二煎煮沸后再煎10min；滋补调理药先用武火煮沸，再用文火慢煎，头煎煮沸后再煎30~35min，二煎煮沸后再煎20~25min，如需三煎，煮沸后再煎15min；含挥发性成分药材后下。

③适用范围及特点　适用于能溶于水，且对湿、热较稳定的有效成分的提取。本法操作简单，但煎煮时间长，耗能且含水溶性杂质较多，尤其煎煮液含糖多时，黏稠、难过滤、易霉变。因其符合中医传统用药习惯，溶剂价廉易得，至今仍为最广泛应用的提取操作技术，也是我国最早使用的传统的提取技术。

(2)回流提取法　将提取液加热蒸馏，烧瓶内的溶剂受热气化上升至冷凝管处，遇冷后变为液体重新回落到烧瓶中，再受热气化，遇冷又回落到烧瓶中，如此反复，直至有效成分被提取完全为止。

①操作步骤　向圆底烧瓶内装入药材，装入的量约为圆底烧瓶容量的1/3~1/2，再加入溶剂，以浸过药材表面1~2cm为宜。按图1-4回流提取装置安装仪器，各接口连接紧密后，通入冷却水，用热水浴或加热套加热回流，一般保持沸腾约1小时。放冷过滤，再向药渣中加入溶剂，作第2~3次加热回流分别约0.5小时，或至基本提尽有效成分为止。

②适用范围及特点　适用于对热稳定的脂溶性成分的提取。此法提取效率较冷浸法高，但需要回流2~3次，回流装置要反复拆装，操作相对比较繁琐，对环境会造成污染，溶剂消耗量较大，提取浓缩费时费力。大量生产时，多采用连续回流提取法。

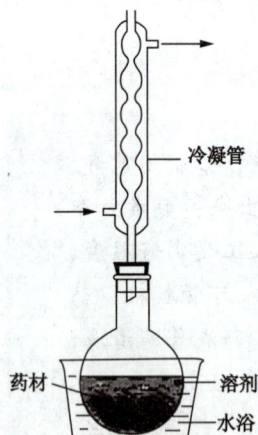

图1-4　回流提取装置

(3)连续回流提取法　是利用溶剂的回流和虹吸原理，使药材中所需要的成分不断地被溶剂萃取的一种方法，是对回流提取法的改进和发展。

①操作步骤　先在圆底烧瓶内放入几粒沸石，然后将装好药材粉末的滤纸袋或筒置于提取器中，药粉的高度应低于虹吸管顶部，按图1-5索氏提取器安装仪器，自冷凝管上部将溶剂加入圆底烧瓶内，开始水浴或电热套加热。烧瓶内的溶剂受热气化上升至冷凝管处，遇冷后变为液体回落滴入提取器中，接触药材开始进行浸提，待提取液液面高于虹吸管上端时，在虹吸作用下，提取液就从侧面的虹吸管流入烧瓶，烧瓶内的部分溶剂因受热继续汽化蒸发，如此不断循环4~10小时，至有效成分全部富集到下面的烧瓶内。

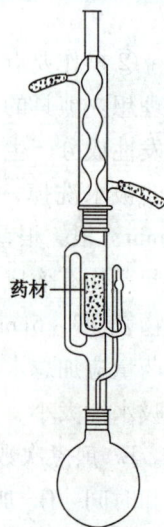

图1-5　索氏提取器

为了防止烧瓶内的有效成分长时间受热而遭到破坏，可在提取 1~2 小时后，将烧瓶内的提取液另置容器储存，烧瓶内重新加入新溶剂继续提取。

②适用范围及特点　适用于对热稳定的亲脂性较强成分的提取。此法溶剂用量少，提取效率高，但提取液受热时间长，难免会使一些有效成分遭到破坏。

表 1-1　溶剂提取法五种操作技术比较

提取方法	主要溶剂	操作	主要适用范围	特点
浸渍法	水、酸水、碱水或稀醇	不加热	遇热不稳定成分；含糖较多的不易过滤的药材；新鲜及易于膨胀的药材	提取时间长、效率低、溶剂消耗多、易发霉，需加防腐剂
渗漉法	不同浓度的乙醇	不加热	遇热不稳定的成分及一些贵重药材、毒性药材及高浓度制剂	提取效率比浸渍法高，但溶剂耗费量比浸渍法大，提取时间较长
煎煮法	水	直火加热	能溶于水，且对湿、热较稳定的成分	提取率高，操作简单，但煎煮时间长，耗能且含水溶性杂质较多，尤其煎煮液含糖多时，黏稠、难过滤、易霉变
回流提取法	有机溶剂	水浴加热	对热稳定的脂溶性成分	溶剂消耗大，受热时间长，操作相对比较繁琐，对环境有污染
连续回流提取法	有机溶剂	水浴加热	对热稳定的亲脂性较强成分	溶剂用量少，提取效率最高，但提取液受热时间长，难免会使一些有效成分遭到破坏

📘 课堂互动

请同学们想一想，为什么连续回流提取法比回流提取法提取效率要高、溶剂用量要少？

二、水蒸气蒸馏法

水蒸气蒸馏法是将水蒸气通入不溶或难溶于水但有一定挥发性的化合物中，使该化合物在低于 100℃ 的温度下，随着水蒸气一起蒸馏出来。水蒸气蒸馏法是用以提取和分离天然药物化学成分的重要方法之一。

（一）基本原理

当水和不溶于水的混合物一起共热时，体系的总蒸气压等于水的蒸气压与不溶于水的化合物的蒸气压之和。只要体系的总蒸气压等于外界大气压，混合物开始沸腾。由于混合物的沸点比其中任何一组分的沸点都要低，因此，常压下应用水蒸气蒸馏，能将高沸点（100℃以上）的各有效成分在低于100℃的情况下随水蒸气一一被蒸馏出来。天然药物中的挥发油及麻黄碱、槟榔碱等某些小分子生物碱，牡丹酚等某些小分子的酚性化合物，都可应用本法提取。

（二）操作步骤

水蒸气蒸馏法有水中蒸馏、水上蒸馏和通水蒸气蒸馏三种形式，以通水蒸气蒸馏提取出的成分质量最佳。

1. 通水蒸气蒸馏法 称取一定量的药粉放入三颈烧瓶中，加入30ml水，按图1-6所示，安装仪器（从左至右，从下至上）；在水蒸气发生器中加入约2/3热水，检漏后，接通冷却水，打开止水夹，加热至沸腾，当大量水蒸气从T形管冲出时，关闭止水夹，使蒸汽进入三颈烧瓶，开始蒸馏；观察T形管，必要时放出T形管冷凝的水，控制蒸馏速度为2~3滴/秒并时刻注意安全管和三颈烧瓶液面。当馏出液不再混浊时，打开止水夹，移开热源，停止加热，待装置冷却至室温后，停止通冷却水，拆卸装置（从右至左，从上至下）。静止分层后，分取油层，计算收得率。

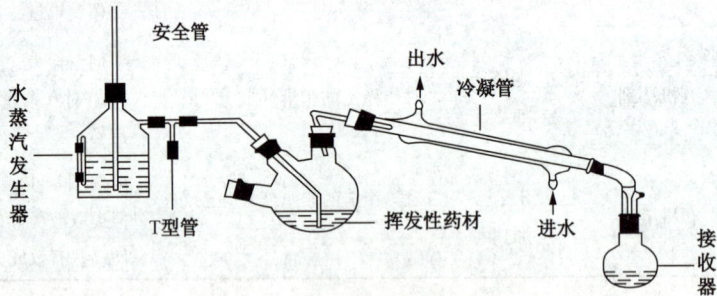

图1-6 通水蒸气蒸馏装置

操作要点：①安装正确，连接要严密。②水蒸气发生器盛水量不宜超过其容积的3/4。③安全玻璃管应插到发生器底部，以保证安全。④蒸馏溶液总量至三颈烧瓶的1/3为宜，通入水蒸气的玻璃管应几乎达到溶液正中的三颈烧瓶底部，并应将三颈烧瓶的位置向水蒸气发生器方面倾斜，以免飞溅起来的泡沫或液体经冷凝器而流入接收器，污染馏分。在蒸馏过程中，应将三颈烧瓶保温，以免部分水蒸气在三颈烧瓶中冷凝下来，使三颈烧瓶内液体不断增加。⑤加热前，止水夹应注意打开，待有水蒸气从止水夹处冒出后，关闭止水夹。⑥实验结束时，首先打开止水夹，再停止加热（防止倒吸）。⑦调节火焰，控制蒸馏速度2~3滴/秒，并时刻注意安全管。⑧药材粉末在水蒸气蒸馏前，应先加少量水使之充分润湿后再进行操作，有利于挥发性成分的蒸出。⑨有些挥发性成分在水中溶解度较大时，常将蒸馏液重新蒸馏，在最先蒸馏出的部分，分出挥发油层或将蒸馏液水层先经盐析法再用低沸点溶剂将挥发性成分萃取出来。

2. 水中蒸馏法 称取一定量粗粉置于圆底烧瓶中，加入适量水，充分搅拌混匀，按图1-7（A）连接装置图，接通冷凝水，缓慢加热至沸，至测定器中油量不再增加，停止加热，静止分层，分取油层，计算收得率。

若提取相对密度在 1.0 以上的挥发油（如丁香中的挥发油），则选用重油型水中蒸馏装置，见图 1-7（B），操作步骤同轻油型。

A测定器

B蒸馏瓶

图 1-7 水中蒸馏装置
（A）轻油型 （B）重油型

（三）适用范围及特点

适用于具有挥发性、在沸腾下与水长时间共存而不发生化学反应并能随水蒸气一起馏出，不溶或难溶于水，在 100℃ 左右时具有一定蒸气压的天然药物化学成分的提取。本方法易操作、成本低、设备简单、处理量大。

煎煮、回流、浸渍、渗漉等传统提取操作技术，存在着周期长、工序多、提取率不高等缺点。随着现代科学技术的发展，近十几年来陆续涌现出超临界流体萃取法、超声提取法、微波提取法、酶解提取法等新型高效提取分离方法。

三、升华法

固体物质受热直接气化，遇冷后又凝固为固体物质，称为升华。天然药物中具有升华性的化学成分，常见的有游离羟基蒽醌类（如大黄）、小分子游离香豆素类（如七叶内酯）、小分子游离生物碱（如咖啡因）等，都可利用升华法直接自天然药物中提取出来。

升华法虽然简单易行，但天然药物加热炭化后，往往产生挥发性的焦油状物，黏附在升华物上，不易精制除去，其次，升华不完全，产率低，有时还伴随有分解现象。

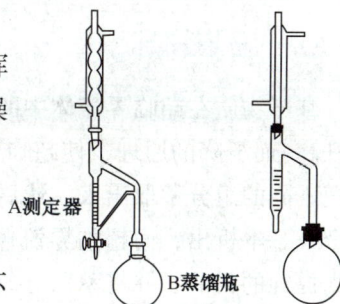

四、超临界流体萃取法（SCFE）

棉花

图 1-8 升华装置

在自然界中，当气体的温度高于某一数值时，无论施加多高的压力都不能使它变为液体，此时的温度称为临界温度（Tc）。在临界温度下，气体被液化的最低压力称为临界压力（Pc）。当温度高于临界温度，压力大于临界压力时，即为超临界状态，一般将处于超临界状态的流体称为超临界流体（SCF）。超临界流体兼具有气体和液体的双重特性，既有液体的溶解能力，又有气体良好的流动和传递性能。同时其表面张力为零，使其很容易渗透扩散到被萃取物的微孔内，促使超临界流体与萃取物很快达到传质平衡，实现物质的有效分离。

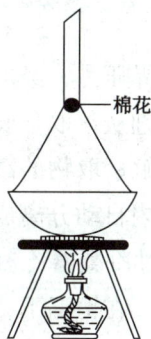

超临界流体萃取法就是利用超临界流体（如 CO_2）代替有机溶剂来萃取天然药物中有效成分的一种技术。它是利用 CO_2 在超临界状态下对溶质有很高的溶解能力而在非超临界状态下对溶质的溶解能力又很低的这一特性，来实现对目标成分的提取和分离。

(一)萃取原理

基于物质在超临界流体中的溶解度,在恒温下(或恒压下),随压力降低(或随温度的升高)而下降的原理,使超临界流体与待提取分离的物质接触,流体将有选择性地依次把不同的组分萃取出来。然后借助减压或升温的方法使萃取物质的溶解度降低而自动完全或基本析出,而超临界流体则变成普通气体(循环再用)与萃取物分离,从而达到分离提纯的目的,并将萃取分离的两个过程合为一体。不同的物质由于在 CO_2 中的溶解度不同或同一物质在不同的压力和温度下溶解度不同,使这种提取分离过程具有较高的选择性和可控性。

(二)工艺流程

根据分离方法的不同,超临界流体萃取工艺流程主要分为等温变压法和等压变温法。仅以等温变压法为例,对超临界流体萃取工艺流程进行简介,见图1-9。

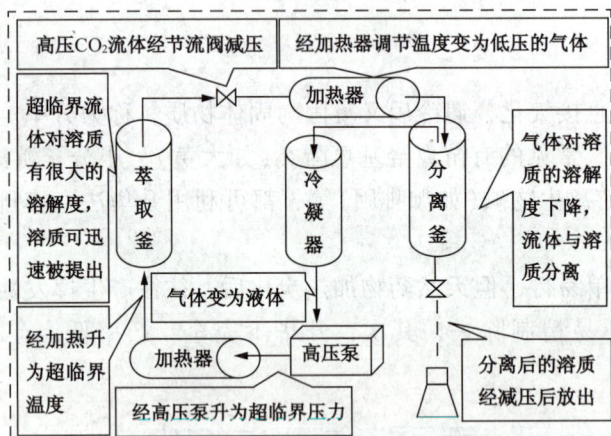

图1-9 超临界流体萃取工艺程序

CO_2 气体经冷凝器冷凝成液体,此液体经高压泵把压力提升到超临界压力,经加热器加热升为超临界温度,则获得超临界 CO_2 流体。CO_2 流体作为提取溶剂从萃取釜底部进入,与釜内待萃取物充分接触,选择性溶解出所需的化学成分。含溶解萃取物的高压 CO_2 流体经节流阀减压到低于 CO_2 临界压力以下进入分离釜,在分离釜内自动分离成萃取物和 CO_2 气体两部分,萃取物定期从分离釜底部放出,CO_2 气体经过冷凝器冷凝成 CO_2 液体再循环使用。整个分离过程依据物质在超临界流体中的溶解度,在恒温下,随压力的降低而溶解度下降,使溶质和超临界流体在分离釜内自动得以分离。该过程易于操作,应用较为广泛,但耗能较高。

(三)影响超临界流体萃取的主要因素

1. 压力 压力是 SCFE 最重要的参数之一。温度一定时,压力增大,超临界流体密度随之增大,超临界流体对物质的溶解度也增大。

2. 温度 温度对超临界流体溶解能力的影响比较复杂。在一定压力下，萃取物在超临界流体中的溶解度随温度升高而下降。但另一方面，萃取物随温度升高而挥发性增大，在超临界流体中所占的比例也将随之增大。因此，在选择萃取温度时要综合考虑这两个因素。通常在接近室温（35℃~40℃）下进行。

3. CO_2流量 一方面，CO_2流量增加，可增大萃取过程的传质推动力，使传质速率加快，从而提高SCFE的萃取能力。另一方面，CO_2流量太大，会使CO_2在萃取器内停留时间缩短，与被萃取物接触时间减少，不利于萃取率的提高。因此，合理选择CO_2的流量在SCFE中也相当重要。

4. 其他溶剂 在超临界流体中加入少量其他溶剂可改变其对溶质的溶解能力。通常加入量不超过10%，以极性溶剂，如甲醇、异丙醇等居多。加入少量的其他溶剂可以使超临界萃取技术的适用范围扩大到极性较大的化合物。如丹参中的丹参酮难溶于CO_2流体，在CO_2中添加一定量的95%乙醇可大大增加其溶解度。

（四）适用范围及特点

1. 适用范围 适用于萃取亲脂性、低分子量、低沸点及对热不稳定的成分，如挥发油、萜类、苷类、烃类、醚类、酯类等。

2. 特点 SCFE在萃取和精馏过程中，有许多潜在的应用前景。其优势特点是：

（1）提取率高，适用范围广 在最佳工艺条件下，被提取物几乎能完全被提出。随着超临界流体全氟聚醚碳酸铵（PFPE）的应用，已经将提取范围由亲脂性扩展到强极性化合物（如蛋白质）的提取分离。

（2）用时少、生产周期短 超临界CO_2提取一开始，分离便进行。一般提取10分钟便有成分分离析出，2~4小时左右便可提取完全。

（3）安全、成本低 CO_2无味、无臭、无毒，属惰性气体，无可燃性和化学活性，具有抗氧化和抑菌作用，安全性非常好。CO_2气体价格便宜，纯度高，容易制取，在生产中可以重复循环使用，降低了成本。

（4）萃取和分离易控制 压力和温度是调节萃取过程的两个重要参数。在临界点附近，压力和温度的微小变化有可能显著改变流体溶解能力，使萃取物与CO_2分离，因此萃取和分离易控制。

（5）无溶剂残留，产品纯度高 CO_2易从萃取物中挥发掉，不会有残余，从而得到安全而纯净的萃取物。

（6）工艺流程简单、操作方便 超临界萃取只需萃取釜和分离釜，不需要溶剂回收设备，可节省能耗。

超临界流体萃取也存在着弊端，提取过程要在高压下进行，设备一次性投入大；萃取釜无法连续操作；过程消耗指标不容忽视。尽管如此，SCFE技术具有传统溶剂提取法无法比拟的优势，已经广泛应用于各个领域。如在医药工业中，广泛用于天然药物有效成分的提取，尤其是许多传统方法无法提取出来的成分；热敏性生物制品药物的精制及脂质类混合物的分离；在食品工业中，啤酒花的提取，色素的提取等；在香料工业中，天然及合成香料的精制；化学工业中混合物的分离等。

五、超声提取法（UE）

超声提取法是利用超声波的空化效应、机械效应和热效应等加速药材细胞内有效成分的释放、扩散和溶解，缩短提取时间、提高提取效率的浸提方法。

超声提取法是近年来应用于天然药物有效成分提取分离的一种较为成熟的方法，其具有能耗低、速度快、效率高、不破坏有效成分等优点，在天然药物有效成分提取方面已表现出巨大的应用潜力，已成为实现天然药物现代化的关键技术之一。《中国药典》中，应用超声提取法处理的中药材有几百个品种，且呈日渐增多的趋势。作为天然药物制剂提取工艺的一种新技术，超声提取法具有广阔的发展前景。

（一）提取原理

主要是利用超声波的空化效应、机械效应和热效应，来增大提取溶剂和被提取成分的运动频率和速率，从而增加溶剂的穿透力，加快被提取成分的释放、扩散，使其迅速溶解到溶剂中，提高被提取成分的溶出率。

超声效应

空化效应　通常情况下，介质（一种物质存在于另一种物质内部时，后者就是前者的介质）内部或多或少存在一些微气泡，这些微气泡在超声波的作用下产生振动、膨胀，然后突然闭合，气泡闭合瞬间在其周围产生高达几千个大气压的瞬间压力，压力之大造成植物细胞壁及整个生物体瞬间破裂，有利于药物有效成分的溶出。

机械效应　超声波在介质中的传播可以使介质质点在其传播空间内产生振动，从而强化介质的扩散、传质。超声波在传播过程中，对物料有很强的破坏作用，可使细胞组织变形，植物蛋白质变性；同时，它还可以使生物分子解聚，加快细胞壁内有效成分的溶出。

热效应　超声波在介质中传播的过程中，其声能不断地被介质吸收，介质将所吸收的能量全部或大部分变成热能，从而导致介质本身和药材组织的温度升高，增大了药物有效成分的溶解度。由于这种吸收声能引起的药物组织内部温度的升高是瞬间的，因此不会改变被提取成分的结构和生物活性。

（二）操作步骤

将药材根据需要粉碎或切成颗粒状，置于适宜容器内，加入定量溶剂（水、乙醇或其他有机溶剂等），密封后置于超声提取器内，根据药材组织结构及提取溶剂的不同，通过实验来筛选适宜的超声温度、时间和频率（范围在 15~60KHz）或功率（范围在200~350W），进行提取，即得提取液。操作过程如图 1-10、1-11、1-12所示。

(三)影响超声提取的主要因素

影响超声提取的因素主要有：浸泡时间、超声条件(即频率、温度、时间)和药材组织结构等。一般超声提取时间在 20~45min 以内即可获得较好的提取效果；以水为提取溶剂时，超声提取的温度宜控制在 60℃左右。至于其他参数如何确定，要通过实验，最终筛选出最佳的超声条件，以提高提取物的质量和提取率。

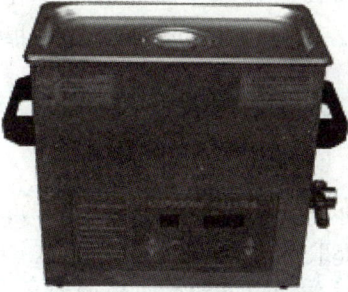

图 1-10 槽式超声提取器

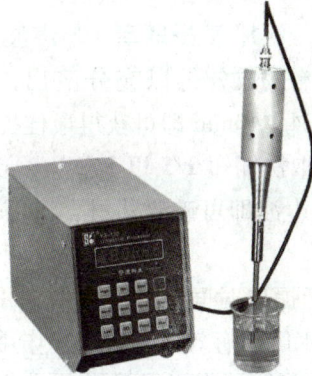

图 1-11 罐式超声提取器

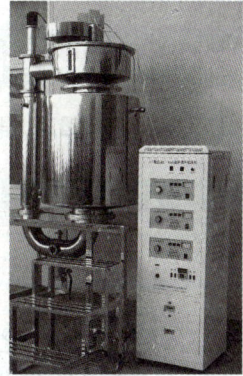

图 1-12 探头超声提取器

(四)超声提取设备的构造和分类

1. 构造 超声提取设备主要由提取槽、超声波换能器和电源等部分组成。提取槽是盛放提取物的容器，一般由不锈钢制成，其内安装有加热及控温装置，外壁安装或底部粘接或将超声波换能器直接贴于不锈钢板上。超声波换能器是超声提取设备的关键部件，其作用是将电能转换成超声波。

2. 分类 超声提取器分为外置式超声提取器(图 1-13、图 1-14)和内置式超声提取器(图 1-15)两大类。

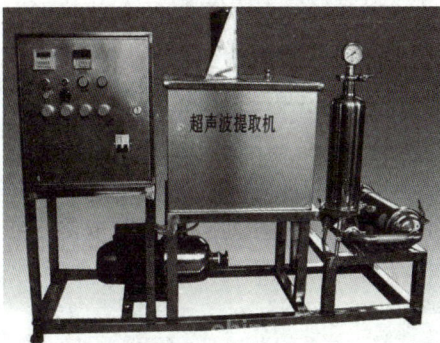

图 1-13 槽式超声提取器

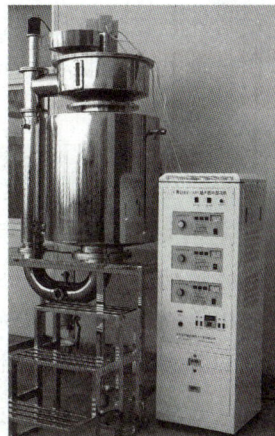

图 1-14 罐式超声提取器

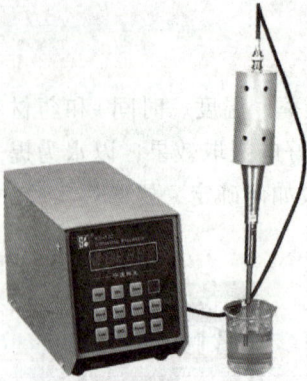

图 1-15　探头超声提取器

(五)适用范围及特点

超声提取因不受药材成分、极性和分子量的限制,因此适用于生物碱类、黄酮类、蒽醌类、萜类、鞣质、多糖、苷类、油脂及挥发油等绝大多数天然药物有效成分的提取,尤其适用于遇热不稳定成分的提取。与传统提取方法相比,超声提取法的特点是:

1. 高提取率　超声波所引起的超声效应可使药材中的有效成分得以充分溶出,从而提高提取率。提取通常在 24 ~ 40min 即可获得最佳提取效率,提取时间较传统溶剂提取法缩短 2/3 以上。

2. 低能耗　小功率的超声波即可破碎药材,无需大功率电源,单位能耗是传统溶剂提取法的一半以下。

3. 高纯度提取物　由于提取时间较短、提取温度较低(最佳温度在 0℃ ~ 60℃),对遇热不稳定、易氧化、易水解的有效成分有保护作用,提取物中杂质含量低。

4. 易于实现自动化　目前的超声提取设备大多可自行设定提取时间、提取温度、提取功率、循环速度等主要操作参数,并可对这些参数进行自动控制,从而可减少外界因素的干扰,这对产品质量的稳定与提高是非常有利的。

5. 符合药品生产质量管理规范(GMP)要求　超声提取设备采用的是全不锈钢制造,并在全封闭的条件下运行,洁净卫生,符合 GMP 要求。

6. 其他特点　适用范围广,安全性高,操作简单易行,对溶剂无选择性,且溶剂用量少,提取工艺成本低等。

目前,超声提取设备已实现商业化生产,可以满足小试、中试和大生产的需要。随着研究的不断深入,超声提取技术在促进我国传统中药产业的技术改造和设备的更新换代以及提升中药在国际、国内市场的竞争力等方面,势必将发挥越来越重要的作用。

本法不足之处是超声波提取参数和未知影响因素难以确定,必须通过反复实验筛选,前期工作量较大;提取规模小。

六、微波提取法

微波是指波长在 1mm ~ 1m 范围,相对频率为 300 ~ 300000MHz 的电磁波,常用的微波频率为 2450MHz。

微波提取法是利用不同结构的化学成分吸收微波能力的差异,而被微波选择性地加热,加热后的化学成分不仅能保持结构不变而且能高效、快速地溶解在萃取溶剂中,提高了化学成分的溶出率,是与传统溶剂提取法相结合的一种萃取方法。

(一)提取原理

微波是一种电磁场,可加速被萃取组分的分子由固体内部向固液界面扩散的速率,同时,微波加热给予被萃取物的是内外同时加热过程,不仅加热速度快,加热均匀,而且细胞内部的温度上升迅速，当细胞内部的压力超过细胞壁膨胀所能承受的程度时，细胞破裂，其内部的有效成分自由流出，并在较低的温度下溶解于萃取溶剂中。

(二)操作步骤

称取一定质量的药粉(粉碎度为 2~10mm 的颗粒)置于敞口容器(或圆底烧瓶)中，再加入适量、适宜的萃取剂，充分振摇后，将敞口容器(或圆底烧瓶)直接置于普通家用微波炉(或用微波炉改装成的微波萃取设备，见图 1-16)中，微波功率一般设置在 200~1000W 范围内，萃取时间一般情况下为 10~15min，然后从萃取相中分离滤去残渣，获得提取物。

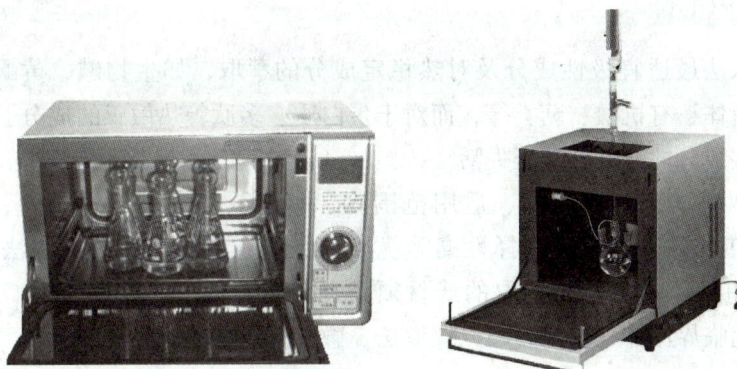

图 1-16 常压微波回流提取装置示意图

(三)影响微波提取的主要因素

1. 药材粉碎度与湿度 根据药材的特性，在微波提取前一般要将其粉碎成 2~10mm 的颗粒，以提高萃取效率；用水润湿药材，使其具有足够的水分，以便能有效地吸收微波能。

2. 溶剂 溶剂的选择包括溶剂的种类、组成和体积：①溶剂应具有一定的极性；②溶剂必须对微波透明或半透明；③溶剂应与被提取物极性相似；④提取物中若含不稳定或挥发性成分，则宜选用对微波高度透明的正己烷等溶剂；⑤溶剂对萃取成分的后续工作干扰较少；⑥与常规溶剂用量相比，在微波萃取中，一次提取所需溶剂量可减少 30%~60%，因溶剂量越大微波在穿透溶剂的过程中衰减越多，提取效果越差。

如何理解对微波高度透明和半透明的溶剂

药材中的挥发性成分受微波作用显著自热而急速气化，胀破细胞壁，从药材中逸出。此时，药材周围的溶剂因对微波高度透明，不吸收微波能，没有自热，可捕获、冷却并溶解逸出的挥发性成分。若不需要此类不稳定或挥发性成分，则可选用对微波部分透明的萃取剂，此类萃取剂吸收部分微波能后将其转化为热能，可除去不需要的挥发性成分或不稳定成分。

3. 提取时间和温度　温度不高于溶剂沸点；萃取时间一般为 10 ~ 15min，加热 1 ~ 2min 即可达到所要求的温度。萃取时间不能过长，否则会导致体系温度过高，甚至超过萃取溶剂的沸点，不仅影响萃取率还使被提取成分因受热而发生分解。为此也可将微波提取过程分次进行，即先对药材进行一段时间的微波提取，然后将体系的温度冷却至室温再进行第二次微波提取，从而可最大限度地降低被提取成分因受热而发生破坏的危险。

4. 提取功率　当萃取时间一定时，功率越高，萃取就越完全。但是如果超过一定限度，则会使萃取体系压力升高到冲开容器安全阀。一般所选用的微波功率在 200 ~ 1000W 范围内。

(四)适用范围及特点

微波提取法最适宜极性成分及对热稳定成分的萃取，如生物碱、黄酮、苷类、多糖、鞣质、甾体、有机酸、萜类等，而对于蛋白质、多肽等热敏感的成分，采用此法萃取会导致这些成分的变性，甚至失活。

微波提取法具有设备简单、适用范围广、萃取效率高、节省时间、节省试剂、污染小、加热均匀、快速、选择性高等优点，此外还可协助溶剂提取法，使溶剂提取过程更为有效。缺点是被提取的药材须具有良好的吸水性，规模小。

以下为超临界流体萃取法、超声提取法、微波提取法的比较。

表 1-2　三种现代提取方法比较

提取方法	原　理	溶　剂	优　点	缺　点	适用范围
超临界流体萃取法	利用超临界流体在超临界状态下对溶质有很高的溶解能力而在非超临界状态下对溶质的溶解能力又很低的特性，来实现对成分的提取分离	超临界流体	无溶剂残留、成本低、速度快、收率高、工艺简单、操作方便、温度低、条件易控(调节 T、P，可选择性萃取或分离)	设备成本高，工业化难度大	适用于亲脂性、低分子量、低沸点及对热不稳定的成分
超声提取法	利用超声效应来增大溶剂和被提取成分的运动频率和速率，从而增加溶剂的穿透力，加速被提取成分的释放、扩散并使其迅速溶解到溶剂中	无要求	能耗低、速度快、效率高、不破坏有效成分、安全、适用范围广，操作简单易行，对溶剂无选择性，且溶剂用量少，成本低、易于实现自动化	超声条件需通过实验筛选，规模小，杂质含量高	绝大多数成分，尤其适用于遇热不稳定的成分
微波提取法	利用微波能来加速被萃取物的运动速率，同时给予被萃取物里外一起加热，使其温度迅速上升，冲破细胞壁后，被萃取物的有效成分自由流出而溶解在溶剂中	有一定的极性且对微波透明或半透明	设备简单、适用范围广、萃取率高、节省时间、节省试剂、污染小、加热均匀、快速、选择性高	规模小，药材须具有良好的吸水性	最适宜极性成分及对热稳定成分的萃取

酶解提取法

酶解提取法是在溶剂提取前先对药材进行酶解反应，以提高提取产率的方法。

原理：在提取药用植物有效成分过程中，有效成分向提取溶剂扩散时，必须克服来自细胞壁及细胞间质的双重阻力。植物细胞壁是由纤维素、半纤维素、果胶质、木质素等物质构成的致密结构。选用适当的酶(如纤维素酶、半纤维素酶、果胶酶)作用于药用植物，不仅可以破坏细胞壁的致密构造，同时还可有效地使目标物溶出。

影响酶解法的提取因素：①温度：一般加热温度不超过60℃，最高不超过100℃；②pH 值：过高或过低的 pH 值都会导致酶失活；③酶解时间：用水加热提取以每次 0.5～1h 为宜，用乙醇加热提取每次以 1h 为宜；④酶的用量：随着酶用量的增加，酶解反应速率增大，但酶过多也会造成浪费。

适用范围及特点：适合于热稳定性差或含量较少的化学成分的提取。本法提取条件温和，产物不易变性；提取时间短，提取率高；成本低，环保节能，有广阔的应用前景。

小　结

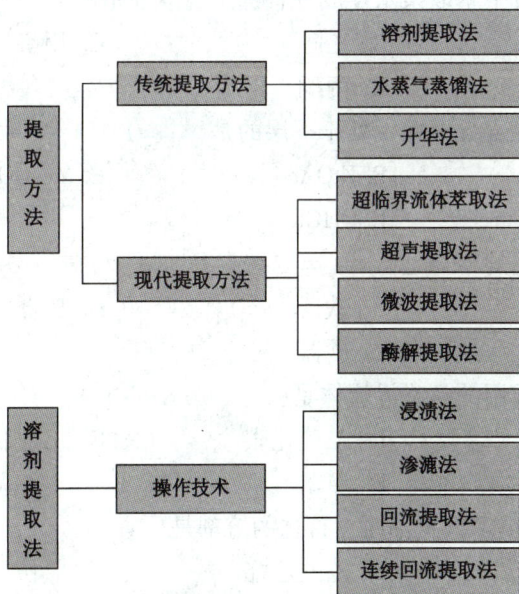

同 步 训 练

一、最佳选择题

1. 下列溶剂中能与水分层的极性最大的有机溶剂是( )
   A. 乙醚   B. 乙醇   C. 乙酸乙酯
   D. 正丁醇   E. 丙酮

2. 下列溶剂中极性最大的是( )
   A. 石油醚   B. 丙酮   C. 氯仿
   D. 乙醇   E. 乙酸乙酯

3. 适用于含有大量淀粉、树胶、果胶、黏液质中药的提取操作技术是( )
   A. 浸渍法   B. 水蒸气蒸馏法   C. 煎煮法
   D. 回流提取法   E. 连续回流提取法

4. 易溶于氯仿、乙醚等亲脂性溶剂的植物成分不包括( )
   A. 萜类   B. 甾体   C. 强心苷元
   D. 糖苷   E. 挥发油

5. 下列官能团极性最大的是( )
   A. $Ar-OH$ B. $R-OH$ C. $-NH_2$
   D. $-CHO$ E. $-COOH$

6. 从中药水提取液中萃取亲水性成分宜选用的溶剂是( )
   A. 乙醚   B. 乙醇   C. 甲醇
   D. 正丁醇   E. 丙酮

7. 下列溶剂和水混合分层后,处于下层的是( )
   A. Et_2O B. EtOAc   C. Me_2CO
   D. $n-BuOH$ E. $CHCl_3$

8. 煎煮法不易采用的容器是( )
   A. 不锈钢器   B. 铁器   C. 瓷器
   D. 陶器   E. 砂器

9. 提取挥发油最常用的超临界流体是( )
   A. 一氧化氮   B. 二硫化碳   C. 一氧化碳
   D. 二氧化碳   E. 甲苯

10. 用溶剂提取法提取挥发油时,首选的溶剂是( )
    A. 95%乙醇   B. 乙酸乙酯   C. 氯仿
    D. 石油醚(30℃~60℃)   E. 四氯化碳

11. 用石油醚作为溶剂,主要提取出的天然药物化学成分是( )
    A. 糖类   B. 氨基酸   C. 苷类

D. 油脂　　　　　　　　　　E. 蛋白质

12. 可用于提取多糖、蛋白质、鞣质、生物碱盐的溶剂是(　　)
    A. 石油醚　　　　　　B. 正丁醇　　　　　　C. 甲醇
    D. 乙醇　　　　　　　E. 水

13. 渗漉法是(　　)
    A. 不断向药材中添加新溶剂，慢慢地从容器下端流出浸出液的一种方法
    B. 在常温或温热(60℃~80℃)条件下，以合适的溶剂，用适当的时间浸渍药材
       以溶出其中有效成分的一种方法
    C. 在天然药物中加入水并加热煮沸，从中提取成分的一种方法
    D. 用易挥发的有机溶剂加热提取天然药物有效成分的一种方法
    E. 用索氏提取器进行天然药物有效成分提取的一种方法

14. 糖苷、氨基酸、生物碱盐易溶于(　　)
    A. 石油醚　　　　　　B. 氯仿　　　　　　　C. 苯
    D. 乙醚　　　　　　　E. 水和含水醇

15. 与水不相混溶的极性有机溶剂是(　　)
    A. 乙醇　　　　　　　B. 乙醚　　　　　　　C. 正丁醇
    D. 氯仿　　　　　　　E. 乙酸乙酯

16. 适合于高沸点有机溶剂提取液浓缩的方法是(　　)
    A. 蒸发　　　　　　　B. 常压蒸馏　　　　　C. 减压蒸馏
    D. 薄膜蒸发　　　　　E. 喷雾干燥法

17. 以乙醇作提取溶剂时，不能用(　　)
    A. 回流法　　　　　　B. 渗漉法　　　　　　C. 浸渍法
    D. 煎煮法　　　　　　E. 连续回流法

18. 亲脂性最弱的溶剂是(　　)
    A. 乙酸乙酯　　　　　B. 乙醇　　　　　　　C. 水
    D. 甲醇　　　　　　　E. 丙酮

19. 用60%以上的乙醇作为溶剂，不能提取出来的天然药物化学成分类型是(　　)
    A. 苷类　　　　　　　B. 油脂　　　　　　　C. 多糖类
    D. 单糖类　　　　　　E. 挥发油

20. 从天然药物中依次提取不同极性成分应采取的溶剂极性顺序是(　　)
    A. 水→乙醇→乙酸乙酯→乙醚→石油醚
    B. 石油醚→乙醚→乙酸乙酯→乙醇→水
    C. 石油醚→水→乙醇→乙酸乙酯→乙醚
    D. 水→乙醇→石油醚→乙酸乙酯→乙醚
    E. 石油醚→乙醇→乙酸乙酯→乙醚→水

21. 全部为亲水性溶剂的是(　　)
    A. 甲醇、丙酮、乙醇　　　　　　　　　B. 正丁醇、乙醚、乙醇

  C. 正丁醇、甲醇、乙醚　　　　　　　　D. 乙酸乙酯、甲醇、乙醇

  E. 氯仿、乙酸乙酯、乙醚

22. 从天然药物中提取化学成分最常用的方法是(　　)

  A. 溶剂提取法　　　　　　B. 水蒸气蒸馏法　　　　　　C. 升华法

  D. 分馏法　　　　　　　　E. 超临界流体萃取法

23. 从天然药物中提取对热不稳定的成分宜用(　　)

  A. 回流提取法　　　　　　B. 渗漉法　　　　　　　　C. 水蒸气蒸馏法

  D. 煎煮法　　　　　　　　E. 连续回流提取法

24. 从天然药物中提取挥发性成分宜用(　　)

  A. 回流法　　　　　　　　B. 渗漉法　　　　　　　　C. 水蒸气蒸馏法

  D. 煎煮法　　　　　　　　E. 浸渍法

25. 连续回流提取法与回流提取法相比，其优越性是(　　)

  A. 节省时间且效率高　　　B. 节省溶剂且效率高　　　C. 受热时间短

  D. 提取装置简单　　　　　E. 提取量较大

26. 下列溶剂中溶解化学成分范围最广的溶剂是(　　)

  A. 乙酸乙酯　　　　　　　B. 乙醇　　　　　　　　　C. 水

  D. 氯仿　　　　　　　　　E. 丙酮

27. 影响溶剂提取法提取效率的关键因素是(　　)

  A. 药材的粉碎度　　　　　B. 温度　　　　　　　　　C. 时间

  D. 溶剂的选择　　　　　　E. 浓度差

28. 煎煮法常用的溶剂是(　　)

  A. 乙酸乙酯　　　　　　　B. 乙醇　　　　　　　　　C. 水

  D. 甲醇　　　　　　　　　E. 丙酮

二、配伍选择题

  A. 浸渍法　　　　　　　　B. 渗漉法　　　　　　　　C. 煎煮法

  D. 回流提取法　　　　　　E. 连续回流提取法

29. 热提法中只能用水作溶剂的是(　　)

30. 热提法中有机溶剂作溶剂且用量最省、效率最高的提取方法是(　　)

31. 不需要加热，效率相对较高的提取方法是(　　)

32. 冷提法中提取效率较低的是(　　)

  A. 浸渍法　　　　　　　　B. 渗漉法　　　　　　　　C. 煎煮法

  D. 回流法　　　　　　　　E. 连续提取法

33. 以水为溶剂提取非挥发性、对热稳定的成分时常用(　　)

34. 用有机溶剂加热提取一般采用(　　)

35. 一种省溶剂、效率高的连续提取法，但有提取物受热时间较长的缺点(　　)

36. 提取有效成分遇热不稳定或含有大量淀粉等多糖中药成分时采用(　　)

A. CHCl₃   B. n – BuOH   C. Me₂CO

D. EtOAc   E. CH₂Cl₂

37. 丙酮可写为(　　)

38. 正丁醇可写为(　　)

39. 乙酸乙酯可写为(　　)

40. 氯仿可写为(　　)

41. 二氯甲烷可写为(　　)

三、多项选择题

42. 提取分离天然药物有效成分时不需加热的方法是(　　)

A. 回流法   B. 渗漉法   C. 盐析法

D. 透析法   E. 升华法

43. 用水蒸气蒸馏法提取天然药物化学成分，要求此类成分(　　)

A. 能与水反应   B. 易溶于水   C. 具挥发性

D. 热稳定性好   E. 极性较大

44. 用水提取天然药物时一般不宜采用(　　)

A. 回流提取法   B. 煎煮法   C. 渗漉法

D. 连续回流提取法   E. 浸渍法

45. 从天然药物水提取液中萃取亲脂性成分，常用的溶剂是(　　)

A. 苯   B. 氯仿   C. 正丁醇

D. 丙酮   E. 乙醚

46. 毒性较大的溶剂是(　　)

A. 氯仿   B. 甲醇   C. 水

D. 乙醇   E. 苯

47. 常用溶剂中不能与水完全混溶的是(　　)

A. 乙醇   B. 丙酮   C. 乙醚

D. 正丁醇   E. 氯仿

48. 煎煮法适宜使用的器皿是(　　)

A. 不锈钢器   B. 陶器   C. 瓷器

D. 铁器   E. 砂器

49. 溶剂的选择原则主要根据(　　)

A. 溶剂的极性   B. 被提取成分的性质   C. 共存的其他成分的性质

D. 安全   E. 廉价

50. 天然药物化学成分的提取方法有(　　)

A. 溶剂提取法   B. 水蒸气蒸馏法   C. 升华法

D. 结晶法   E. 沉淀法

51. 决定化合物极性的因素有(　　)

    A. 官能团的种类   B. 官能团的数目   C. 官能团的排列方式

    D. 同系物碳原子数   E. 温度

52. 溶剂提取方法有（　　　）

    A. 浸渍法   B. 渗漉法   C. 煎煮法

    D. 回流法   E. 水蒸气蒸馏法

53. 自天然药物中提取分离苷类成分可选用的溶剂有（　　　）

    A. 水   B. 乙醇   C. 乙酸乙酯

    D. 乙醚   E. 石油醚

54. 提取挥发油可采取（　　　）

    A. 乙醇提取法   B. 石油醚或乙醚提取法   C. 水蒸气蒸馏法

    D. 压榨法   E. CO_2超临界流体萃取

四、填空题

55. 采用溶剂法提取天然药物有效成分要注意＿＿＿，溶剂按＿＿＿可分为三类，即＿＿＿、＿＿＿、＿＿＿。

56. 超临界流体萃取法是一种集＿＿＿和＿＿＿于一体，又基本上不用＿＿＿的新技术。

57. 天然药物化学成分中常见基团极性最大的是＿＿＿，极性最小的是＿＿＿。

58. 影响溶剂提取效率的因素主要有＿＿＿、＿＿＿、＿＿＿、＿＿＿、＿＿＿。

59. 乙醇作提取溶剂除＿＿＿及黏液质、果胶、淀粉等部分＿＿＿外，亲水性成分和亲脂性成分都能被提取出来。

60. 溶剂法提取天然药物化学成分常用的操作技术有＿＿＿、＿＿＿、＿＿＿、＿＿＿和＿＿＿5种。

61. 微波提取法最适宜＿＿＿及＿＿＿成分的提取，而对于＿＿＿、＿＿＿等热敏感的成分，采用此法会导致这些成分的变性，甚至失活。

62. 现代高效提取分离方法主要有＿＿＿、＿＿＿、＿＿＿等。

63. 超声提取法是利用超声波的＿＿＿、＿＿＿和＿＿＿等加速药材细胞内有效成分的释放、扩散和溶解，缩短＿＿＿，提高＿＿＿的浸提方法。

64. 微波提取技术最适宜＿＿＿及＿＿＿成分的萃取，而对于＿＿＿、＿＿＿等热敏感的成分，采用此法会导致这些成分的变性，甚至失活。

五、简答题

65. 简述提取的概念。

66. 简述何为超临界流体（SF）。

67. 简述溶剂提取法的关键及选择溶剂的依据。

68. 简述超临界流体萃取法的原理。

69. 简述水作提取溶剂的优缺点。

70. 简述乙醇作提取溶剂的优缺点。

71. 为什么渗漉法比浸渍法提取效率高？
72. 简述微波提取法适用的范围及特点。
73. 简述超临界流体萃取法适用的范围及特点。
74. 简述超声波提取法适用的范围及特点。
75. 提取天然药物化学成分都有哪些方法？

第二节　提取液浓缩方法与操作技术

浓缩是应用一定的技术除去部分溶剂使药液有效成分浓度增加的过程。提取液的浓缩是现代天然药物制药的关键工艺和技术之一，浓缩工艺技术的先进与否，直接影响着药品的质量。常用的浓缩方法主要有蒸馏和蒸发。蒸馏主要适用于浓缩有机溶剂的提取液，蒸发则主要适用于浓缩水提取液。

一、蒸馏

是将溶液加热至沸腾状态，使其中的挥发性溶剂部分气化并移出，以提高溶液中的溶质浓度的过程。根据提取液中有效成分的热稳定性不同，可选用常压蒸馏和减压蒸馏两种操作技术。

（一）常压蒸馏

适用于有效成分对热较稳定、低沸点有机溶剂提取液的浓缩，如氯仿、乙醚、石油醚等的提取液。但浓缩乙醚提取液时，需用电热套或水浴加热，禁止用明火或电炉加热，防止乙醚燃烧爆炸。实验室常用的常压蒸馏装置，见图1-17。

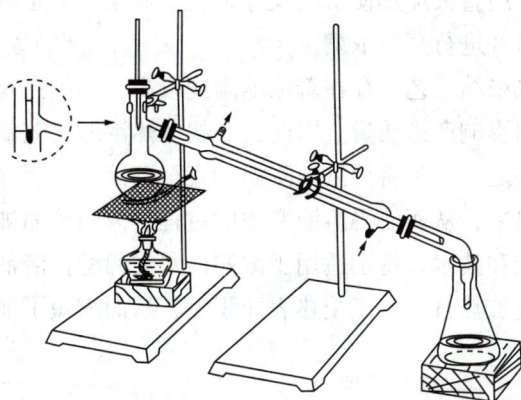

图1-17　常压蒸馏装置

（二）减压蒸馏

适用于含热敏性成分、高沸点有机溶剂提取液的浓缩。一般当溶剂沸点超过70℃时，常采用减压浓缩。减压蒸馏装置，见图1-18，1-19。

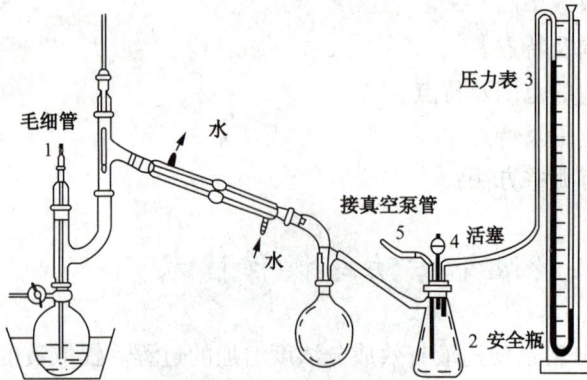

图 1-18 减压蒸馏装置

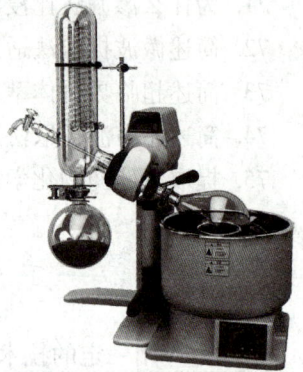

图 1-19 减压旋转蒸发仪

操作要点：①当真空泵采用水泵时，需在水泵和蒸馏装置间安装安全瓶，以防止水压变动引起倒吸；当真空泵采用油泵时，需在油泵和蒸馏装置间安装安全瓶和干燥、吸收装置，以防止挥发性物质及腐蚀性气体侵入油泵；②蒸馏结束后应先撤热源，关闭压力计活塞，慢慢打开安全瓶活塞，再关上水泵或油泵；③旋转蒸发仪通过减压可以在较低温度下连续蒸馏出大量易挥发性溶剂，使大体积提取液得到温和、快速浓缩，是为提高浓缩效率而设计的。其原理是在恒温下利用旋转使其对浓缩液起搅拌作用，并在瓶壁上形成液膜，扩大蒸发面积，同时又通过减压使溶剂的沸点降低，从而达到高效率浓缩目的，尤其适用于对萃取液的浓缩和色谱分离时的接收液的浓缩。

二、蒸发

根据是否加热，可将蒸发分为自然蒸发和沸腾蒸发两种，以沸腾蒸发为主。即将水提取液置于蒸发皿中，用直火加热使水蒸发除去。工业生产上是将大量水提取液放入蒸气夹层锅内，通过水蒸气进行蒸发浓缩。

蒸馏和蒸发属于热浓缩工艺，存在着浓缩温度较高、热敏性有效成分易受破坏和挥发性成分容易逸散等而影响产品质量。因此，寻找非热浓缩工艺就成了研究的目标。冷冻浓缩是非热浓缩方法之一，是将稀溶液降温，直至溶液中的部分水或其他溶剂从待浓缩提取液中结晶分离出来，从而使得溶液变浓的过程。薄膜浓缩被认为是一种具有发展前景的非热浓缩新工艺和技术，特别适用于浓缩以水或稀醇作溶剂的提取液，该法使溶液以液膜状态迅速通过加热管，由于受热表面积大，从而缩短了加热时间，提高了浓缩效率。

📘 课堂互动

1. 对含热敏性成分的高沸点有机溶剂提取液将如何进行浓缩？
2. 目前浓缩提取液常用减压旋转蒸发仪，请你回答在怎样的情况下才适用？

同 步 训 练

一、选择题

1. 适用于高沸点有机溶剂提取液浓缩的方法是（　　）
   A. 蒸发　　　　　B. 常压蒸馏　　　　C. 减压蒸馏
   D. 薄膜蒸发　　　E. 喷雾干燥法

二、填空题

2. 常用的浓缩方法主要有_____和_____。蒸馏适用于浓缩_____提取液，蒸发则适用于浓缩_____提取液。减压蒸馏特别适用于_____、_____提取液的浓缩。

3. 蒸馏和蒸发属于热浓缩工艺，缺点有_____、_____易受破坏和_____容易逸散等而影响产品质量。因此，寻找非热浓缩工艺就成了研究的目标，_____和_____是两种非热浓缩工艺。

4. 旋转蒸发仪尤其适用于对_____和_____的浓缩。

第三节　天然药物化学成分的分离方法与操作技术

用水来提取天然药物是天然药物复方制剂中运用最为广泛的提取方法。然而，天然药物水提取液一般体积大，溶液中存在大量鞣质、蛋白质、黏液质、多糖、果胶等大分子物质及许多微粒、絮状物等，它们大部分不但没有药效，而且影响产品的质量，用其他有机溶剂来提，情况也类似。那么，怎样对提取液进行科学合理的分离、纯化或精制，使天然药物达到现代制剂的要求？传统和现代的分离方法与操作技术都有哪些？

知识要点

掌握两相溶剂萃取法、沉淀法、结晶法与重结晶法的分离原理及操作技术，熟悉膜分离法、分馏法的分离原理及操作技术。

选用适当的方法将提取物中诸多成分的混合物逐一分开，此过程称为分离。将有效成分与无效成分或杂质分开并将无效成分除去的过程，称为精制或纯化。天然药物化学成分的一般分离方法有两相溶剂萃取法、沉淀法、色谱法，还有结晶法、盐析法、膜分离法、分馏法等其他方法。

一、两相溶剂萃取法

是指在提取液中加入一种与其不相混溶的溶剂（萃取剂），经充分振摇，某种成分则由提取液中转溶至萃取剂中，而其他成分仍保留在提取液中，静置，待两相界面完全清晰，即可分离两相，两相中的溶剂再经浓缩处理即可得到我们需要的组分或单体化合物。

(一)萃取原理

是利用混合物中各组分在两种互不相溶的溶剂中分配系数的不同而达到分离的。其中分配系数是指在一定温度和压力下，当达到萃取平衡时，溶质成分 A 在上下两相溶剂中的浓度比，为一常数。用公式表示为：

$$K_A = \frac{C_{上}}{C_{下}}$$

混合物中各组分在同一两相溶剂系统中分别有各自不同的分配系数，各组分分配系数相差越大，则分离效果越好。

(二)萃取剂的选择原则

萃取剂与提取液应不相混溶，充分振摇静置后能较好地分层；有效成分（或其他成分）在萃取剂中溶解度要大，而其他成分（或有效成分）溶解度要小。例如：若萃取水提取液中亲脂性强的物质，应选用苯、氯仿或乙醚等亲脂性强的有机溶剂作萃取剂，即两相溶剂的组合为水－石油醚、水－苯、水－乙醚、水－氯仿等；若萃取水提液中的亲脂性弱的物质，则需要改用乙酸乙酯、丁醇等亲脂性弱的有机溶剂作两相萃取剂，即两相溶剂的组合为水－乙酸乙酯、水－丁醇；若萃取水提取液中黄酮类成分时，两相溶剂的组合多为水－乙酸乙酯；若萃取水提液中亲水性强的皂苷，则两相溶剂的组合多选用正丁醇－水、异戊醇－水作两相萃取。

不能进行两相溶剂组合的是：水－乙醇、水－甲醇、水－丙酮、乙醇－氯仿、甲醇－乙酸乙酯等。

(三)操作技术

到目前为止，两相溶剂萃取法的操作技术主要有 pH 梯度萃取法、简单萃取法、逆流连续萃取法等。

1. pH 梯度萃取法　利用所含成分酸性或碱性大小的差异，将其分离的常用方法。如以 pH 梯度的酸水溶液依次萃取混合生物碱，或者以 pH 梯度的碱水溶液依次萃取混合酸类、酚类成分，使后者分离的方法。在生物碱类、黄酮类、蒽醌类化合物中将会用到该方法。

2. 简单萃取法　是一种常用的简便萃取技术，适合小量萃取，一般可在分液漏斗中进行，见图 1 – 20、1 – 21。

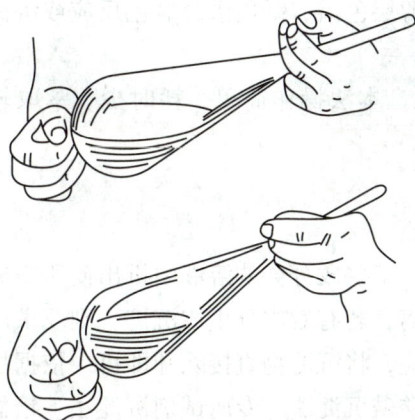

图 1-20 振摇分液漏斗示意图

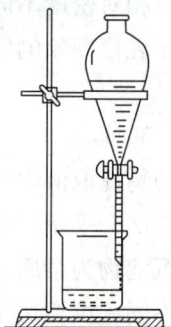

图 1-21 小量萃取装置

操作步骤：选择一个大小适宜的分液漏斗，在活塞上涂好润滑油，塞后旋转数圈，关好活塞，将待萃取物和萃取剂装入分液漏斗中，装入量约为分液漏斗体积的1/3，盖好玻塞（勿使玻塞的凹槽对准漏斗上口颈部的小孔），倒转，开启活塞，排气后关紧，再轻轻振摇，每振摇几次，就打开活塞排气，如此重复数次，最后再剧烈振摇2~3分钟，直立静置，待两相分层后，旋转玻塞，使玻塞的凹槽对准漏斗上口颈部的小孔，再慢慢开启活塞，放出下层溶液，而上层溶液则从分液漏斗上口颈倒出，以免受到污染。

操作要点：①水提取液的相对密度最好在1.1~1.2之间；②选用的萃取溶剂第一次用量一般为水提取液的1/3，以后的用量可适当减少为水提取液的1/6~1/4；③一般萃取3~4次即可，但亲水性较强的成分不易转溶于有机溶剂层时，需增加萃取次数或更换萃取溶剂；④为避免乳化现象的发生，萃取时，由轻轻振摇分液漏斗改为水平旋转分液漏斗，将氯仿萃取剂改用氯仿-乙醚的混合溶剂作萃取剂或加大有机溶剂的用量。若乳化现象已形成，应采取如下措施：①应将乳化层分出，再用新溶剂萃取；②将乳化层抽滤；③将乳化层稍稍加热或冷冻；④放置24小时以上；⑤滴加数滴戊醇；⑥加入少量电解质，用玻璃棒或金属丝搅拌。乳化现象较严重时，可以采用两相溶剂逆流连续萃取装置。

中量萃取，可在较大的下口瓶中进行，见图1-22。工业生产中的大量萃取，多在密闭萃取罐内进行，用搅拌机搅拌一定时间，使两液充分混合，再放置令其分层。

本法简单，但反复操作比较麻烦，还易出现乳化现象。

3. 逆流连续萃取法 是利用提取液与萃取剂相对密度的不同，使相对密度小的相液作为流动相（或移动相），逆流连续穿过相对密度大的固定相，使提取液中的某种成分较彻底地转溶到萃取剂中的一种连续萃取技术。

操作步骤 见图1-23装置，将密度小的相液作为流动相置于高位贮存器（下口处带有活塞）中，而密度大的作为固定相置于萃取管内。萃取管的数目可根据分配效率的需要来决定选用一根、数根或多根。管内用小瓷圈或小不锈钢丝圈填充。开启高位贮存器活塞，则贮存器中的相液在高位压力下逆流而上流入萃取管的同时被瓷圈撞击成细滴，增大了与萃取管内固定相的接触面积，使萃取更加完全，同时两相溶剂在萃取管内会自然分层。

萃取是否完全，可取左侧接液器中样品液用薄层色谱、纸色谱及显色反应或沉淀反应进行检识。

本法适用于相对密度不同的两相溶剂的萃取。本法操作简单、耗时少、萃取较完全，能有效防止乳化现象的发生。

二、沉淀法

指在天然药物提取液中加入某些试剂或溶剂，某些成分会从溶液中析出使所需成分与杂质分离的方法。采用沉淀法对提取液进行分离，若有效成分生成沉淀，则要求反应必须可逆，若沉淀物为杂质，则可以为不可逆反应，将沉淀物直接除却即可。依据加入试剂或溶剂的不同，沉淀法主要有水醇沉淀法、酸碱沉淀法、专属试剂沉淀法、铅盐沉淀法等。

（一）水醇沉淀法

在天然药物提取液中加入另一种溶剂以改变混合物溶剂的极性，使一部分物质沉淀析出，从而实现分离。主要分为水提醇沉法和醇提水沉法两种。

1. 水提醇沉法（水/醇法） 于水提取浓缩液中加入 80% 以上的乙醇，可使多糖、蛋白质等沉淀析出。

2. 醇提水沉法（醇/水法） 于醇提取浓缩液中加入 10 倍量以上的水，可沉淀亲脂性成分，如树脂、叶绿素等。

（二）酸碱沉淀法

对于酸性或碱性成分，通常加入碱或酸来调节溶液的 pH 值，以改变各成分分子的存在状态（游离型或解离型），从而改变各成分溶解度而实现分离。这种沉淀反应必须是可逆的，以便于有效成分与其他杂质的分离。酸碱沉淀法主要分为酸提碱沉法和碱提酸沉法两类。

1. 酸提碱沉法（酸/碱法） 一些难溶于水的游离生物碱遇酸生成生物碱盐而溶于酸水中，再加碱碱化，又重新生成游离生物碱，使其水溶性降低而沉淀析出。本法适用于生物碱的提取和分离。

2. 碱提酸沉法（碱/酸法） 一些不溶于水且具有内酯结构的化合物遇碱开环生成羧酸盐而溶于碱水中，再加酸酸化，又重新环合成内酯结构而从溶液中沉淀析出，与其他成分分离；一些酸性成分遇碱成盐而溶于水，遇酸成游离状态而沉淀析出。本法适用于酚类、酸类成分和内酯类成分的提取和分离。

铅盐沉淀法

本法是利用醋酸铅及碱式醋酸铅在水或稀醇溶液中，能与许多天然药物中的化学成分生成难溶的铅盐或络盐沉淀而与杂质分离的方法，是分离某些化学成分的经典方法之一。

中性醋酸铅可沉淀具有邻二酚羟基和羧基的成分；碱式醋酸铅沉淀范围较广，可沉淀含酚羟基和羧基的成分及中性皂苷等。操作时，通常往天然药物的水或稀醇提取液中先加入醋酸铅浓溶液，静置后滤出沉淀，并将沉淀洗液并入滤液，于滤液中加碱式醋酸铅饱和溶液至不发生沉淀为止，这样就可得到醋酸铅沉淀物、碱式醋酸铅沉淀物及母液三部分。若沉淀为杂质，则可弃去；若沉淀为有效成分，则可将沉淀悬浮于水或稀醇中，通 H_2S 气体，使铅盐沉淀物分解，铅离子裸露出来遇 H_2S 气体生成硫化铅沉淀并及时除去沉淀物，即得所需成分。

铅盐沉淀法可以用来沉淀有机酸、氨基酸、蛋白质、黏液质、鞣质、树脂、酸性皂苷、部分黄酮等天然药物化学成分。

（三）专属试剂沉淀法

某些试剂能选择性地沉淀某类成分，称为专属试剂沉淀法。如在生物碱盐的溶液中，加入某些生物碱沉淀试剂，则生物碱生成不溶性复盐而析出；雷氏铵盐能与水溶性生物碱生成沉淀，可用于分离水溶性生物碱与其他生物碱。此外，胆甾醇能沉淀甾体皂苷，可使甾体皂苷与三萜皂苷分离；明胶或蛋白质溶液能沉淀鞣质，可用于分离或除去鞣质等。

课堂互动

大黄系蓼科植物掌叶大黄、药用大黄及唐古特大黄的根和根茎。具有泻热通便，凉血解毒，逐瘀痛经的作用。大黄中主要有大黄酸、大黄素、大黄酚、大黄素甲醚、芦荟大黄素等。

根据所学，请同学们想一想，应如何提取和分离这五种成分？

大黄酸	R_1=H	R_2=COOH
大黄素	R_1=CH_3	R_2=OH
大黄酚	R_1=H	R_2=CH_3
大黄素甲醚	R_1=OCH_3	R_2=CH_3
芦荟大黄素	R_1=H	R_2=CH_2OH

三、结晶法和重结晶法

结晶法是利用混合物中各种成分在溶剂中溶解度的差别，使所需成分以结晶状态析出而与其他成分分离的一种方法，是分离纯化固体成分的重要方法之一。重结晶法是指将纯度低的结晶处理成纯度高的结晶的方法。二者操作角度的差别是起始物不同。

(一)操作步骤

包括：选择适宜的溶剂→制备饱和的结晶溶液→趁热滤过→静置冷却→抽滤得结晶→重结晶→干燥除去残留溶剂。

1. 选择适宜的溶剂 选择适宜的结晶溶剂是结晶法分离化合物成分最关键的因素。要求溶剂不与结晶物质发生化学反应；对结晶物质的溶解度随温度不同有显著差异，温度升高溶解度增大，温度降低溶解度降低；对可能存在的杂质，溶解度非常大或非常小(即冷热均溶或均不溶)，前者可使杂质留在母液中，后者可趁热滤过以除去；沸点适中，不宜过高或过低，过高不易除去；过低则易挥发损失，能析出较好的结晶。

单一溶剂有水、冰醋酸、甲醇、乙醇、丙醇、乙酸乙酯、氯仿等；若在上述溶剂中不易形成结晶的成分，可选用二氧六环、二甲基亚砜、乙腈、甲酰胺、二甲基甲酰胺等溶剂。

选择单一结晶溶剂的两种方法

可先查阅有关的文献资料，参考同类型化合物的性质及其所选的结晶溶剂；或遵循"相似相溶"规律，结合被提纯物的极性来选择。若无资料可查，也不清楚被提纯物的溶解性能，则只能通过小量摸索实验来决定。取约 0.1g 试样置小试管中，用滴管逐滴加入溶剂，若试样在 1ml 冷或温热溶剂中均能全部溶解，则此溶剂不适用；若加入溶剂已达到 4ml，试样尚不溶，则此溶剂也不适用；在 1~4ml 的沸腾溶剂中试样均能溶解，将试管冷却，若不能析晶，则此溶剂仍不适用，需改用其他溶剂。

若无适宜的单一溶剂，通常可选用两种或两种以上能以任意比例互溶，沸点一个高(对欲结晶物溶解度小)，一个低(对欲结晶物溶解度大)的溶剂组成的混合溶剂。一般常用的混合溶剂有乙醇–水、乙酸–水、丙酮–水、吡啶–水、乙醚–甲醇、乙醚–丙酮、乙醚–石油醚、苯–石油醚等。

2. 制备饱和的结晶溶液 将经过适当分离得到的较纯的混合物置锥形瓶(或圆底烧瓶)中，加入较需要量略少的适宜溶剂(若为有机溶剂则要接上冷凝管以防溶剂挥发及可燃溶剂着火或有毒溶剂污染环境毒害人体)，采用适当的加热方式至微沸，若未完全溶解，可分次逐渐加入溶剂，直至欲结晶物质刚好完全溶解，制成近饱和溶液(注意判断是否存在不溶性杂质，以免误加过多溶剂)。

3. 趁热滤过用热水保温漏斗 趁热滤过制备好的饱和结晶热溶液，除去不溶性杂质，若制备的是有机结晶热溶液，过滤操作不仅要迅速还要熄灭附近的火源，以免引起火灾。若热溶液含有色杂质，可加活性炭煮沸脱色后趁热滤过(图1-24)。

4. 静置冷却 将滤过的饱和溶液置于带有磨口瓶塞的锥形瓶中，先塞紧瓶塞，在自然状态下慢慢冷却，若久置后尚无结晶析出，可打开瓶塞，使溶剂自然挥发后析出结晶(慢慢降低温度，可获得纯度较高的结晶)；或放在冰箱中；也可用玻璃棒摩擦容器内壁或投入晶种以诱导结晶析出；或蒸发溶剂；某些化合物含量、纯度高却不易结晶时，可将其制备成易于结晶的衍生物。

5. 抽滤得结晶 采用减压抽滤(图1-25)的方式使结晶与溶液分离后，滤纸上的结晶表面通常还吸附有母液，需用少量溶剂洗涤。洗涤时，抽滤暂时停止，用玻璃棒或刮刀小心拨动晶体使其松动并润湿，静置片刻后再抽滤把溶剂滤出。母液适当浓缩，放置一段时间后又可析出一部分结晶。

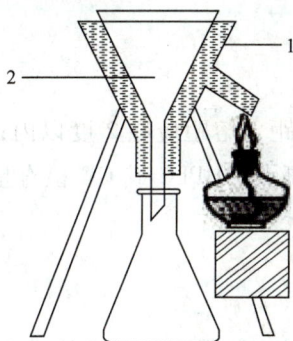

图1-24 保温漏斗

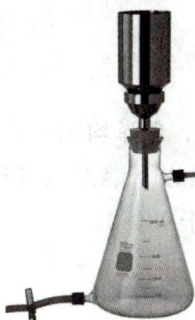

图1-25 减压抽滤装置

6. 重结晶 将上述操作所得粗结晶用适当溶剂溶解、滤过、放置析晶后，立即抽滤得第一批结晶，母液浓缩、放置、析晶后抽滤，可得第二批结晶，再浓缩母液，如此反复处理后得数批结晶，各部分结晶通过检查，相同物质可合并，最后再经多次重结晶以获得较纯的晶体。

7. 干燥除残留溶剂 用红外灯烘干或用真空恒温干燥器干燥，除去晶体表面吸附的少量溶剂。

(二)影响结晶的因素

选择合适的溶剂是结晶法的关键，此外还应注意其他影响结晶形成的因素，如杂质、溶液的浓度、结晶温度和时间等。

1. 纯度 杂质的存在会阻碍或延缓结晶的形成，可选用适当的溶剂或用活性炭吸附剂等方法除去杂质。

2. 被结晶物 分子小易结晶；分子大、含糖多，不易结晶。

3. 溶液浓度 溶液浓度大，结晶快，得到的结晶细碎，含杂质多；反之溶液浓度小，结晶慢，但晶形大、纯度高。

4. 结晶温度和时间 温度低、时间长，形成的结晶好。

5. 晶种 加入晶种或用玻璃棒摩擦器壁，可加快结晶析出的速率。

晶种

晶种即在结晶法中，通过加入不溶物，形成晶核，以加快或促进与之晶型或立体构型相同的对映异构体结晶的生成。晶种可以是需要结晶的化合物本身，也可以不是；可以与该化合物的晶体类型相同，也可以不同。如某些有机化合物结晶过程较慢，为加快结晶，在接近饱和时用玻璃棒刮容器的内壁，其实就是让玻璃壁上的碎屑充当晶种；再如水晶，内部常有些细砂，也是晶种。$CuSO_4$ 饱和溶液中加入晶种无水 $CuSO_4$，就会析出胆矾。取出该胆矾，从表面上取下一些晶体也可以做晶种。

(三)判断结晶纯度的方法

晶型均一，色泽均匀；有一定的熔点和较小的熔距，熔距应在 2 度以内；TLC 或 PC 分别用三种以上溶剂系统检识，有相同单一圆整斑点；HPLC 或 GC 检查呈现单峰（结晶纯度大于98%）。

四、膜分离法

是指以外界能量或化学位差为推动力，依靠膜的选择性透过作用进行物质的分离、纯化与浓缩的一种方法。

(一)分离原理

以天然或人工合成的高分子膜为分离介质，依靠膜的选择性透过作用，通过在膜两侧施加一个推动力（如浓度差、压力差或电压差等），使原料侧组分选择性地透过膜，以达到分离纯化的目的。

(二)膜的概念与特性

1. 膜的概念 是指在一种流体相内或在两种流体相之间有一层薄的凝聚相，它把流体相分割为互不相通的两部分，并能使这两部分之间通过膜产生传质作用。

2. 膜的特性 必须有两个界面，且这两个界面分别与两侧的流体相接触；膜传质具有高度的渗透选择性，在推动力作用下它可以使流体相中的某些物质透过膜，而另一些物质则被选择性地拦截；完全可透性或半透性；厚度在 0.5mm 以下；可以是固体膜、液体膜或气体膜，但通常以固体膜居多。

(三)操作技术

常用的膜分离操作技术主要包括反渗透、纳滤、超滤和微滤等四种。

只允许溶剂透过而不允许溶质透过的膜称为半透膜。纯溶剂自发地穿过半透膜向溶液(或从低浓度向高浓度)一侧流动的现象叫渗透。在外界压力推动下,使溶液中的溶剂透过膜向纯溶剂侧流动的现象叫反渗透。

纳滤、超滤、微滤和反渗透一样都是以压力为推动力的膜分离过程。膜的孔径由大到小的顺序依次为是微滤、超滤、纳滤、反渗透,而推动力与膜的孔径成反比。

一般来说,超滤是截留大分子溶质,允许小分子溶质和溶剂通过,从而将大分子与小分子物质分开;微滤是将胶体或更大的微粒同真溶液分开。纳滤(纳米级过滤的简称)是一种介于反渗透和超滤之间的膜分离过程,其截留分子量介于反渗透膜和超滤膜之间的物质。纳滤与反渗透过程极为相近,纳滤膜也几乎与反渗透膜相同。不同之处是纳滤过程操作压力低,反渗透过程操作压力较高,故纳滤也有"低压反渗透"之称。

纳滤、超滤、微滤和反渗透分离过程,见表1-3。

表1-3 纳滤、超滤、微滤和反渗透分离过程比较

膜分离法	分离原理	透过物	截留物	适用范围
微滤(MF)	筛分	溶剂、溶解物	悬浮的各种微粒	不溶性物质得以分离
超滤(UF)	筛分	溶剂、小分子溶质和离子	胶体及各类大分子(包括溶解的)溶质	分离蛋白质、多肽和多糖等大分子
纳滤(NF)	筛分	溶剂,相对分子量小于200的溶质	部分离子(如二价离子)及有机物	特别适合于相对分子量为200~2000的物质的分离
反渗透(RO)	溶剂的扩散	溶剂	悬浮物、大分子溶解物、胶体	从水溶液中去除无机盐及小分子物质

实际应用中多是几种膜分离技术的联用,如大豆低聚糖是从大豆乳清中分离得到的。Mat subara 等人研究发现,大豆乳清废水中含有一定量的低聚糖(分子量在数百至数千之间),他们用超滤分离去除大分子蛋白,用反渗透除去盐类,用纳滤精制分离得到大豆低聚糖。

(四)适用范围及特点

膜分离技术对无机物、有机物和生物制品等均可适用,应用范围广泛,尤其适用于对热过敏物质的分离(工作温度接近室温)。

高效,可以做到将相对分子量为几千甚至几百的物质进行分离;大多数膜分离过程都不发生相的变化,故无需加热、能耗低;纯物理过程,不需要外加任何物质;膜分离设备制作材质清洁、环保;膜分离装置简单、操作容易、维修费用低、易于自动化。缺点为膜面易污染,要定时清洗;耐压性、耐热性、耐溶剂能力有限,使用范围受到限制;分离效果有限,需与其他分离工艺联合使用。

透析法

透析法，也叫渗析法，属于膜分离法。渗析法是利用多孔膜两侧溶液的浓度差使小分子溶质从浓度高的一侧通过膜孔扩散到浓度低的一侧，使大、小分子得以分离的方法。此方法适用于分离和纯化分子量较大的天然药物化学成分，如皂苷、蛋白质、多肽、多糖等。其中大分子物质被截留在半透膜内，一些小分子物质通过半透膜进入膜外溶液中。

五、分馏法

在分馏柱内经过反复气化、冷凝、回流等步骤将沸点相近的混合物进行分离的方法称为分馏法。目前最精密的分馏设备能够使沸点相差仅1℃～2℃的混合物分开。

(一)分馏法的原理

将几种沸点相近而又可以完全互溶的液体混合物加热，当其总蒸气压等于外界压力时，就开始沸腾气化，蒸气进入分馏柱中被部分冷凝，冷凝液在下降途中与继续上升的蒸气接触，二者进行热交换，交换的结果是上升蒸气中高沸点组分被冷凝，低沸点组分仍呈蒸气上升，而冷凝液中低沸点组分受热气化，高沸点组分仍呈液态下降。最终使上升蒸气中低沸点组分增多，下降的冷凝液中高沸点组分增多。如此经过多次热交换，就相当于连续多次的普通蒸馏，以致低沸点组分的蒸气不断上升而被蒸馏出来，高沸点组分则不断流回蒸馏瓶中，只要分馏柱足够高，就可将沸点不同的组分完全彻底分开。

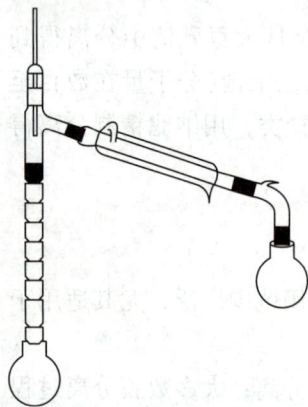

图1-26 简单分馏装置

(二)操作步骤

简单分馏操作步骤和蒸馏大致相同，装置图见1-26。将待分馏的混合物放入圆底烧瓶中，加入沸石。分馏柱的外围可用石棉布包住，这样可减少柱内热量的散发。选用合适的热浴进行加热，液体沸腾后要注意调节浴温，使蒸气慢慢升入分馏柱的同时还要使相当量的液体沿柱流回烧瓶中，既要选择合适的回流比，又要使上升的气流和下降的液体充分进行热交换。在有馏出液滴出后，调节浴温使得馏出液体的速度控制在2～3滴/秒，这样可以得到比较好的分馏效果，待低沸点组分蒸完后，再渐渐升高温度。

(三)适用范围

在天然药物化学成分研究中，挥发油和一些液体生物碱适用此法分离。

提取与分离注意事项

　　分离对光不稳定物质时要避光；不耐酸碱物质要在中性条件下分离；不耐热物质要在低温下进行分离；溶剂要采用分析纯试剂；采用纯度高，杂质少的吸附剂。

课堂互动

　　薄荷为唇形科植物薄荷的地上部分，主要有效成分为由单萜类（沸点50℃～200℃）及其含氧衍生物（沸点150℃～200℃）组成的挥发油——薄荷油。薄荷具有祛风、消炎、局部止痛等作用。

　　根据前面所学，请讨论如何提取和分离薄荷油？

小　　结

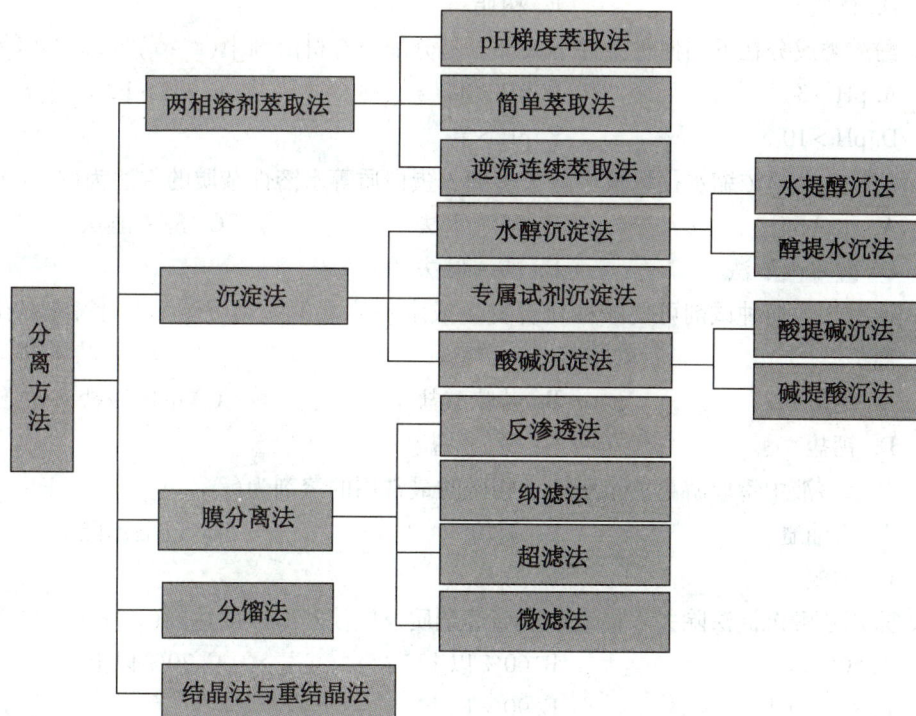

同 步 训 练

一、最佳选择题

1. 两相溶剂萃取法分离混合物中各组分的原理是（　　）
   A. 各组分的结构类型不同　　　　　B. 各组分的分配系数不同
   C. 各组分的化学性质不同　　　　　D. 两相溶剂的极性相差大
   E. 两相溶剂的极性差小

2. 从天然药物水煎液中萃取有效成分不能使用的溶剂是（　　）
   A. 丙酮　　　　　　　　B. 乙醚　　　　　　　　C. 氯仿
   D. 正丁醇　　　　　　　E. 乙酸乙酯

3. 天然药物的水提液中有效成分是亲水性物质，应选用的萃取溶剂是（　　）
   A. 丙酮　　　　　　　　B. 乙醇　　　　　　　　C. 正丁醇
   D. 氯仿　　　　　　　　E. 甲醇

4. 醇提水沉法可以除去（　　）
   A. 生物碱盐　　　　　　B. 树胶　　　　　　　　C. 苷
   D. 鞣质　　　　　　　　E. 树脂

5. 酚酸类成分在下列何种条件下大部分易分配于有机溶剂中（　　）
   A. pH＞3　　　　　　　B. pH＜3　　　　　　　C. pH＞12
   D. pH＞10　　　　　　　E. pH＞7

6. 从植物药材浓缩水提取液中除去多糖、蛋白质等水溶性杂质的方法为（　　）
   A. 水－醇法　　　　　　B. 醇－水法　　　　　　C. 醇－醚法
   D. 醇－丙酮法　　　　　E. 酸－碱法

7. 通过加入何种试剂可使酸性化合物生成水不溶性的盐类沉淀而与水溶性杂质分离（　　）
   A. 钠盐　　　　　　　　B. 苦味酸盐　　　　　　C. 雷氏铵盐
   D. 钙盐　　　　　　　　E. 磷钼酸盐

8. 从水溶液中萃取游离的亲脂性生物碱时最常用的溶剂为（　　）
   A. 石油醚　　　　　　　B. 氯仿　　　　　　　　C. 乙酸乙酯
   D. 丙酮　　　　　　　　E. 甲醇

9. 采用乙醇沉淀法除去水提液中多糖等杂质，应使乙醇浓度达到（　　）
   A. 50%以上　　　　　　B. 60%以上　　　　　　C. 70%以上
   D. 80%以上　　　　　　E. 90%以上

10. 萃取时破坏乳化层不能用的方法是（　　）
    A. 搅拌乳化层　　　　　B. 加入酸或碱　　　　　C. 热敷乳化层
    D. 将乳化层抽滤　　　　E. 分出乳化层，再用新溶剂萃取

11. 不会影响结晶形成的因素是（　　）

    A. 杂质的多少　　　　　　　B. 结晶的温度　　　　　　C. 结晶溶液的浓度

    D. 欲结晶成分含量的多少　　E. 欲结晶成分熔点的高低

12. 不符合结晶溶剂选择条件的是（　　）

    A. 结晶溶剂的沸点　　　　　　B. 对杂质冷热时溶解度均大或均小

    C. 结晶溶剂的相对密度　　　　D. 对欲结晶成分热时溶解度大，冷时溶解度小

    E. 不与欲结晶成分发生化学反应

13. 天然药物水提液中，有效成分是多糖，欲除去无机盐，采用（　　）

    A. 分馏法　　　　　　　　　B. 透析法　　　　　　　　C. 盐析法

    D. 蒸馏法　　　　　　　　　E. 结晶法

二、配伍选择题

    A. 分馏法　　　　　　　　　B. 酸碱沉淀法　　　　　　C. 盐析法

    D. 膜分离法　　　　　　　　E. 结晶法及重结晶法

14. 适合酸、碱或两性化合物分离精制的方法是（　　）

15. 利用有效成分在溶剂中因温度变化而溶解度发生改变进行分离的方法是（　　）

16. 在溶液中加入无机盐使有效成分析出的方法是（　　）

17. 经过反复气化、冷凝、回流等步骤将几种沸点相近的混合物进行分离的方法是（　　）

18. 以外界能量或化学位差为推动力，依靠膜的选择性透过作用进行物质的分离、纯化与浓缩的方法是（　　）

    A. 碱性物质　　　　　　　　B. 酸性物质　　　　　　　C. 各类成分

    D. 亲水性物质　　　　　　　E. 中性物质

19. 使酸水提取液 pH 值 > 10，在分液漏斗中用氯仿萃取，静置分层后，氯仿层中含有（　　）

20. 使酸水提取液 pH 值 > 10，在分液漏斗中用氯仿萃取，静置分层后，水层中含有（　　）

21. 某中药用有机溶剂提取，提取液经酸水和碱水萃取后，有机溶剂层含有（　　）

三、多项选择题

22. 天然药物化学成分主要分离方法主要是（　　）

    A. 两相溶剂萃取法　　　　　B. 水蒸气蒸馏法　　　　　C. 色谱法

    D. 结晶法　　　　　　　　　E. 沉淀法

23. 水提液中的有效成分是亲脂性的，选择的萃取溶剂应为（　　）

    A. 水　　　　　　　　　　　B. 乙醚　　　　　　　　　C. 乙醇

    D. 苯　　　　　　　　　　　E. 氯仿

24. 适用于用酸碱沉淀法分离的成分主要有（　　）

A. 酸性成分   B. 中性成分   C. 碱性成分

D. 内酯类成分   E. 挥发油

25. 可用乙醇沉淀法分离的成分有(　　)

A. 生物碱   B. 多糖类   C. 萜类

D. 蛋白质   E. 脂类

26. 结晶法选择溶剂的原则是(　　)

A. 沸点不能太高   B. 冷热溶解度差别大   C. 冷热溶解度差别小

D. 首选常见溶剂为水、乙醇、甲醇、丙酮   E. 可选混合溶剂

27. 结晶法精制固体成分时，要求(　　)

A. 溶剂对欲纯化的成分应热时溶解度大，冷时溶解度小

B. 溶剂对欲纯化的成分应热时溶解度小，冷时溶解度大

C. 溶剂对杂质应冷热都不溶

D. 溶剂对杂质应冷热都易溶

E. 饱和结晶热溶液，趁热过滤后母液要迅速降温

四、填空题

28. 利用天然药物中各组分在两相溶剂中____的不同，采用____达到分离。

29. 利用天然药物化学成分能与某些试剂____，或加入____后可降低某些成分在溶液中的____而自溶液中析出的特点，可采用____进行分离。

30. 常用的膜分离操作技术主要包括____、____、____、____等四种。

31. 将几种沸点相近的混合物进行分离的方法称为____。

32. 渗析法（也叫透析法）、电渗析法都属于____。

33. 一些酸性成分和具有内酯结构化合物适合于____分离。

34. 于水提取浓缩液中加入____的乙醇，可使多糖、蛋白质产生沉淀；于醇提取浓缩液中加入10倍量以上的水，可沉淀____，如树脂、叶绿素等。

五、简答题

35. 两相溶剂萃取法的分离依据是什么？怎样选择萃取溶剂？

36. 简述水提醇沉法和醇提水沉法在天然药物化学成分提取分离方面有何异同。

37. 简述碱提酸沉法和酸提碱沉法在天然药物化学成分提取分离方面有何异同。

第四节　色　谱　法

当一些结构相似、理化性质相近的化学成分或提取物中混有少量结构类似的杂质，应用传统的分离方法难以分离或无法除去时，色谱法能将它们很好地分离或除去。色谱法自20世纪初发明以来，经历了一个世纪的发展到今天已经成为分离、纯化和检识天然药物化学成分的重要方法之一，其具有分离效率高、分析速度快、检测灵敏度高、样

品用量少、日趋仪器化、自动化等特点，现已经广泛应用于各个领域。你知道目前都有哪些色谱方法？哪种色谱方法最实用、应用范围最广？哪种色谱方法最先进、分离效率最高？

知识要点

掌握吸附色谱法的分离原理及操作技术；熟悉分配色谱法、离子交换色谱法的分离原理及操作技术；了解凝胶色谱法、气相色谱法、高效液相色谱法的分离原理及操作技术。

色谱法根据两相状态的不同，可分为气相色谱和液相色谱。气相色谱中流动相为气体，固定相为固体(或液体)，则称为气 – 固色谱(GSC)或气 – 液色谱(GLC)。液相色谱中流动相为液体，固定相为固体(或液体)，则称为液 – 固色谱(LSC)或液 – 液色谱(LLC)。

经典液相色谱特点是固定相颗粒较大且不均匀，常压下输送流动相，柱效较低，分析周期长。而现代液相色谱即高效液相色谱法是固定相颗粒小且均匀，高压下输送流动相，柱效较高，分析周期短。

色谱法根据色谱分离原理的不同，可分为吸附色谱法、分配色谱法、凝胶色谱法、离子交换色谱法等。根据操作方式的不同，可分为薄层色谱法、柱色谱法、纸色谱法。

薄层色谱是色谱法中应用最广泛的一种操作方式，具有分离能力强，斑点集中；展开时间短，一般十至几十分钟；灵敏度高，几微克的物质即可被检出；显色方便，可直接喷洒腐蚀性(如浓硫酸等)显色剂；仪器简单，操作方便，普及率高；薄层板价廉，一块板可同时检测多个样品；色谱直观性强；分离过程受温度影响小等特点。它不仅可以用于纯物质的检识，也可用于混合物的分离、提纯及含量的测定。还可以通过薄层色谱来摸索和确定柱色谱的洗脱条件。薄层色谱有吸附薄层色谱和分配薄层色谱两种，以吸附薄层色谱最为常用。

柱色谱是色谱法中最早出现的操作方式，主要用于天然药物中各组分的分离。其具有分离试样量大的特点，可用于制备性分离。柱色谱有吸附柱色谱和分配柱色谱，以吸附柱色谱最为常用。

纸色谱主要用于定性、定量分析，也可用于微量物质的制备性分离。

一、吸附色谱法

是以吸附剂作为固定相，以溶剂作为流动相的液 – 固色谱法。吸附色谱法特别适用于中等分子量(即分子量小于 1000)的低挥发性天然药物化学成分的分离，尤其是脂溶性成分，一般不适用于蛋白质、多糖等高分子量或离子型化合物的分离。

(一)分离原理

利用吸附剂对样品中各成分吸附能力不同及展开剂对它们的解吸附能力的不同，使各成分达到分离目的。

色谱法要获得比较理想的分离效果关键是色谱条件的选择。色谱条件的选择主要是根据待分离样品组分的极性来确定吸附剂的类型、活度和流动相的极性。

(二)吸附剂(固定相)

1. 作用 是起吸附溶液中溶质的作用，吸附有物理吸附、化学吸附、半化学吸附。

物理吸附无选择性，吸附与解吸附是可逆的，速度快，是目前色谱分离中应用最广泛的一种吸附方法。遵循相似者易吸附规律，即极性吸附剂对极性大的溶质组分易吸附；流动相溶剂极性增强，则吸附剂对溶质组分的吸附能力减弱；溶质即使被极性较强的吸附剂吸附，一旦加入极性更强的流动相，也可被置换洗脱下来。非极性吸附剂对极性小的溶质易吸附；流动相极性降低，则非极性吸附剂对溶质的吸附能力也随之降低。物理吸附剂有极性吸附剂(常用的有硅胶、氧化铝)和非极性吸附剂(活性炭、纸浆、硅藻土等)。

半化学吸附(如氢键吸附)是介于物理吸附与化学吸附之间的一种吸附，有一定的选择性，吸附力较弱，吸附过程可逆。常用的半化学吸附剂是聚酰胺和大孔树脂。

化学吸附(如黄酮等酚酸性物质被碱性氧化铝吸附，生物碱被酸性硅胶吸附等)具有选择性，吸附牢固，有时甚至不可逆，故在吸附色谱分离时应尽量避免使用。化学吸附剂有离子交换树脂、碱性氧化铝、酸性硅胶等。

总之，吸附强度由吸附剂的吸附能力、被吸附成分和展开剂的性质三要素决定。

2. 选择原则 颗粒细致、大小均匀；不能与样品组分、溶解样品的溶剂、展开剂发生化学反应；更不能溶于样品的溶剂及展开剂中。

3. 常用吸附剂

(1)氧化铝 国产色谱用的氧化铝有碱性(pH9~10)、中性(pH6.5~7.5)、酸性(pH4~5)三种，以中性氧化铝使用最多。氧化铝是极性吸附剂，吸附力较强。碱性氧化铝，适用于生物碱等碱性成分和甾体、强心苷等中性成分的分离，对于生物碱的分离效果最为理想，但是碱性氧化铝不适宜分离醛、酮、酸、内酯等化合物。

中性氧化铝与酸性氧化铝

用水清除氧化铝中所包含的碱性杂质，直至其呈中性，称为中性氧化铝，适合于醛、酮、皂苷、萜等中性成分或苷类、酯、内酯等对酸或碱不稳定成分的分离。用稀硝酸或稀盐酸处理氧化铝，不仅可中和氧化铝中含有的碱性杂质，还可使氧化铝颗粒表面带有阴离子，从而具有离子交换剂的性质，适合于酸性成分的分离，这种氧化铝称为酸性氧化铝。

　　氧化铝的吸附能力与其自身的含水量有关。含水越多，吸附活性越小，吸附能力越弱。氧化铝根据其含水量多少将其活性划分为五级，见表1-4，I级吸附能力最强，V级吸附能力最弱。通过加热除去水分使吸附剂吸附能力增强的过程称为活化，反之，向吸附剂中加入定量水使吸附剂吸附能力降低的过程称为去活化。因此，通过活化或去活化可得到不同活度级别的氧化铝，通常在400℃左右加热6小时，即可得I~II级氧化铝。

表1-4　氧化铝、硅胶活度与含水量关系

活度等级	氧化铝 含水量(%)	硅胶 含水量(%)
I	0	0
II	3	5
III	6	15
IV	10	25
V	15	38

　　市售氧化铝有：氧化铝H、氧化铝G(加煅石膏)、氧化铝GF$_{254}$、氧化铝HF$_{254}$等不同型号。

　　(2)硅胶色谱　硅胶是一种多孔性物质，是中等极性的酸性吸附剂，吸附能力比氧化铝稍弱，其吸附能力与表面游离硅醇基及含水量有关。硅胶根据其含水量多少，也可将其活性划分为五级，见表1-4。含水量增加则硅胶表面的游离硅醇基数目减少，吸附其他化学成分的能力随之减弱。若其含水量达17%以上，则失去吸附能力，不能再作吸附剂，而只能作为分配色谱中的支持剂。若要恢复吸附能力，需将含水硅胶在100℃~110℃加热30分钟进行活化处理，活化温度不宜过高。

　　硅胶具有吸附容量大，机械强度好，分离范围广的特点，天然药物中的各类成分无论是亲脂性成分还是亲水性成分都可用硅胶分离，但碱性成分一般不宜采用。

　　市售硅胶有：硅胶F$_{254}$或硅胶F$_{365}$(于吸附剂中加入能在254nm或365nm波长产生荧光的物质)、硅胶G、硅胶H(不含黏合剂，也无荧光物质)、硅胶S(含淀粉)。

(三)溶剂(流动相)、被分离成分的极性

　　色谱分离三要素(吸附剂、溶剂、被分离成分)中，被分离成分的极性这一要素是至关重要的，它决定了另外两个要素的选择。吸附色谱法中的溶剂是由一种或几种溶剂按一定的比例混合而成的溶剂系统，是流动相，有解吸附作用。在薄层色谱或纸色谱中流动相又称展开剂，在柱色谱中又称洗脱剂。一般应根据被分离化学成分的极性和吸附剂的吸附能力来选择。若分离极性强的化学成分，宜选吸附能力弱的吸附剂，选择极性强的溶剂系统作为流动相。但溶剂系统的极性应比被分离化学成分极性小一些，否则被分离化学成分不易被吸附剂吸附，达不到将被分离化学成分逐一分离的目的；分离极

性弱的化学成分，宜选择吸附能力强的吸附剂，选择弱极性溶剂系统作为流动相；分离中等极性成分，吸附剂和流动相都宜选择中间条件进行分离。三要素之间的关系见表1-5。

表1-5 被分离成分、吸附剂及流动相三者之间的关系

被分离组分极性	展开剂极性	吸附剂活性
大	大	弱
小	小	强

若分离某些酸性成分或碱性成分，可在所选溶剂中加入少量的酸(如醋酸、甲酸等)或碱(如氨水、二乙胺等)，也可将一小杯挥发性酸或碱置于展开缸内，以提高分离效果。

总之，为了找到合适的色谱条件，更为了能获得比较理想的分离效果，我们要全面、综合地考虑吸附剂、溶剂、被分离成分三者之间既相互依赖又相互制约的关系。

(四)操作技术

根据操作方式的不同，吸附色谱法有吸附薄层色谱法和吸附柱色谱法两种。吸附薄层色谱法常用的吸附剂有氧化铝、硅胶和聚酰胺。其中使用最多的是氧化铝和硅胶，现以硅胶为例来介绍。

1. 吸附薄层色谱法 是将吸附剂均匀地涂铺在一块表面光洁的载板(玻璃片、金属箔或塑料片)上，形成1~2mm薄层，把欲分离的样品点在薄层上，然后用适宜的溶剂展开，使混合物得以分离和检识的方法。

(1)原理 将待分离或检识的样品溶液点在载板的薄层(吸附剂)一端，在密闭的容器中用适宜的溶剂(展开剂)展开，由于吸附剂对样品中不同组分的吸附能力不同，对极性大的组分吸附能力强，对极性小的组分吸附能力弱。因此当溶剂经过时，不同组分在吸附剂和溶剂之间发生连续不断的吸附、解吸附、再吸附、再解吸附。易被吸附的组分(即极性大)相对移动速率较慢，在薄层上移动的距离较小；较难被吸附的组分(即极性小)相对移动速率较快，在薄层上移动的距离较大。经过一段时间的展开，待分离或检识的样品中不同组分就被彼此分开，最后形成互相分离的斑点。

(2)操作步骤 由五步骤构成，制板→点样→展开→检测→计算 R_f 值。

①制板 薄层板有软板和硬板两种，软板现已很少使用，但硬板的应用却非常广泛。硬板制备时，先往一个非常洁净的研钵中加入吸附剂和黏合剂(如0.8%羧甲基纤维素钠水溶液)，调成稠度适中的均匀糊状物，并用钵锤沿着同一方向进行研磨直至没有气泡，用倾注法、平铺法或机械涂铺法，在载板上涂铺厚度为0.4~1mm(此厚度板供检识用)或1~2mm(此厚度板供制备用，适用于微量混合物的分离)，放置水平台面，自然晾干后，将硅胶板在100℃~110℃下活化30~60min，冷后贮存于干燥器内备用。目前市场上有由工厂生产出来的预制板。预制板使用方便，涂布均匀，薄层光滑，牢固结实，分离效果及重现性好。

合格的薄层板应具备的条件

合格的薄层色谱板要求薄层厚度适中、厚度均匀、表面平整、光滑、无气泡、无麻点、无破损、无污染、活化后无开裂。厚薄不均会导致展开剂上升速率不一，厚处展开剂上升速率慢，薄处展开剂上升速率快，有时候甚至会使样点路径偏移，严重影响样品的展开效果。

②点样 一般选择与展开剂极性相近但比试样极性稍小一些的溶剂或易挥发的溶剂（除水、甲醇外）来溶解试样，得样品液。根据使用的器具不同，点样可分为手动点样和自动点样。手动点样，主要使用的器具有微升毛细管、微量注射器或手动点样仪等。自动点样采用半自动点样仪或全自动点样仪，按预设程序自动点样。

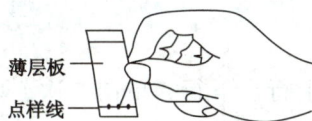

图1-27 手动点样

图1-28 全自动点样仪

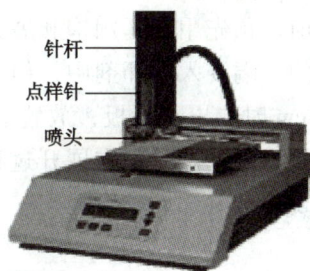

图1-29 点样环形色谱效应

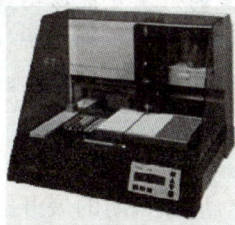

图1-30 半自动点样仪

手动点样步骤：取出已经活化的薄层板，在距离薄层板下端1.5~2.0cm处用铅笔尖轻轻划一条基线（有颜色的样品液不划基线可目测），根据薄层板的宽窄、待检识或分离的试样及对照品的数目，决定在基线上做几个点样标记，然后采用微升毛细管或用手动点样仪蘸取样品液，小心点在标记上，样品液可重复点加数次。

点样量确定的经验做法

先在PC或TLC点不同量的样品，并展开，显色后观察斑点的深浅以及分离情况，以此确定最佳点样量。如果斑点颜色太深，表明点样量过大，需要减少点样量，反之，亦然。

操作要点：薄层板画线时只能使用铅笔，不能使用其他笔；画线、点样，不能用手接触薄层板前沿线以下的任何部位以免污染薄层板；每个样品点完后，样点直径应小于2～3mm，必须在前一滴样品干后再点下一滴；点样量大时可以选择细带状点样；点加多个样点时，每点一个样点都需要更新毛细管，多个样点间隔为2cm且处于同一条直线上；除对热不稳定的样点外，可用红外灯或吹风机对样点加热，除去样点上残留的溶剂，以免对下一步展开造成不良影响，但温度不宜过高；点样时动作要轻以防点样毛细管损伤薄层表面。

边缘效应

薄层展开后，位于薄层板边缘的样品斑点比处于中间的斑点大的现象。边缘效应会使斑点扩散变形，从而影响样品定性结果的判断。薄层扫描定量时，斑点的形状直接影响到扫描后的峰高和峰宽，从而影响定量结果的准确性。减少边缘效应有效方法是用展开剂预先饱和色谱缸和点好样的薄层板，然后再展开。或在展开缸内壁贴上浸湿展开剂的滤纸条。

③展开　应在密闭的展开缸内进行。展开方式有上行、下行、单向二次、单向多次展开(适宜极性相差较大的组分)、径向展开、双向展开(适宜复杂体系中极性相差较小的组分)、水平展开(见图1-31)等。目前多采用上行展开(见图1-32)。上行法展开前，预先用展开剂饱和展开缸和点好样的薄层板(15～30min)，再将薄层板点有样液的一端浸入展开剂中，但勿使展开剂浸泡样点，待展开剂上行到距离薄层板顶端1～2cm时取出薄层板，放置通风处使展开剂自然挥干，或用红外线、吹风机吹干或干燥箱烘干。注意：在展开过程中要恒温恒湿，否则会改变R_f值和影响分离效果，降低重现性。

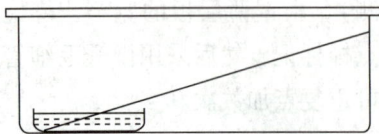

图1-31　近水平展开示意图　　　　图1-32　上行单向展开示意图

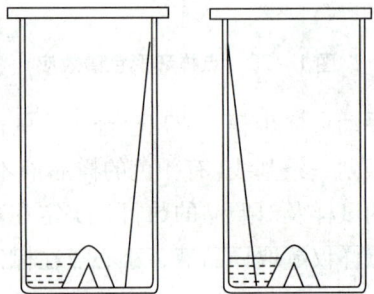

展开剂的选择应满足如下要求：对被测组分有良好的溶解性(相似相溶原理)；斑点圆整不拖尾；R_f值最好在0.3～0.5，组分较多者最好在0.25～0.75；展开剂不能和被测组分发生反应；沸点适中，黏度较小。

展开剂可选用单一溶剂或混合溶剂。先用单一溶剂展开，若R_f值太小，则加入一定量极性强的溶剂，如乙醇、丙酮等，如果 R_f 值太大，则加入适量极性弱的溶剂（如环己烷、石油醚等），以降低极性。针对被分离组分的性质，有时还需加入一定比例的酸或碱，使斑点集中。为了提高分离效果，一般用二元甚至五元展开系统。

混合展开剂

　　混合展开剂中极性较强的溶剂（要低于分离组分的极性，否则将使被分离物质的 R_f 值太大或甚至跟随溶剂向前缘移动）起溶解和分离组分的作用，使组分在薄层上迁移；极性较弱的溶剂起降低展开剂的极性，调整改善分离组分的 R_f 值的作用；中等极性的溶剂往往可以使极性相差较大的溶剂混合均匀；加入少量酸、碱可以使某些极性物质斑点集中，提高分离度。

　　混合展开剂黏度较大时，需要加入一种溶剂以降低其黏度，加快展开速度。例如：环己烷－丙酮－二乙胺－水（10∶5∶2∶5）展开剂中，水的极性最强，使组分在薄层上迁移；环己烷极性弱，可以降低展开剂的极性，调整改善分离组分的 R_f 值，丙酮可降低展开剂黏度，二乙胺控制了展开剂的 pH 值，使分离后的斑点不致拖尾，分离清晰。

　　④检测　有色化合物在日光下可直接通过颜色斑点定位检测，无色化合物需先在254nm 或 365nm 波长下用紫外灯（图 1-33）照射，以确定是否有荧光斑或暗斑，若没有斑点或斑点不清晰，再通过显色剂定位，即采用喷雾法（图 1-34），将显色剂直接喷洒在薄层板上，可立即显色或稍加热后显色。

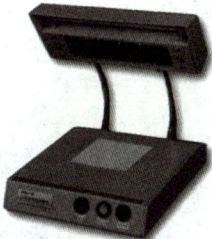

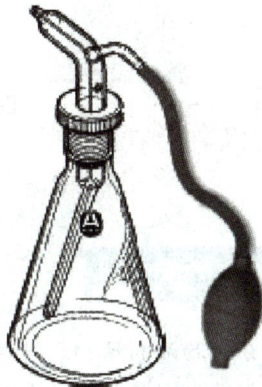

图 1-33　紫外灯　　　　　　　　图 1-34　显色剂手动雾化器

　　④显色剂　若待分离或检识的化学成分未知，可用通用显色剂碘或硫酸乙醇等显色。喷碘蒸气后，很多有机化合物会吸附碘，在浅黄色背景上，会可逆地产生棕色到黄

色斑点，不少化合物的检测灵敏度可达 0.5～1μg；10％硫酸乙醇液喷雾后，于 105℃加热 10～15min，日光或紫外光下观察，大多数有机物呈红色、棕色和紫色等斑点；喷高锰酸钾–硫酸液，结果为粉背景色上产生白色斑点。

若待分离或检识的化学成分为已知，可选用该成分的专属显色剂来显色。

如何提高薄层色谱检识结果的准确性

①选择试样中所含有效成分或特征成分的标准品制成对照液；②对试样液进行预处理，除去干扰杂质，制成供试液；③点样量一般控制在 10μl 以下，对照液与供试液间隔交叉点样，点样体积一致，斑点大小相似；④准确配制展开剂；⑤展开过程中要控制好温度、板的相对湿度，色谱缸及薄层板的饱和时间、展开方式等实验条件。

⑤计算 R_f 值　试样经色谱分离并显色后，样品中各个成分得到不同程度的分离，为了表达各成分之间的分离情况，通常以比移值 R_f（图 1－35）来表示。R_f 与极性成反比，样品中极性大的成分，R_f 小；样品中极性小的成分，R_f 大。

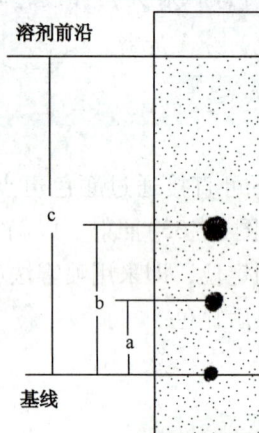

图 1－35　R_f 值测量示意图

$$R_f = \frac{色谱斑点中心至基线的距离}{溶剂前沿至基线的距离}$$

影响比移值的因素

被分离物质的结构和性质；薄层板的性质；展开剂的极性；温度和湿度；展开槽内展开剂蒸气的饱和程度。

(3) 适用范围　主要适用于中等分子量（即分子量小于 1000）的低挥发性、脂溶性成分的检识、分离和定量测定。

　　用于检识时，供试品和对照品最好在同一薄层板、用数种溶剂展开后，供试品和对照品的 R_f 值、斑点形状、颜色都完全相同，则可初步下结论是同一化合物，见图 1-36。定量测定方法有洗脱后测定法(薄层分离后，取下斑点进行洗脱、离心，对上清液进行测定)、薄层扫描法(用薄层扫描仪扫描斑点，测定其对光的吸收度，根据吸收度与待测物浓度或量成正比关系来确定供试品含量)，见图 1-37。

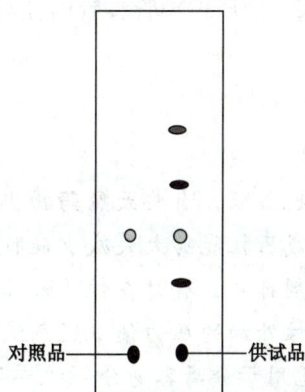

图 1-36　定性检识示意图

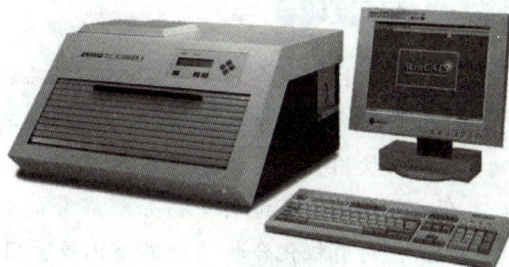

图 1-37　薄层扫描仪

　　2. 吸附柱色谱法　是将吸附剂(固定相)装入大小适宜的色谱柱中，使样品随洗脱剂(流动相)沿一个方向移动而达到分离的方法。吸附柱色谱法常用的吸附剂为氧化铝、硅胶、聚酰胺、大孔吸附树脂等，因此，吸附柱色谱又分为硅胶柱色谱、氧化铝柱色谱、聚酰胺柱色谱、大孔吸附柱色谱等。

　　吸附柱色谱通常在色谱柱中填入表面积很大、经过活化的多孔性或粉状固体吸附剂。当待分离的样品溶液流过吸附柱时，各种成分同时被柱中的吸附剂吸附，随后用溶剂洗脱，被吸附在吸附剂上的各成分又被洗脱剂解吸附下来，洗脱溶剂带着被解吸附的成分自上而下移动时，又被新的吸附剂吸附，随后又被流下的溶剂解吸附，如此反复，其中极性强的成分被吸附得牢固，移动速率慢，在固定相中滞留时间长，后流出色谱柱，反之，极性弱的成分则先流出色谱柱，见图 1-38。

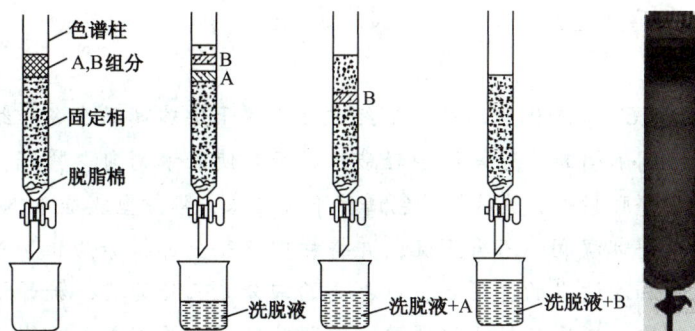

图 1-38　常压柱色谱装置及分离过程示意图

　　操作步骤　包括八个步骤即柱及吸附剂的选择→装柱→加样→洗脱→收集→检测→合并→再生。

(1)硅胶(或氧化铝)柱色谱

①柱及吸附剂的选择　吸附剂用前应过筛处理，使粒度均匀，常以100目左右大小为宜，难以分离的样品可采用200～300目。颗粒太粗，溶液流出太快，分离效果不好；颗粒太细，表面积大，吸附能力高，溶液流速太慢。吸附剂用量一般为样品量的30～60倍，样品极性小、难以分离者，吸附剂用量可适当提高至样品量的100～200倍或适当延长柱长。色谱柱要求内径均匀，下端缩口或具活塞的硬质玻璃管，管内径与柱长之比在1：10～1：20之间。

柱的性能简介

常压柱是效率最高的，但是产品收集的时间也最长，有些天然药物化学成分的分离，一个柱子有的甚至要收集几个月。减压柱能够大大减少硅胶吸附剂的使用量，可节省一半甚至更多，但易使溶剂挥发，有时在柱子外面还有水气凝结，不适用于易分解成分的分离。加压柱外加的压力使洗脱剂流速加快，对有机化合物的分离是比较适用的，尤其适用于分离容易分解的样品。但压力不可过大，否则溶剂流速过快就会降低分离效果。

②装柱　在色谱柱底部铺一层玻璃棉或脱脂棉，轻轻塞紧，再在玻璃棉上盖一层厚约0.5cm的石英砂(或用一张比柱直径略小的滤纸代替)，有助于分离时色层边缘整齐。然后按湿法或干法将吸附剂装入管内。

湿法装柱　先将洗脱剂装入管内，约为柱高的四分之三，然后将吸附剂与洗脱剂混合均匀，调成糊状，缓缓倾入色谱柱中，并打开下端活塞，控制流出速度为1滴/秒。用木棒或套有橡皮管的玻璃棒轻轻敲击柱身，使装填紧密，并排除气泡，当装入量约为柱的四分之三时，再在上面加一层0.5cm的石英砂或滤纸或玻璃棉或脱脂棉，以保证吸附剂上端顶部平整，不受流入的洗脱剂干扰，如果吸附剂顶端不平，易产生不规则的色带。湿法装柱效果较好，是目前经常使用的方法。

干法装柱

选用80～160目活化后的吸附剂经过柱上端干燥玻璃漏斗成一细流慢慢装入柱中，中间不间断，边装边轻轻敲打柱身，使装填均匀、紧密，并在吸附剂上面加少许脱脂棉。然后打开色谱柱下端活塞，沿管壁缓缓加入洗脱剂，待柱内吸附剂全部湿润，不再下沉，并将柱中空气全部排净为止。另外，也可在色谱柱内加入适当的洗脱剂，以柱高的四分之三处为宜，旋开活塞，使洗脱剂缓缓滴出，然后自柱顶端通过一粗颈玻璃漏斗缓缓加入吸附剂，并轻轻敲击柱身，使其均匀地湿润下沉，在柱内形成松紧适度的吸附层。此法较简便。

湿法是将洗脱剂装入管内，约为柱高的四分之三，然后将吸附剂与洗脱剂混合均匀，调成糊状，缓缓倾入色谱柱中，并打开下端活塞，控制流出速度为1滴/秒。用木棒或套有橡皮管的玻璃棒轻轻敲击柱身，使装填紧密，并排除气泡，当装入量约为柱身四分之三量时，再于上面加一层0.5cm的石英砂或滤纸或玻璃棉或脱脂棉，以保证吸附剂上端顶部平整，不受流入的洗脱剂干扰，如果吸附剂顶端不平，则易产生不规则的色带。湿法装柱效果较好，是目前经常使用的方法。

③加样　有干、湿两种方法，不易溶解于初始洗脱溶剂的试样，可选择干法加样。湿法加样比较省事，相对用得较多。

A. 干法加样　先将试样溶于易溶、易挥发溶剂中，用少量吸附剂拌匀，采用加温或挥干方式除去溶剂，待干燥后试样呈松散状，再将其平铺于已装好的吸附剂上面，然后加入洗脱剂。

B. 湿法加样　先将色谱柱中洗脱剂放至与吸附剂面相齐，关闭活塞，用少量初始洗脱溶剂使试样溶解(也可以用二氯甲烷、乙酸乙酯等，但溶剂越少越好)，沿色谱管壁缓缓加入样品溶液，应注意勿使吸附剂翻起，待样品溶液完全转移至色谱管吸附剂中后，打开下端活塞，使样品液液面与吸附剂面相齐，然后加入洗脱剂。

④洗脱　常选用梯度洗脱剂(仅适用于极性吸附剂)、混合溶剂系统洗脱也可用经TLC筛选，使组分 R_f 值达到0.2~0.3的溶剂系统作为最佳洗脱剂进行洗脱。

先选择极性较小的洗脱剂，以便被分离的成分容易被吸附，然后逐渐增大洗脱剂的极性(勿使梯度太大)，使吸附在色谱柱上的各成分逐一被洗脱。其中每份洗脱剂的体积随所用吸附剂的量及试样的分离情况而定。

实际工作中多用混合溶剂，并通过调节混合溶剂之间的比例以改变极性，达到梯度洗脱分离组分的目的。吸附柱色谱常用的混合洗脱溶剂极性由小到大的是：

己烷－苯＜苯－乙醚＜苯－乙酸乙酯＜氯仿－乙醚＜氯仿－乙酸乙酯＜氯仿－甲醇＜丙酮－水＜甲醇－水。

⑤收集　试样如有色，按色带收集流出液，用不同的洗脱剂将色带一一洗脱下来，并分别收集。

试样如无色，收集流出液时，多按等份收集(亦可用自动收集器)，收集的每份洗脱剂的体积越少，分离效果越好，通常情况下是每份收集柱留体积的1/20~1/10。也可按变换洗脱剂收集。

⑥检测　采用薄层色谱法的操作方式，将收集液浓缩→点样→展开(用洗脱剂)→显色。

⑦合并　根据上面薄层检测的结果，可以将具有相同 R_f 值的部分进行合并，然后利用旋转蒸发仪对合并部分进行旋转蒸发浓缩，最后得到我们需要的目标产物。

操作要点：色谱柱要洁净、干燥；柱下的活塞不要涂润滑剂，否则易被洗脱剂带到产品中；装柱要紧密、均匀，无裂缝，无气泡；柱中吸附剂上、下面最好加入石英砂；应尽量选用极性小的溶剂装柱和溶解样品，以便样品在柱上形成狭窄的原始谱带；最好用移液管或滴管将待分离样品液转移至柱中；可以每次倒入10ml洗脱剂进行洗脱；洗脱速度一般为每分钟流出大约柱留体积的 1/200；对于梯度洗脱需注意标记不同溶剂的分界管号；洗脱剂要连续不断地加入柱内，并使柱中洗脱剂液面始终保持不低于石英砂面，在整个操作中勿使吸附剂表面的溶液流干，一旦流干，再加溶剂，易使色谱柱产生气泡和裂缝，影响分离效果；只有流出液中所需成分不再含有或显著减少才可更换洗脱剂的品种或比例；一条色带与另一条色带洗脱液的接收不要交叉进行；收集容器的大小要以样品量而定，特别是小量样品，如果用较大容器，可能会收集到多个组分，如果都用过小容器，工作量又大。

适用范围　主要适用于中等分子量(即分子量小于 1000)的低挥发性、脂溶性成分的分离，一般不适用于蛋白质、多糖等高分子量或离子型化合物的分离。

表 1-6　吸附柱色谱及吸附薄层色谱性能指标比较

性能指标	柱色谱	薄层色谱
固定相粒度	80~160 目	<250 目
流动相用量	大	小
展开	不间断	一次
样品移动速率	恒定	各处不同
分析的样品	每次一个	每次多个
色谱行为描述	出柱顺序	R_f 大小
作用	分离和精制较大量的样品 (几克到几十克)	定性分析、少量(mg 级)制备
分离能力	较强	强
能检测的组分	并非所有	所有
分析时间	定距洗脱，时间不可控 (几小时至几天)	甚至更长时间定时展开， 时间可控(十至几十分钟)
检测	洗脱剂用其他方法检测	UV 灯照射或显色

(2)聚酰胺柱色谱法　是以聚酰胺为固定相的液－固色谱法。聚酰胺是由酰胺聚合而成的一类高分子化合物。聚酰胺分子中既有非极性的脂肪链，又有极性的酰胺基团。商品名又称为锦纶、尼龙。色谱分离常用聚己内酰胺(锦纶 6)和聚己二酰己二胺(锦纶 66)。

聚酰胺不溶于水、甲醇、乙醇、乙醚、氯仿及丙酮等有机溶剂，对碱较稳定，对酸尤其是无机酸稳定性较差，可溶于浓盐酸、冰醋酸及甲酸。

分离原理：聚酰胺对样品组分的分离有两种理论："双重色谱"和氢键吸附(糖一般不参与吸附)理论。当用有机溶剂(如三氯甲烷－甲醇)洗脱时，聚酰胺作为极性固定

相，其色谱行为类似正相分配色谱，因游离苷元的极性比苷小，所以游离苷元比苷容易
洗脱；当用极性流动相(如含水溶剂系统)洗脱时，聚酰胺作为非极性固定相，其色谱
行为类似反相分配色谱，因苷的极性比苷元大，所以苷比游离苷元容易洗脱，洗脱依先
后顺序依次是：三糖苷、双糖苷、单糖苷、苷元。

聚酰胺分子内存在着很多酰胺基，可通过分子中酰胺键上的羰基与酚类、黄酮类化
合物的酚羟基，或酰胺键上游离的胺基与醌类、脂肪酸上的羰基形成氢键缔合而产生半
化学吸附(吸附力较弱)。由于聚酰胺与这些化合物形成氢键的能力不同，吸附力也就
不同，一般存在下列规律：

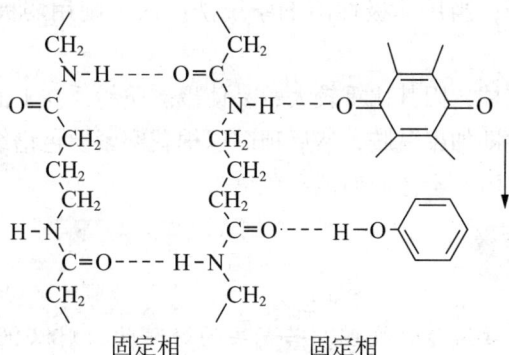

固定相 固定相

当苷元母核上形成氢键的基团数目越多，则被聚酰胺吸附得越强，如

当分子中羟基数目相同时，羟基位置对吸附也有影响，一般聚酰胺对处于间位或对
位的羟基吸附能力大于邻位羟基，如：

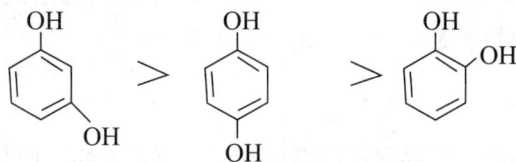

分子中芳香化程度越高或共轭双键越多，则聚酰胺对其吸附能力越强，如：

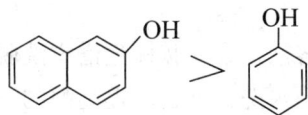

易形成分子内氢键的化合物，聚酰胺对其吸附能力减弱，如：

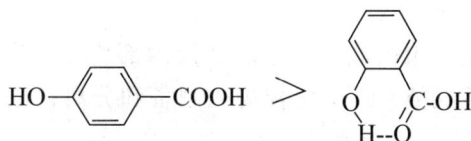

聚酰胺通过氢键对天然药物化学成分吸附能力的强弱不仅与化学成分的结构有关，与溶剂的种类也有关。

聚酰胺与各类化合物在水中形成氢键的能力最强，在有机溶剂中较弱，在碱性溶剂中最弱。因此，不同溶剂在聚酰胺柱色谱中作为洗脱剂，洗脱能力由大到小的顺序是：尿素水溶液＞甲酰胺或二甲基甲酰胺＞稀氢氧化钠溶液或稀氨水溶液＞丙酮＞甲醇或乙醇＞水。

与硅胶(或氧化铝)柱色谱类似。

①装柱　常用湿法装柱。一般将颗粒状聚酰胺混悬于水中，使其充分膨胀，然后装柱，让聚酰胺自由沉降；当用非极性溶剂系统洗脱时，则用弱极性的溶剂使其膨胀再装柱。

注意：若以氯仿装柱，因其比重较大，易使聚酰胺粉浮在上面，因此装柱时应将柱底的氯仿层放出，并立即加聚酰胺，然后顶端以棉花塞紧。色谱结束时，应将顶端多余氯仿液放出，否则，聚酰胺会浮起而搅乱色谱带。

聚酰胺的预处理

聚酰胺装柱前要进行预处理。若新买的聚酰胺，则以90%～95%乙醇浸泡，不断搅拌，除去气泡后装入柱中，并用90%～95%乙醇洗脱，洗至洗脱液透明并在蒸干后无残渣(或极少残渣)。再依次用2～2.5倍体积5% NaOH水溶液、1倍体积的蒸馏水、2～2.5倍体积的10%醋酸水溶液洗脱，最后用蒸馏水洗脱至pH值中性，备用。用过的聚酰胺，一般用5% NaOH水溶液洗脱，洗至NaOH水溶液颜色极淡为止。吸附大量鞣质的聚酰胺，可用5% NaOH在柱中浸泡，每天将柱中的NaOH水溶液放出一次，并加入新的5% NaOH水溶液，这样浸泡一周后，鞣质可基本被洗脱。然后用蒸馏水洗脱至pH8～9，再用2倍量的10%醋酸水溶液洗脱，最后蒸馏水洗脱至pH值中性，重复使用。有文献报道聚酰胺可反复使用上千次。

②加样　若用水装柱，样品尽可能做成水溶液直接上样，使其充分被吸附；若为非水溶性样品，则用挥发性有机溶剂溶解，拌适量聚酰胺，挥干或减压蒸干溶剂，干法将样品装入柱顶。

③洗脱及收集　根据不同溶剂在聚酰胺柱色谱中洗脱能力的不同，选用洗脱能力由弱到强的溶剂依次洗脱。常先用水洗，再逐步提高醇的浓度(10%、30%、50%、70%、95%)。若仍有物质未洗脱下来，可采用3.5%氨水洗脱。洗脱剂的更换及收集方法同硅胶或氧化铝柱色谱。

适用范围及特点：由于聚酰胺在分子表面及内部均能产生氢键吸附，故吸附容量大，特别适合于酚类、黄酮类、醌类化合物的制备和分离，也常用于提取物的脱鞣质处理。

（3）大孔吸附柱色谱　　是以大孔吸附树脂为固定相，利用其对不同成分的选择性吸附和筛选作用，以水或有机溶剂为流动相，借以分离、提纯某种或某类有机化合物的液－固色谱法。

大孔吸附树脂是具有大孔结构的固体高分子物质，一般为白色球形的颗粒，粒度多为 20 ~ 60 目。大孔吸附树脂不溶于酸、碱及有机溶剂，对有机物选择性好，不受无机盐等离子和低分子化合物的影响。

①分离原理　　是一种表面吸附，吸附性能与范德华引力或氢键有关，属于半化学吸附，同时由于大孔吸附树脂的多孔结构使其对分子大小不同的物质具有筛选作用。通过上述吸附和筛选，被分离组分根据吸附力和分子量大小的不同，在大孔吸附树脂上经洗脱剂的洗脱而达到分离、纯化、除杂、浓缩等不同目的。

②影响吸附的因素　　一般非极性化合物在水中易被非极性树脂吸附，极性树脂易在水中吸附极性物质；分子量大、极性小的化合物与非极性树脂吸附作用强，易形成氢键的化合物易被吸附；酸性或酸性物质一般在酸性或酸性溶液中被吸附，在碱性或碱性溶液中解吸附；低温不利于大孔树脂的吸附；对非极性大孔吸附树脂来说，洗脱液极性越小，洗脱能力越强，对于中等极性的大孔树脂和极性较大的化合物来说，选用极性较大的溶剂为宜。

③色谱行为　　具有反相的性质，被分离物质的极性越大，其 R_f 值越大。

④适用范围及特点　　适用于苷与糖类的分离，生物碱的精制，多糖、黄酮、三萜类化合物的分离。

大孔吸附色谱法具有工艺操作简便、吸附容量大、机械强度高、再生容易、成本低、设备较简单等特点。但也存在安全问题，如有机溶剂在生产过程中被带入分离的产品中会影响人体健康。

二、分配色谱法

是以液体作固定相，与其不相互溶（或很少混溶）的溶剂作流动相的液－液色谱法。分配色谱法尤其适用于离子型等极性较大组分的分离。液体固定相是溶剂（也称固定液）被涂渍在支持剂上而成的。支持剂（又称担体或载体）仅起负载一定量固定相的作用，它必须是惰性材料，本身无吸附作用，不溶于两相，也不与两相、被分离成分起任何化学反应，有较大的表面积，机械强度好，流动相自由通过时不改变其组成。常用的支持剂有硅胶、硅藻土、纤维素粉和滤纸。

（一）分离原理

利用被分离组分在固定相和流动相之间的分配系数不同，当流动相流经固定相时，各组分即在两相间不断地进行分配，易溶于流动相的组分，在流动相中分配得多，随流动相移动的速率越快；易溶于固定相的组分，在固定相中分配得多，随流动相移动的速度越慢。经过一段时间，随流动相的移动，各成分得以分离。

（二）分类

分配色谱根据固定相和流动相极性大小的不同可分为正相分配色谱和反相分配色谱，见表1-7。

（三）溶剂系统

常用纸色谱来筛选合适的溶剂系统。在分配色谱法中，流动相事先要用固定相饱和，否则在展开过程中，流动相流过支持剂时会带走一部分或全部固定相，破坏两相溶剂系统，严重影响分离效果。

表1-7　正相分配色谱和反相分配色谱

类型	固定相	流动相	适用范围	色谱行为	支持剂	流动相极性增大
正相分配色谱	极性大的溶剂，如水、不同pH值溶液、缓冲溶液及亲水性有机溶剂	极性小的有机溶剂，如氯仿、乙醚、丁醇等	常用于分离极性较大的成分，如生物碱盐、糖类、苷类等	极性较小的成分，随流动相迁移速度较快，R_f值较大或先出柱	硅胶、滤纸、硅藻土、纤维素粉	柱中保留时间变小
反相分配色谱	极性小的溶剂，如氯仿、乙醚等亲脂性有机溶剂	极性较大的溶剂，如水、甲醇、乙醇、乙腈等	常用于分离极性小的脂溶性成分，如油脂等	极性较大的成分，随流动相迁移速度较快，R_f值较大或先出柱	硅胶（键合上长度不同的烷基）	柱中保留时间变大

（四）操作技术

分配色谱法按操作方式分为分配薄层色谱、分配柱色谱、纸色谱等。

1. 分配薄层色谱　装置及操作与吸附薄层色谱基本相同，包括制板、点样、展开、检测及计算R_f值等五步骤。制板与吸附薄层色谱不同，具体操作如下：

正相分配薄层色谱板的特作：若固定液为水，支持剂常选用纤维素或硅藻土。将纤维素与水按1∶5比例混匀后铺板，晾干或在105℃烘干即得纤维素薄层板；将硅藻土G与水按1∶3比例混匀后铺板，阴干即得硅藻土薄层板。使用前需将薄层板在沸水浴的蒸汽上吸饱水分，再放置空气中让多余水分自然蒸发掉。若固定液为非水溶剂，可用浸渍法、展开法、喷雾法涂浸于铺有支持剂的薄层板上。

反相分配薄层色谱板

将5%~10%的正十一烷-石油醚溶液或1%液体石蜡-乙醚溶液，涂布于铺有十八烷基（或辛烷基、乙基）硅胶支持剂的薄层板上，挥发掉有机溶剂即得。

2. 分配柱色谱　是将涂浸固定液的支持剂装入柱内，上样(用适量固定液溶解试样)，再用经固定相饱和的流动相进行洗脱，试样中各组分按分配系数的不同而得到分离的方法。分配柱色谱具有稳定性高，重现性好，适用范围广等优点。

其装置和操作步骤与吸附柱色谱基本相同，只是装柱与吸附柱色谱有所不同。即所选固定相的溶剂与支持剂按0.5∶1~1∶1的比例置于适当的容器内，充分搅拌均匀至支持剂浸渍饱和为止，多余固定相溶剂可过滤除去。然后倒入流动相中，剧烈搅拌使固定相与流动相都达到饱和状态，再将处于饱和状态的流动相和固定相先后装入柱中。

3. 纸色谱法　是以滤纸为支持剂，以滤纸纤维上吸附的水分或其他物质(如甲酰胺或缓冲溶液)为固定相，用与水不相溶的有机溶剂作为流动相进行展开，根据各组分在两相溶剂中分配系数的不同而达到分离的一种分配色谱法。

(1)分离原理　滤纸是由纤维素构成，纤维素是多羟基化合物，主要靠氢键吸附水分作固定相。将样品液点在滤纸的原点处，放在密闭容器中，当流动相通过毛细管作用从滤纸一端经过样品点流向另一端时，样品液中各组分随着展开剂向前移动，由于各组分的分配系数不同，移动速率不同，其中易溶于流动相而难溶于固定相的组分，随着流动相向前移动速率快，而易溶于固定相而难溶于流动相的组分，随着流动相向前移动速率慢，从而使各组分得以分离。

(2)操作步骤　纸色谱法的操作步骤与薄层色谱法相似，包括滤纸及展开剂的选择→点样→展开→检测→计算 R_f 值五个步骤。

①滤纸的选择　色谱滤纸要求质地均匀(否则会影响实验结果的重现性)、平整无折痕、边缘整齐，应有一定的机械强度，不易断裂；纸纤维松紧和厚度适宜(过于疏松易使斑点扩散，过于紧密则流速太慢)；滤纸上应无水或有机溶剂能溶解的杂质，无明显的荧光斑点(以免与色谱斑点相混淆)；不与所用显色剂起作用；滤纸对溶剂的渗透速率应适当，渗透速率太快，易引起斑点拖尾，影响分离效果，速率太慢，耗费时间太长。选用滤纸型号时，应结合被分离物质、溶剂系统综合考虑后加以确定。对 R_f 值相差很小的各组分，宜采用慢速滤纸，对 R_f 值相差较大的各组分，宜采用快速滤纸；以丁醇为主的溶剂系统黏度较大，展开速度慢，一般选用快速或中速滤纸；以石油醚、氯仿等为主的溶剂系统，展开速度较快，宜选用中速或慢速滤纸。滤纸厚薄的选用，一般定性分析用较薄的滤纸，厚质滤纸则用于制备。将滤纸裁剪成条形时，应顺着纤维排列的方向并把周边裁剪整齐，不能留毛边。

滤纸净化处理方式

以0.1~0.4mol/LHCl(或2mol/LHAc)浸泡数小时，除去无机杂质后，取出，用蒸馏水洗净，再将滤纸放在丙酮-乙醇(1∶1)液中浸泡一周时间，除去有机杂质，再取出，风干备用。若分离酸性、碱性物质时，为保持恒定的酸碱度，可将滤纸浸泡在一定的缓冲溶液中，处理后再用。

②展开剂的选择　常用极性较大的溶剂（多用水）与极性较小的溶剂按不同比例混合，有时还须加第三种溶剂，以调节系统的 pH 值（如被分离组分是酸性或碱性成分，为了防止产生拖尾现象，通常在溶剂中加入较强的酸或碱来抑制弱酸或弱碱成分的电离）和使前两种溶剂的互溶度增加。如果混合液分层，则必须在充分振荡、静置分层之后，分出有机相作为展开剂。

③展开方式　与薄层色谱法展开方式相同，最常用的是上行法（图 1 - 39），其次是下行法（图 1 - 40）。双向、径向展开法在实际操作中也经常应用。

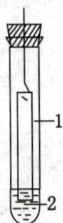

图 1 - 39　纸色谱上行展开示意图　　　　图 1 - 40　纸色谱下行展开示意图

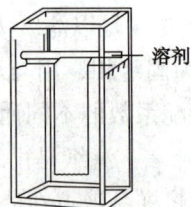

在近顶端有一个溶剂槽，将点样后的色谱滤纸上端放在溶剂槽内并用玻璃棒压住，色谱滤纸通过槽侧玻璃棒的支持自然下垂，避免展开剂沿滤纸与溶剂槽之间发生虹吸现象。点样基线在支持棒下数厘米处。然后添加展开剂以浸没溶剂槽内的滤纸，展开剂经毛细管作用沿滤纸移动对样品进行展开，必要时，可在色谱滤纸下端切成锯齿形便于展开剂滴下。展开至规定的距离后，取出滤纸，标明展开剂前沿位置，待展开剂挥散后按规定方法检出色谱斑点。下行法适用于分离 R_f 相差较小的组分。

点样、检测、计算 R_f 值等其他步骤与薄层色谱法基本相同，不再赘述。

(3) 操作要点　薄层色谱法注意事项全部适用于纸色谱，除此之外，色谱滤纸使用前，应在烘箱中于 100℃ 的温度下，烘 1 ~ 2 小时（否则会产生拖尾现象）；裁剪时勿污染滤纸；喷有显色剂的色谱滤纸，在烘干时应注意温度的控制。

(4) 适用范围　常用于多官能团、极性较大的化合物或极性差别较小的混合物，如糖类、酯类、氨基酸等化合物的分离。该色谱法因设备简单、试剂用量少、便于保存，是实验室常用的方法。具有微量、快速、高效和高灵敏度等特点。

纸色谱斑点产生拖尾现象的原因

1. 点样量过多，样品量超过了点样处滤纸所荷载的溶剂能够溶解的能力。

2. 某些组分可以形成多个电离形式，且各自有其不同的 R_f 值，因而在纸上造成连续拖曳，这种情况可使用碱性或酸性展开系统，抑制其电离即可消除。

3. 被分离组分与滤纸上的 Cu^{2+}、Ca^{2+} 等杂质形成络合物而产生拖尾，可改用纯滤纸展开。

4. 某些组分在展开过程中会逐渐分解，可将它们转变成稳定的物质再作展开来克服。

5. 当被分离的组分能溶于显色剂时，如显色剂用量过多，可使斑点模糊或拖长。

双向展开和径向展开

双向展开　当用一种溶剂不能将样品中各组分分开时，可以试用双向展开法，即在正方形或长方形滤纸的一角点样，先用一种展开剂朝一个方向展开，展开完毕，待溶剂挥发后，再用另一种展开剂朝与原来垂直的方向展开。

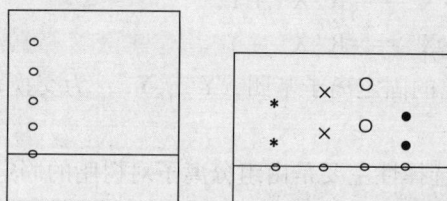

径向展开　①制滤纸芯儿：将一个1.5cm长、1cm宽的滤纸，剪成扇子状，并卷起来，制作成滤纸芯儿。②点样：根据样品数将圆形滤纸分成若干个扇形小块，在滤纸中央，用铅笔画一个半径0.5cm的圆，此圆为每个扇形小块的点样线。点样后在圆心扎一个孔，插入准备好的滤纸芯儿。插入时，滤纸芯的扇花部分插进滤纸孔一小部分。③饱和：在培养皿中加入适量展开剂，把点好多个样点的滤纸放到培养皿上，注意滤纸芯儿不能碰展开剂。盖上培养皿饱和5~10min。④展开：把滤纸芯儿压下去，使滤纸芯儿的另一端稍微扇开，并接触展开剂，开始展开。当展开剂的前沿到达滤纸边1cm左右时，停止展开，立即取出滤纸，用铅笔画出展开剂前沿线，烘干除去溶剂。此展开方式的优点是在同一色谱条件下一次性可展开多个样品点，省时省力。

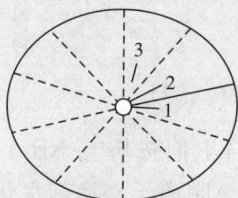
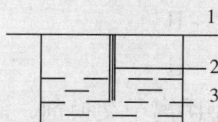
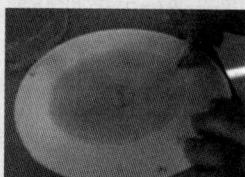
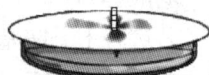

（A）1.中心孔　2.点样线　（B）1.滤纸　2.滤纸芯　（C）画出展开剂前沿　（D）样品展开示意图
　　　3.扇形小块　　　　　　　3.密闭层析缸

三、离子交换色谱法

是利用离子交换剂中可交换的离子与水溶液中同种电荷离子进行可逆性交换的性质，以离子交换剂作为固定相，以强离子浓度的水溶液（稀酸或稀碱溶液）作为流动相，使混合物中离子型与非离子型物质或具有不同解离度的离子化合物得到分离的一种液－固色谱方法。离子交换剂有离子交换树脂、离子交换纤维素和离子交换凝胶。

（一）分离原理

离子交换剂通常是一种不溶性高分子化合物，如树脂，纤维素等，离子交换剂由固定的离子基团和可交换的平衡离子组成。当流动相带着组分离子通过离子交换柱时，组分离子与交换剂中可交换的平衡离子进行可逆交换，最后达到交换平衡，阴阳离子的交换平衡可表示为：

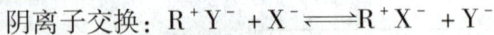

阳离子交换：$R^- Y^+ + X^+ \rightleftharpoons R^- X^+ + Y^+$

阴离子交换：$R^+ Y^- + X^- \rightleftharpoons R^+ X^- + Y^-$

R^+、R^-：为交换剂上的固定离子基团，Y^+、Y^-：为交换剂上可交换的平衡离子，X^+、X^-：为组分离子。

其中离子交换反应的选择性主要是由组分离子对树脂的固定离子基团亲和力大小决定的。组分离子电荷越大，亲和力越大；同价离子、水合离子半径越小，亲和力越大。亲和力越大，分配系数越大，其保留时间越长，相对来说越难洗脱。可见，离子交换色谱是根据不同组分离子对固定离子基团亲和力的差别进行各组分的分离的，只要选择适当的洗脱条件便可将组分离子逐一洗脱下来，达到分离纯化的目的。

（二）固定相和流动相

1. 固定相 早期离子交换色谱法采用离子交换树脂作为固定相，因其有溶胀和收缩现象，不耐高压，而且表面微孔结构影响传质，柱效低，现已被离子交换键合相所取代。

离子交换键合相是以薄壳型或全多孔微粒硅胶为载体，表面经化学反应键合上各种离子交换基团。若键合上磺酸基（$-SO_3H$）就是强酸型阳离子交换剂，键合上羧基（$-COOH$）就是弱酸型阳离子交换剂，强（或弱）酸型阳离子交换剂都是利用可交换的H^+与样品溶液中的阳离子进行可逆性交换的，如：

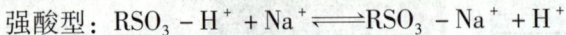

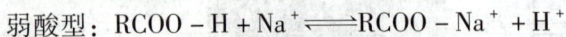

强酸型：$RSO_3 - H^+ + Na^+ \rightleftharpoons RSO_3 - Na^+ + H^+$

弱酸型：$RCOO - H + Na^+ \rightleftharpoons RCOO - Na^+ + H^+$

若键合上季胺基[$-N^+(CH_3)_3$]就是强碱型阴离子交换剂，键合上伯胺基（$-NH_2$）、仲胺基（$-NHCH_3$）、叔胺基[$-N(CH_3)_2$]就是弱碱型阴离子交换剂，阴离子交换剂水化后都有可交换的离子OH^-，即可与样品溶液中的阴离子进行可逆性交换，如：

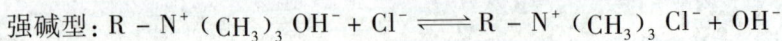

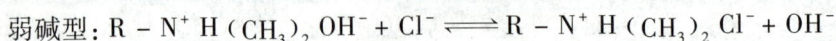

强碱型：$R - N^+(CH_3)_3 OH^- + Cl^- \rightleftharpoons R - N^+(CH_3)_3 Cl^- + OH^-$

弱碱型：$R - N^+ H(CH_3)_2 OH^- + Cl^- \rightleftharpoons R - N^+ H(CH_3)_2 Cl^- + OH^-$

2. 流动相　通常是盐类的缓冲溶液。

（三）操作技术

离子交换色谱法常用柱色谱法进行分离，操作步骤包括：树脂选择与处理→装柱→上样→洗脱和收集→再生等五步骤。其余步骤与吸附柱色谱类似，只介绍树脂选择。

选择树脂时，应综合考虑被分离离子的电荷性、分子大小与数量、共存离子的种类与性质。①若被分离的组分带正电荷，如生物碱盐或无机阳离子，则选择阳离子交换树脂；若带负电荷，如有机酸或无机阴离子，则选择阴离子交换树脂。②若被分离组分解离能力强或酸碱性强，则选择弱酸型或弱碱型离子交换树脂，避免过强吸附，反之，则选用强酸型或强碱型离子交换树脂，以增加保留时间。③大分子组分，宜选用大孔离子交换树脂。

（四）适用范围及特点

不仅适用于不同电荷离子的分离，如酸性、碱性及两性化合物的分离，也适用于相同电荷离子的分离，如同为生物碱，但碱性强弱不同，可应用离子交换树脂实现分离。

本法特点：灵敏度高、快速方便，可在10分钟内完成对 F^-、Cl^-、Br^-、NO_2^-、NO_3^-、PO_4^{3-}、SO_4^{2-} 7种阴离子和 Li^+、Na^+、NH_4^+、K^+、Mg^{2+}、Ca^{2+} 6种阳离子的分析；选择性好；一次进样可同时分析30多种离子及其价态；操作简单，成本低，适用范围广。

四、凝胶色谱法

是一种以凝胶为固定相的液－固色谱方法，它是基于试样的分子大小不同而进行分离的一种分离方法，又称尺寸排阻色谱法、分子筛色谱法。按流动相的类型，分为以有机溶剂为流动相的凝胶渗透色谱法和以水为流动相的凝胶滤过色谱法。

（一）分离原理

样品溶液经洗脱剂洗脱，缓缓地沿凝胶色谱柱向下流动时，大分子物质由于直径较大，不能进入凝胶颗粒内部，只能分布在颗粒之间。小分子物质除了可在凝胶颗粒间隙中扩散外，还可以进入凝胶颗粒内部，在向下移动的过程中，从一个凝胶内部扩散到颗粒间隙后再进入另一凝胶颗粒内，如此在色谱柱中滞留的时间较长。小分子物质的下移速度慢于大分子物质，从而使样品中分子大的先流出色谱柱，中等分子的后流出，分子最小的最后流出，即按分子由大到小的顺序先后被分离出来，这种现象又叫分子筛效应。见图1-41。

（二）固定相、流动相

凝胶是凝胶色谱法的固定相，是产生分离作用的基础。凝胶是一种呈球形的颗粒，具有多孔隙的立体网状结构的高分子化合物。将凝胶颗粒浸泡在适宜的溶剂中，使其充分溶胀，然后装入色谱柱中制备成凝胶色谱柱。目前，常用的凝胶有葡聚糖凝胶、琼脂

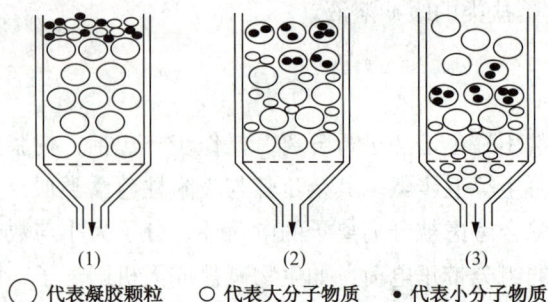

(1)　　　　　　　(2)　　　　　　　(3)

○ 代表凝胶颗粒　　○ 代表大分子物质　　• 代表小分子物质

图1-41　凝胶色谱法分离原理示意图

(1)待分离样品在色谱床表面;(2)小分子进入凝胶粒内部,大分子在凝胶颗粒间隙随溶液流动;

(3)大分子行程短,流出色谱柱,小分子仍在缓缓移动

糖凝胶、羟丙基葡聚糖凝胶、丙烯酰胺凝胶和多孔硅胶等。

凝胶色谱所选用的流动相必须能溶解样品,黏度低。常用的流动相有四氢呋喃、甲苯、氯仿、二甲基甲酰胺和水等。以水溶液为流动相的凝胶色谱适用于水溶性样品,以有机溶剂为流动相的凝胶色谱适用于非水溶性样品。

(三)操作技术

先选择固定相,将固定相凝胶颗粒浸泡在适宜的溶剂中,使其充分溶胀,然后装入色谱柱中制备成凝胶色谱柱,再上样、洗脱和收集。

(四)适用范围及特点

主要用于蛋白质、酶、多糖、苷类以及某些黄酮类、生物碱、有机酸等的分离,尤其适合于分离分子量相差较大的混合物、高分子化合物。

凝胶色谱法具有保留时间短,谱峰窄,易检测;凝胶不用再生,可反复使用,柱寿命长;操作方便,不会使物质变性,适用于不稳定的化合物的分离等优点。但也有分离速度较慢;不能分离分子大小相近的化合物,相对分子质量差别必须大于10%才能分离等缺点。

表1-8　几种柱色谱的性能比较

分类	固定相	流动相	分离原理	分离规律	适用范围
硅胶或氧化铝柱色谱	硅胶、氧化铝	单一有机溶剂、混合溶剂	吸附能力不同	极性强的吸附牢,洗脱速度慢,后洗下	硅胶(或氧化铝)适宜分离亲脂性强的酸性及中性成分
正相分配柱色谱	水、各种缓冲溶液、亲水性有机溶剂	水饱和有机溶剂或石油醚、氯仿等极性小的溶剂	分配系数不同	亲脂性成分易溶于流动相,先洗下;亲水性成分易溶于固定相,后洗下	分离亲水性或水溶性成分

分类	固定相	流动相	分离原理	分离规律	适用范围
反相分配柱色谱	液状石蜡等极性小的溶剂或非极性键合固定相	水、亲水性有机溶剂	分配系数不同	与以上结果相反	分离亲脂性成分
聚酰胺柱色谱	聚己内酰胺和聚己二酰己二胺	含水溶剂系统或有机溶剂	氢键吸附和双重色谱	易形成分子间氢键的吸附牢，后洗下	分离香豆素、黄酮、蒽醌类等含酚羟基的成分
大孔吸附色谱	大孔吸附树脂（20～60目）	水或有机溶剂	范德华引力和分子筛	被分离物极性大的，先洗下	苷、糖类（多糖）、黄酮、三萜等分离和收集
离子交换柱色谱	阳离子交换树脂、化学键合离子交换剂	碱性溶液	分子解离程度不同与离子交换树脂亲和力不同	碱性越强或阳离子价态越高或同价态的水合离子半径越小，亲和力越大，吸附越牢，柱中保留时间越长，反之，柱中保留时间越短	相对分子量＜2000，溶于水，能解离碱性成分，如生物碱
	阴离子交换树脂、化学键合离子交换剂	酸性溶液		酸性越强或离子价态越高或同价态的水合离子半径越小，亲和力越大，吸附越牢，柱中保留时间越长，反之，柱中保留时间越短	相对分子量＜2000，溶于水，能解离酸性成分
凝胶柱色谱	葡聚糖凝胶、琼脂糖凝胶、羟丙基葡聚糖凝胶	溶于水的组分选用水；否则选用非水溶剂系统	分子大小不同，在多孔凝胶上受阻滞程度不同	分子量大的位阻小，吸附弱，先洗下，分子量小的后洗下	分离分子量差别大的成分

五、气相色谱法

气相色谱法是以气体作为流动相，以固体吸附剂或涂渍有固定液的固体载体作为固定相的气－固或气－液色谱法。

气相色谱法的流动相称为载气，它是一类不与待测组分和固定相作用，专门用来载送试样的惰性气体。常用的载气有氢气、氮气、氦气和氩气。与气－固色谱法相比，气－液色谱法可供选择的固定液种类很多，具有广泛的实用价值，现在气相色谱法主要指气－液色谱法。

(一)基本原理

气－液色谱法是基于试样中各组分在两相间的分配系数不同而进行分离的，属分配色谱法。在一定温度下，当达到分配平衡时，分配系数小的组分，在流动相(载气)中的浓度较大，随载气先流出色谱柱。而分配系数大的组分，在流动相(载气)中的浓度较小，随载气后流出色谱柱。因此，试样中的各组分因分配系数的不同得到了分离。

(二)气相色谱仪

1. 气相色谱仪的构造　主要由气路系统、进样系统、分离系统、检测系统和记录系统构成。见图1－42~44。

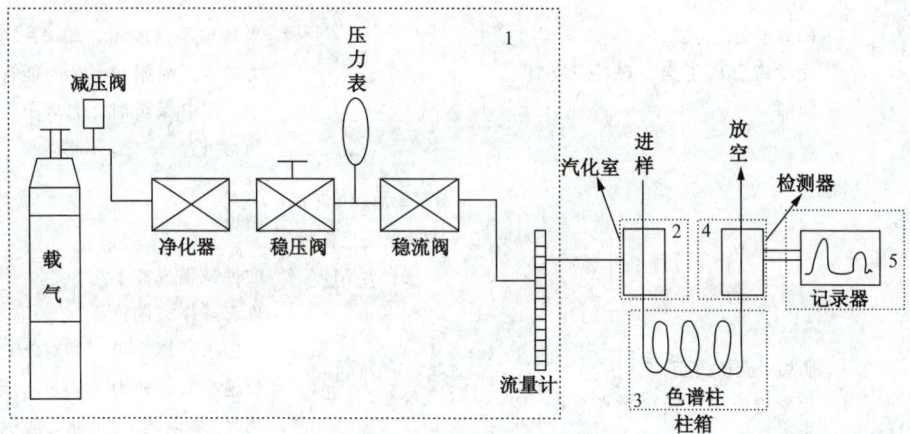

图1－42　气相色谱装置示意图

1. 气路系统　2. 进样系统　3. 分离系统　4. 检测系统　5. 记录系统

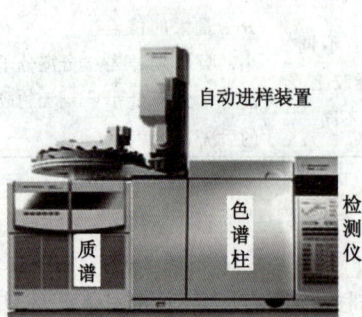

图1－43　气相色谱－质谱仪

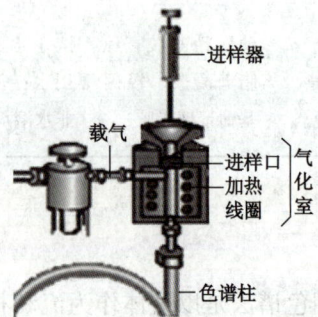

图1－44　自动进样装置内部构造

2. 操作技术　高压钢瓶中的载气经减压阀后，进入净化器中除去杂质和水气。调节稳压阀和稳流阀控制气体的压力和流量，流量计和压力表显示载气的流量和压力。样品经进样器快速进入气化室，液体试样经气化室瞬间汽化为气体，并随着载气进入色谱柱中，色谱柱装在可调控温度的柱箱里。样品流经色谱柱后，各组分在柱内依次分开，随载气逐一流出，进入检测器，经检测后放空。组分在检测器中，化学信号被转换为电信号传给记录器。记录器将各组分的浓度变化记录下来，并形成色谱图。

（三）适用范围及特点

1. 适用范围　适用于分离、分析气体样品；性质极相似的组分，如同位素、同分异构体、对映体等；在气相色谱仪允许的气化条件下，能够气化且热稳定、不具腐蚀性的液体或固体；对部分热不稳定成分，或难以气化的成分，通过化学衍生法，仍可用气相色谱法分离。据统计，约有20%的有机物（沸点小于500℃，相对分子量小于400）能用气相色谱法测定。

2. 特点　分离效能高，分析速度快，一般样品分析仅需要几分钟至几十分钟，某些快速分析，一秒钟则可分析多个组分；样品用量少，灵敏度高，气体样品用量为1ml，液体样品用量为0.1μl，固体样品用量为几微克，可以检测$10^{-13}\sim10^{-11}$g的物质；选择性好；应用范围广，在食品加工、卫生检验、医药制造及药物分析等领域，都离不开气相色谱法。

但是，气相色谱法仍然存在一定的局限性。例如，在缺乏标准样品的情况下定性比较困难。沸点太高、相对分子质量太大或热稳定性低的组分都难以用气相色谱法分离和分析。

因此，必须全面认识气相色谱法，掌握它的特点，发挥它的长处，正视它的局限性，才能使它发挥更大的作用。

六、高效液相色谱法

液相色谱法虽是早期发明的色谱法，但由于分析速度慢，分离效能不高，加之检测技术不先进等因素，液相色谱法的发展很缓慢。直到20世纪60年代后期，人们在经典液相色谱法的基础上，引入了气相色谱理论，并在技术上采用了高压泵、高效固定相和高灵敏度检测器，实现了一种新的分离分析方法。该方法具有分析速度快、分离效能高、检测灵敏度高、操作自动化程度高等特点，被称为高效液相色谱法（HPLC），也称为高压液相色谱法、高速液相色谱法或现代液相色谱法。现在超高效液相色谱也广泛开始使用。

（一）分离原理

高效液相色谱是利用组分在两相（固定相与流动相）中吸附能力或分配系数的微小差异达到分离的目的。当两相做相对移动时，组分在两相之间进行反复多次的分配（吸附），使得原本微小的分配差异产生很大的效果。分配系数小的组分在固定相中停留时间短，先流出色谱柱；分配（吸附）系数大的组分在固定相中停留时间长，后流出色谱柱，从而达到分离分析的目的。

根据分离原理不同，可分为液 - 固吸附色谱、液 - 液分配色谱、离子交换色谱和凝胶色谱等类型。

（二）高效液相色谱仪

高效液相色谱仪一般可分为 4 个主要部分：高压输液系统、进样系统、分离系统和检测系统。此外，还配有附属装置，如梯度洗脱装置、自动进样、馏分收集和数据处理等。见图 1 - 45 所示

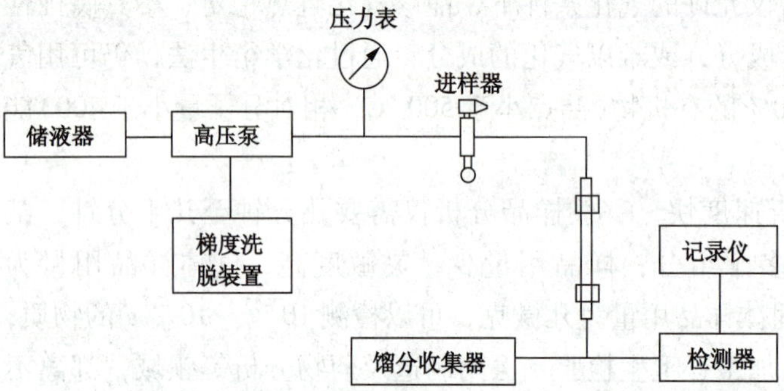

图 1 - 45（A）　高效液相色谱仪的结构示意图 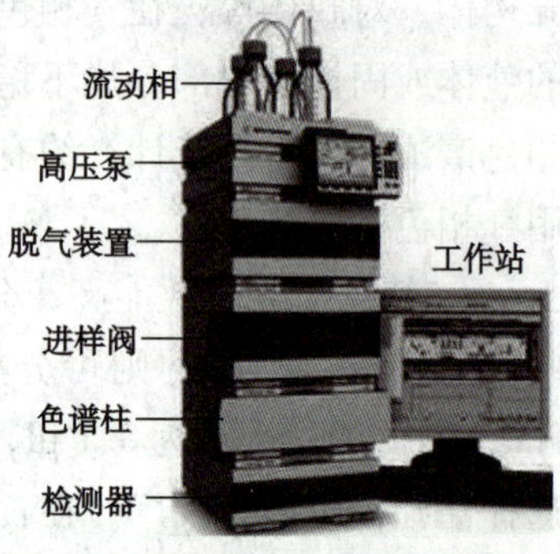　　　　图 1 - 45（B）　高效液相色谱仪

高效液相色谱的工作流程：储液器中的流动相（常需脱气）经过过滤之后，由高压泵输送到色谱入口。当采用梯度洗脱时一般需用双泵（或多泵）系统来完成输送。试样由进样器注入分离系统，经色谱柱进行分离。分离后的组分由检测器检测，输出的信号由记录仪记录下来，即得液相色谱图。分离后的组分随流动相一起进入馏分收集器。

（三）高效液相色谱法与气相色谱法的比较

高效液相色谱法的基本理论与气相色谱法基本一致，但二者在分析对象、固定相和流动相、操作条件及仪器结构等方面有差别，具体比较见表 1 - 9。

表 1 - 9　高效液相色谱法与气相色谱法的区别

区　别	分析对象	流　动　相	固　定　相	操作条件	仪器结构
气相色谱法	挥发性较高，热稳定性较好，相对分子质量小于400	气体，不与待测组分发生相互作用	颗粒直径为 100 ~ 250μm，常用的固定相有几十种	程序升温或恒温	需恒温箱

区 别	分析对象	流 动 相	固 定 相	操作条件	仪器结构
高效液相色谱法	不受挥发性和热稳定性的限制，相对分子质量为100~2000	液体，与待测组分有相互作用	颗粒直径为2~10μm。常用的种类较少，如硅胶、氧化铝	室温	不需恒温箱，配梯度洗脱装置

（四）适用范围及特点

1. 适用范围 高效液相色谱法主要用于有机混合物的分离、鉴定及定量分析。由于它不受沸点、热稳定性、相对分子质量、有机物或无机物等限制，因此，它的适用范围较气相色谱法更为广泛。该法对纳克级水平以上的绝大多数有机物都能达到分离分析的目的，已被广泛地应用到药物分析包括药物的含量测定、组成分析、质量控制等方面，成为天然药物有效成分分离分析最重要的方法之一。除此之外，高效液相色谱法还可用于药代动力学、药物体内代谢分析等领域中。

课堂互动

请同学们仔细想一想并概括出天然药物化学中常用有效成分各自适合的色谱分离方法。

2. 特点 高压，即高效液相色谱所使用的填料颗粒只有2~10μm，流动相流经色谱柱时受到的阻力较大，为了能迅速通过色谱柱，必须对载液加高压；高速；高效，即高效液相色谱应用的颗粒极细（约5μm）且规则均匀，传质阻力小，分离效率高；高灵敏度，紫外检测器最小检测限可达9~10g，而荧光检测器则可达10~11g。

各种天然药物化学有效成分适合的色谱分离方法

生物碱：首选氧化铝吸附柱色谱。水溶性的（极性较大的）用分配柱色谱或离子交换色谱。

苷类：由苷元性质决定，如皂苷、强心苷用分配柱色谱或硅胶吸附柱色谱。

挥发油、甾体、萜：用氧化铝或硅胶柱色谱。

黄酮类、蒽醌类、香豆素类、鞣质等多元酚：聚酰胺吸附柱色谱。

有机酸、氨基酸：离子交换色谱或分配柱色谱。

大分子化合物：凝胶色谱法，如蛋白质、多糖等。

小　结

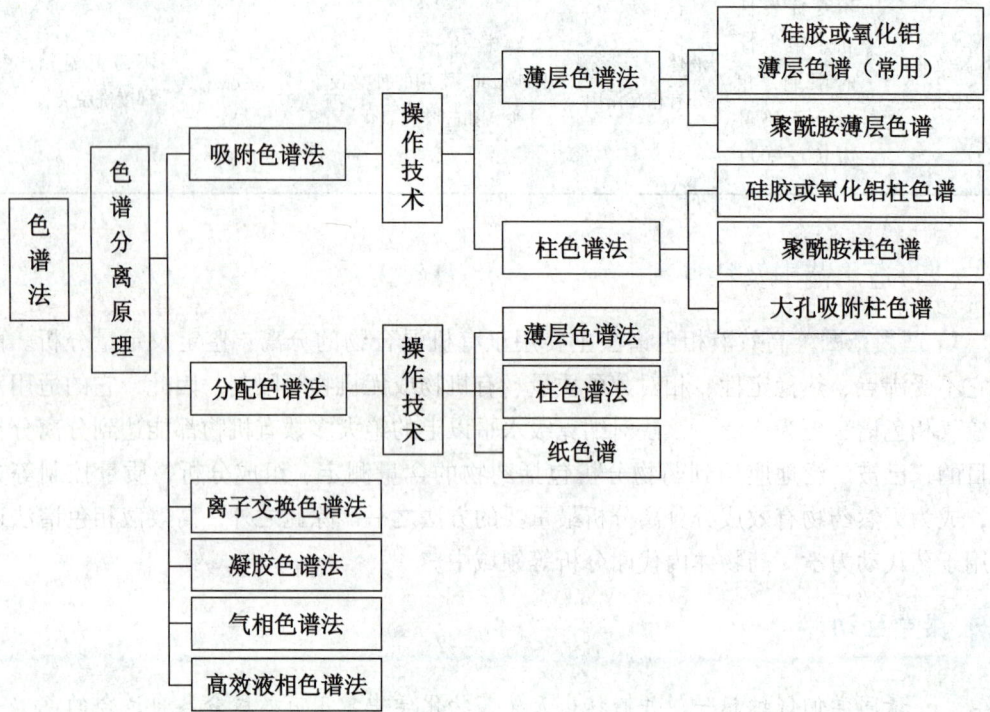

同 步 训 练

一、最佳选择题

1. 硅胶分离混合物的基本原理是(　　)

　　A. 物理吸附　　　　　　B. 化学吸附　　　　　C. 半化学吸附

　　D. 氢键吸附　　　　　　E. 离子交换吸附

2. 支配物理吸附过程的主要因素是(　　)

　　A. 酸性强弱　　　　　　B. 碱性强弱　　　　　C. 极性强弱

　　D. 浓度大小　　　　　　E. 分子大小

3. 硅胶作为吸附剂用于吸附色谱时其为(　　)

　　A. 非极性吸附剂　　　　B. 极性吸附剂　　　　C. 两性吸附剂

　　D. 化学吸附剂　　　　　E. 半化学吸附剂

4. 磺酸型阳离子交换柱色谱可用于分离(　　)

　　A. 强心苷　　　　　　　B. 有机酸　　　　　　C. 醌类

　　D. 苯丙素　　　　　　　E. 生物碱

5. 可与强碱型阴离子交换树脂发生交换的化合物类型是（　　　）

    A. 生物碱　　　　　　　　　B. 生物碱盐　　　　　　　　　C. 皂苷

    D. 有机酸盐　　　　　　　　E. 萜苷

6. 凝胶色谱法分离混合物的基本原理是（　　　）

    A. 吸附能力不同　　　　　　B. 分配系数不同　　　　　　C. 分子大小不同

    D. 氢键吸附能力不同　　　　E. 离子状态不同

7. 根据操作方法的不同，色谱法主要有（　　　）

    A. 柱色谱、薄层色谱和纸色谱　　　　　　B. HPLC 和中压液相色谱

    C. 硅胶色谱和聚酰胺色谱　　　　　　　　D. 离子交换色谱和氧化铝色谱

    E. 正相分配色谱和反相分配色谱

8. 可采用下列何种方法作为液－液萃取分离物质的最佳方案（　　　）

    A. 硅胶薄层色谱　　　　　　B. 聚酰胺色谱　　　　　　　C. 纸色谱

    D. 氧化铝薄层色谱　　　　　E. 离子交换色谱

9. 聚酰胺色谱柱对下列哪类成分的吸附性强，近乎不可逆（　　　）

    A. 黄酮类　　　　　　　　　B. 酚类　　　　　　　　　　C. 醌类

    D. 鞣质　　　　　　　　　　E. 糖类

10. 用聚酰胺柱色谱分离下列黄酮类化合物：①三糖苷，②双糖苷，③单糖苷，
　　④苷元。以乙醇－水进行洗脱，出柱的顺序为（　　　）

    A. ①②③④　　　　　　　　B. ④③②①　　　　　　　　C. ①④③②

    D. ④②①③　　　　　　　　E. ③②①④

11. 聚酰胺对黄酮类成分的吸附属于（　　　）

    A. 物理吸附　　　　　　　　B. 化学吸附　　　　　　　　C. 氢键吸附

    D. 离子交换　　　　　　　　E. 分子筛

12. 使用大孔吸附色谱时，不常用的洗脱溶剂是（　　　）

    A. 酸水　　　　　　　　　　B. 丙酮　　　　　　　　　　C. 氯仿

    D. 碱水　　　　　　　　　　E. 甲醇

13. 化合物进行硅胶吸附柱色谱时的结果是（　　　）

    A. 极性大的先流出　　　　　B. 极性小的先流出　　　　　C. 熔点低的先流出

    D. 熔点高的先流出　　　　　E. 易挥发的先流出

14. 利用分子筛作用进行化合物分离的色谱是（　　　）

    A. 硅胶柱色谱　　　　　　　B. 离子交换色谱　　　　　　C. 凝胶色谱

    D. 大孔吸附色谱　　　　　　E. 纸色谱

15. 下列哪个因素与聚酰胺色谱的原理无关（　　　）

    A. 酚羟基数目　　　　　　　B. 酚羟基位置　　　　　　　C. 甲基数目

    D. 共轭双键数目　　　　　　E. 母核类型

16. 硅胶吸附柱色谱常用的洗脱剂类型是（　　　）

    A. 以水为主　　　　　　　　B. 以亲脂性有机溶剂为主　　C. 碱水

D. 以醇为主　　　　　　　　E. 酸水

17. 正相分配色谱常用的固定相为(　　)
    A. 氯仿　　　　　　　　B. 甲醇　　　　　　　C. 水
    D. 正丁醇　　　　　　　E. 乙醇

18. 根据色谱原理不同，色谱法主要有(　　　　)
    A. 硅胶和氧化铝色谱　　　　　　　　　　B. 聚酰胺和硅胶色谱
    C. 分配色谱、吸附色谱、离子交换色谱、凝胶色谱　　D. 薄层和柱色谱
    E. 正相和反相色谱

19. 原理为氢键吸附的色谱是(　　)
    A. 离子交换色谱　　　　B. 凝胶过滤色谱　　　C. 聚酰胺色谱
    D. 硅胶色谱　　　　　　E. 氧化铝色谱

20. 纸色谱的色谱行为是(　　)
    A. 化合物极性大 R_f 值小　　　　B. 化合物极性大 R_f 值大
    C. 化合物极性小 R_f 值小　　　　D. 化合物溶解度大 R_f 值小
    E. 化合物酸性大 R_f 值小

21. 硅胶或氧化铝吸附薄层色谱中展开剂的极性如果增大，则各化合物的 R_f 值(　　　)
    A. 均变大　　　　　　　B. 均减小　　　　　　C. 均不变
    D. 与以前相反　　　　　E. 变化无规律

22. 具下列基团的化合物在聚酰胺薄层色谱中 R_f 值最大的是(　　　)
    A. 一个酚羟基化合物　　B. 对位酚羟基化合物　C. 邻位酚羟基化合物
    D. 间三酚羟基化合物　　E. 三个酚羟基化合物

23. 用硅胶吸附柱色谱分离三萜类化合物，通常选用下列何种洗脱剂(　　　)
    A. 氯仿 – 甲醇　　　　　B. 甲醇 – 水　　　　　C. 不同浓度乙醇
    D. 正丁醇 – 醋酸 – 水　　E. 乙酸乙酯

24. 在液 – 液分配色谱的反相色谱中流动相溶剂系统多采用(　　　)
    A. 石油醚 – 丙酮　　　　B. 甲醇 – 水　　　　　C. 氯仿 – 甲醇
    D. 丙酮 – 水　　　　　　E. 乙腈 – 甲醇

二、配伍选择题

    A. 纤维素　　　　　　　B. 聚酰胺　　　　　　C. 葡聚糖凝胶
    D. 离子交换树脂　　　　E. 大孔吸附树脂

25. 具有离子交换作用的是(　　)
26. 具有分子筛作用的是(　　)
27. 具有氢键吸附作用的是(　　)
28. 具有分子筛和氢键吸附双重作用的是(　　)
29. 可用于纯化皂苷的是(　　)
    A. 物理吸附　　　　　　B. 化学吸附　　　　　C. 半化学吸附

D. 大孔树脂吸附　　　　　　E. 离子交换吸附

30. 硅胶、氧化铝作为吸附剂分离混合物的基本原理是(　　)

31. 聚酰胺作为吸附剂分离混合物的基本原理是(　　)

32. 活性炭作为吸附剂分离混合物的基本原理是(　　)

33. 黄酮等酚酸类物质被碱性氧化铝吸附属于(　　)

　　A. 离子交换树脂　　　　　B. 透析膜　　　　　　C. 活性炭

　　D. 硅胶　　　　　　　　　E. 氧化铝

34. 在水中可溶胀的是(　　)

35. 常用于吸附水溶液中非极性色素的是(　　)

36. 不适合分离酸性物质的是(　　)

37. 适合于分离酸性物质的是(　　)

　　A. 吸附色谱　　　　　　　B. 离子交换色谱　　　C. 聚酰胺色谱

　　D. 分配色谱　　　　　　　E. 凝胶色谱

38. 一般分离极性小的化合物可用(　　)

39. 一般分离极性大的化合物可用(　　)

40. 分离大分子和小分子化合物可用(　　)

41. 分离有酚羟基、能与酰胺键形成氢键缔合的化合物可采用(　　)

42. 分离在水中可以形成离子的化合物可采用(　　)

　　A. 离子交换色谱　　　　　B. 聚酰胺色谱　　　　C. 凝胶色谱

　　D. 大孔吸附色谱　　　　　E. 硅胶或氧化铝吸附色谱

43. 用于分离邻苯二酚和间苯二酚的色谱方法是(　　)

44. 用于分离多糖和低聚糖的色谱方法是(　　)

45. 用于分离苦参碱和氧化苦参碱的色谱方法是(　　)

　　A. 氧化铝吸附色谱　　　　B. 聚酰胺色谱　　　　C. 分配色谱

　　D. pH 梯度萃取法　　　　　E. 以上都不是

46. 分离甾体皂苷元宜选用(　　)

47. 分离皂苷宜选用(　　)

48. 分离黄酮类化合物宜选用(　　)

49. 分离多糖类化合物宜选用(　　)

50. 分离游离羟基蒽醌类成分宜选用(　　)

　　A. 不易被吸附，R_f值大　　　　　B. 均易被吸附，R_f值相同

　　C. 均难被吸附，R_f值极大　　　　D. 易被吸附，R_f值小

　　E. 易被吸附，R_f值相反

51. 用聚酰胺分离酚类化合物，酚羟基多的化合物(　　)

52. 用聚酰胺分离酚类化合物，酚羟基相同时，有内氢键的化合物(　　)

53. 用聚酰胺分离酚类化合物，酚羟基相同时，共轭双键多的化合物(　　)

三、多项选择题

54. 聚酰胺色谱可以分离的成分有（　　）

    A. 油脂　　　　　　　　B. 蒽醌　　　　　　　　C. 黄酮

    D. 皂苷　　　　　　　　E. 有机酸

55. 硅胶、氧化铝作为吸附剂用于分离化合物时，具有的特点为（　　）

    A. 极性强者将优先吸附

    B. 溶剂极性增强，吸附剂对溶质的吸附力减弱

    C. 极性弱者将优先吸附

    D. 溶剂极性增强，吸附剂对溶质的吸附力也增强

    E. 溶质被吸附剂吸附后，可被极性更强的溶剂置换下来。

56. 聚酰胺薄层色谱法特别适合于分离哪类化合物（　　）

    A. 酚类　　　　　　　　B. 黄酮类　　　　　　　C. 皂苷类

    D. 醌类　　　　　　　　E. 有机酸

57. 离子交换色谱适宜分离（　　）

    A. 强心苷　　　　　　　B. 氨基酸　　　　　　　C. 生物碱

    D. 有机酸　　　　　　　E. 黄酮

58. 液－液分配柱色谱用的支持剂主要有（　　）

    A. 硅藻土　　　　　　　B. 硅胶　　　　　　　　C. 纤维素

    D. 氧化铝　　　　　　　E. 活性炭

59. 大孔吸附树脂的吸附原理为（　　）

    A. 范德华引力作用　　　B. 分子筛原理　　　　　C. 氢键吸附原理

    D. 分配原理　　　　　　E. 离子交换原理

60. 大孔吸附色谱（　　）

    A. 色谱行为具有反相的性质　　　　　B. 被分离物质的极性越大，其 R_f 值越大

    C. 极性大的溶剂洗脱能力弱　　　　　D. 极性小的溶剂洗脱能力弱

    E. 大孔树脂在水中的吸附性弱

61. 根据物质分子大小进行分离的方法有（　　）

    A. 透析法　　　　　　　B. 凝胶色谱法　　　　　C. 超滤法

    D. 超速离心法　　　　　E. 盐析法

62. 分配色谱（　　）

    A. 有正相与反相色谱法之分

    B. 反相色谱法可分离非极性及中等极性的各类分子型化合物

    C. 通过物理吸附有选择地吸附有机物质而达到分离

    D. 基于混合物中各成分解离度差异进行分离

    E. 反相分配色谱法常用的固定相有十八烷基硅烷

63. 凝胶色谱适宜分离（　　）

A. 多肽　　　　　　B. 氨基酸　　　　　　C. 蛋白质

D. 多糖　　　　　　E. 生物碱

64. 大孔吸附色谱分离的原理为吸附性与分子筛作用,吸附是由范德华和氢键力产生的,吸附性能与(　　　)

A. 树脂本身性能有关(比表面积、表面电性、成氢键能力)

B. 树脂极性有关,极性化合物易被极性树脂吸附

C. 洗脱剂有关,洗脱剂对物质的溶解度大,易被洗脱

D. 树脂型号有关

E. 和化合物立体结构有关

65. 羟丙基葡聚糖凝胶色谱法分离物质的原理是(　　　)

A. 吸附　　　　　　B. 分配　　　　　　C. 分子筛

D. 氢键吸附　　　　E. 离子交换

四、填空题

66. 凝胶色谱又称排阻色谱、_____,其原理主要是_____,根据凝胶的_____和被分离化合物分子的_____而达到分离目的。

67. 离子交换色谱主要基于混合物中各成分_____差异进行分离。离子交换剂有_____、_____和_____三种。

68. 大孔树脂是一类没有_____,具有_____,_____的固体高分子物质,它可以通过_____有选择地吸附有机物质而达到分离的目的。

69. 吸附色谱常用的吸附剂包括_____、_____、_____和_____等。

70. 分配色谱利用被分离成分在固定相和流动相之间的_____不同而达到分离。

71. 分配色谱有_____和_____之分。

72. 在正相分配柱色谱法中,流动相的极性_____固定相,极性小的_____出柱。

五、简答题

73. 聚酰胺色谱法有何特点?其色谱分离的基本原理如何?

74. 吸附色谱法的分离原理、适用范围如何?

75. 分配色谱法的分离原理、适用范围如何?分类及相应的色谱行为如何?

76. 凝胶色谱法的分离原理、适用范围如何?

第五节　天然药物化学有效成分结构测定简介

化合物的结构测定是进行天然药物化学研究的一项重要内容。天然药物的有效成分经过提取、分离、精制成为单体化合物后,必须进行结构测定。化学结构确定后,方能

进一步开展其药理学、毒理学研究，并为人工合成、结构改造及药物设计研究提供可靠的依据。

天然药物有效成分的结构测定是一项复杂、难度较大的系统工程。过去，主要依靠化学方法进行化合物的结构测定，费时、费力、费钱，且需要的样品量大。而现在的结构测定，主要采用现代仪器分析法，省时、省力、省钱、快速、准确，样品消耗量多为微克级，甚至更少，即使其结构比较复杂，一般经过几个月或几年的努力，都能确定其结构。

既然现代仪器分析方法对确定化合物的结构是如此重要，那么都有哪些现代仪器分析方法？它们在天然药物化学有效成分结构测定中都发挥怎样的作用？天然药物化学有效成分结构测定的程序及方法如何？

▌知识要点

了解天然药物化学成分结构测定的一般程序及方法；了解四大光谱在结构测定中的作用。

一、结构测定的一般程序及方法

(一)已知天然化合物结构测定的一般程序及方法

1. 测定熔点　测定样品的熔点，与已知品的文献值对照，是否一致或接近，是结构测定所采用的辅助方法。

2. 测定混熔点　测定样品与已知品的混熔点，所测熔点值是否下降，也是辅助方法。

3. TLC 或 HPLC 测定　是主要结构测定方法。将样品、已知品和混合品（样品与品）在同一 TLC 条件下展开，比较三个样点 R_f 值是否一致，混合品是否为一个点或在同一 HPLC 条件下进行（样品、已知品和混合品点样），保留时间是否一致，混合品的峰是否同比例增高，是否为单峰。

4. 红外光谱测定(IR)　样品和已知品做一张共红外光谱图，二者红外光谱是否完全一致，如无已知品也可检索有关红外光谱数据图谱文献，IR 法也是辅助方法。

若以上步骤测得的数据，样品与已知品完全一致，则可以确定为同一物质。

(二)未知天然化合物结构测定的一般程序及方法

1. 纯度检查　是结构测定工作的关键步骤。只有获得真正的单体，才能保证结构测定结果的准确性。检查化合物纯度的方法主要有：

(1)外观观察　外观的颜色和形态是否均一；晶体应具有一定的晶形，且色泽均匀。

(2)物理常数的测定　测定能反映其纯度的各种物理常数，如熔点、沸点、相对密度、比旋度、折光率等。结晶的纯物质应测定其熔点(熔点一定，熔距一般应小于2℃)

和比旋度；液体物质需测定其沸点（沸点恒定，沸程应小于5℃）、相对密度、比旋度、折光率等。

（3）薄层色谱或纸色谱　是最常用的纯度检查方法。如用 TLC 检查时，选用三种不同的溶剂系统展开，若薄层板上均只呈现一个斑点，则可初步判断样品为单体，若薄层板上出现两个或两个以上斑点，则说明所得成分不纯。另外，气相色谱、高效液相色谱也是判断物质纯度的重要方法，但前者只适用于在高真空和一定加热条件下能够气化而不被分解的物质，后者没有其他限制，适合所有化合物。两者具有用量少、时间快、灵敏度高及准确的特点。

2. 初步推断化合物类型　通常在确认所得化合物的纯度后，应根据该化合物在提取、分离、检识过程中呈现的理化性质再结合文献检索及调研工作的结果（文献检索、调研工作几乎贯彻结构测定工作的全过程），可初步判断结构类型。

3. 测定分子式，计算不饱和度　分子式测定有三种方法：元素分析法、同位丰度比法、质谱（MS）法。其中质谱法为现代测定方法，是目前最常用、最快速和最准确的测定方法。计算不饱和度的目的是判断分子结构中含有的不饱和键及环的总数情况。

不饱和度计算公式：$\Omega = n_4 - \dfrac{(n_1 - n_3)}{2} + 1$

注：n_4 表示四价 C 原子数，n_1 表示一价 H 原子和卤原子总数，n_3 表示三价 N 原子数。

若 $\Omega = 0$，说明分子是饱和链状结构；若 $\Omega = 1$，说明分子中有一个双键（C＝C、C＝O）或一个环；若 $\Omega = 2$，说明分子中有两个双键或一个三键（C≡C、C≡N），或一个双键和一个环，或两个环，余类推；若 $\Omega \geq 4$，说明分子中很可能有苯环。

4. 确定分子中含有的官能团，或结构片断，或基本骨架　通过对官能团的定性及定量分析，测定并解析化合物的有关波谱数据，如 UV、IR、MS、^{1}H－NMR 及 ^{13}C－NMR；再结合文献调研，基本能确定分子中含有的官能团或结构片断或基本骨架。

5. 推断并确定分子的平面结构　通过综合分析波谱数据及官能团定性、定量分析结果，再结合其他化学方法，即可确定分子的平面结构。

6. 推断并确定分子的立体结构（构型、构象）　常用方法：测定 CD 或 ORD 谱，2D－NMR 谱，进行 X 射线衍射分析，进行人工合成，即可确定分子的立体结构（构型、构象）。

二、结构测定中主要方法简介

四大光谱是确定化合物结构的重要方法。特点是样品用量少（几微克至几十毫克），对结构复杂的天然化合物在较短时间内，就能完成结构的测定，且不改变混合体系的组成；对构象、构型、异构体判别等方面的研究已显示出巨大的潜力；灵敏、准确、重现性好。

（一）紫外光谱（UV）

是分子中价电子跃迁产生的。

1. 作用   主要推断化合物结构中有无共轭双键；判断不饱和化合物的结构类型以及异构体的确定；还可通过与标准品对照进行定性分析，见图1 - 46。

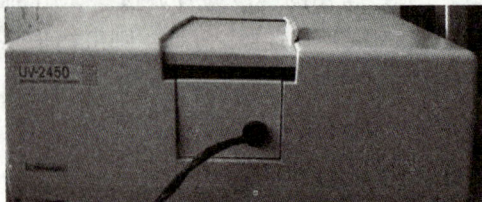

图 1 -46   紫外光谱仪

2. 特点   测定仅需很少量的纯样品。

3. 生色团和助色团   生色团：能产生紫外吸收的不饱和基团，如 C = C，C = O，O = N = O 等；助色团：是饱和基团(常含有杂原子)，如 - OH，- NH$_2$，- Cl 等。连到生色团上时，能使后者吸收波长变长或吸收强度增加，

(二)红外光谱(IR)

是分子中价键的伸缩及弯曲振动在光的红外区域中引起吸收，测得的图谱为红外光谱，反映官能团与波长的关系。

1. 作用   主要用于确定分子结构中的官能团，用于判断芳环取代类型；还可与标准品对照鉴别已知化合物等。图谱中的每个吸收峰都对应分子中不同的官能团。结构不同的化合物，其 IR 光谱特征不同。因而对官能团的定性有重要意义。另外，红外光谱还可与标准品对照鉴别已知化合物。傅立叶变换红外光谱仪，见图1 -47。

2. 特点   任何气态、液态、固态样品均可测定；每种化合物都有红外吸收；常规红外光谱仪价格低廉；样品用量少。

(三)核磁共振谱(NMR)

是利用原子核在磁场中发生能级跃迁时，核磁矩方向改变产生感应电流来测定核磁共振信号。核磁共振仪，见图1 -48。

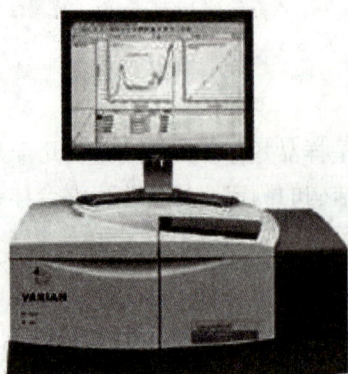

图 1 -47   傅立叶变换红外光谱仪

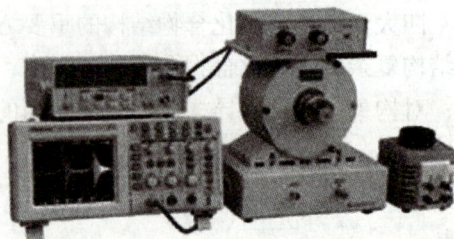

图 1 -48   核磁共振仪

在进行天然药物有效成分结构测定时，NMR 与其他波谱相比，其作用最为重要，已成为研究天然药物成分结构不可缺少的工具。

1. 氢核磁共振谱(^{1}H – NMR) ^{1}H – NMR 中横坐标表示化学位移δ，纵坐标表示积分曲线高度。化学位移(δ)提供化合物分子中 H 的类型；积分值或积分面积提供同一环境下 H 的个数；自旋偶合裂分的峰数(即磁不等同的两个或两组氢核在一定距离内会因相互自旋偶合干扰而使信号发生分裂)能提供邻位与其不等同 H 的个数，符合 $n + 1$ 规律，s（单峰），d(二重峰)，t(三重峰)，q(四重峰)，m(多重峰)；偶合常数(裂分间的距离，用以表示相互干扰的强度)J(Hz)可提供 H 与 H 的关系，其中相隔键数越少，J 越大。氢核磁共振谱特点是灵敏度高，样品用量少($1 \sim 5$mg)，测试时间短。

2. 碳核磁共振谱(^{13}C – NMR) 化学位移提供碳处的化学环境；峰高或峰面积一般不与碳数成正比。通常^{13}C – NMR 谱比^{1}H – NMR 谱作用更大，^{13}C – NMR 的化学位移比^{1}H – NMR 大得多，能够提供更多的信息。如脂肪碳：小于 50；甲氧基碳(– OCH$_3$)：55 左右；糖端基碳：$95 \sim 105$；芳香碳、烯碳：$98 \sim 160$；羰基碳：$168 \sim 220$；醛：$190 \sim 205$；酮：$195 \sim 220$；羧酸：$170 \sim 185$；酯及内酯：$165 \sim 180$；酰胺及内酰胺：$165 \sim 180$。

灵敏度较低，样品一般用量根据结构的不同，需要的用量就不同，结构简单即分子量小的需要量小，结构复杂，分子量大的，需要量大。一般化合物 10mg 碳谱就可以测出。只是测试时间较氢谱长。

一般需氢谱和碳谱互为补充，为结构的测定提供更多重要的信息。

（四）质谱(MS)

是记录分析样品在质谱仪中经高温(300℃)气化，在离子源受一定能量冲击产生阳离子，而后在稳定磁场中按质量和电荷之比(m/z)顺序进行分离并通过检测器表达的图谱。图中的每一个峰代表一个质量数。质谱仪，见图 1 – 49。

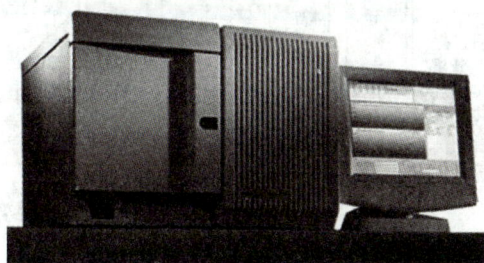

图 1 –49 质谱仪

1. 作用 是研究化学结构常用的重要手段之一，根据分子离子峰(通常在最高处)与碎片峰的质荷比推导化合物的结构。利用高分辨质谱仪可直接给出分子量的精确数值和分子式，这是解析化合物结构的重要基础。对各类化合物的碎片规律进行分析，为进一步确定化合物化学结构提供极其重要的数据。

2. 特点 应用范围广，进行同位素及化合物分析；分析速度快，可与色谱联用；灵敏度高，样品用量少。

综合分析以上四色谱数据，基本上可推导出一般化合物的结构。但还应注意将所测得的四大光谱特别是核磁共振谱的数据进行验证，检查推导出的结构是否与波谱数据相符合。

（五）其他波谱及 X 射线的衍射

对于一些复杂的分子结构，仅利用四大光谱方法难以解决，必须借助于 X 射线的衍射、旋光谱（ORD）或圆二色散光谱（CD）和 2DNMR 谱等，才能确定化合物的立体结构。

1. 旋光谱（ORD）或圆二色散光谱（CD） 可测得光学结构。

2. 2DNMR 谱 对复杂分子（如生物分子）的结构确定以及对分子与分子之间相互作用的研究应用价值很大。

3. X 射线的衍射 可测得分子绝对构型。通过被测物质的晶体对 X 射线的衍射，将大量的衍射信息用计算机进行数据处理，再还原为分子中原子的排列关系，最后获得原子在某一坐标系中的分布，分子的结构一目了然。X 射线的衍射是一种独立有效的测定分子结构的方法。

小　结

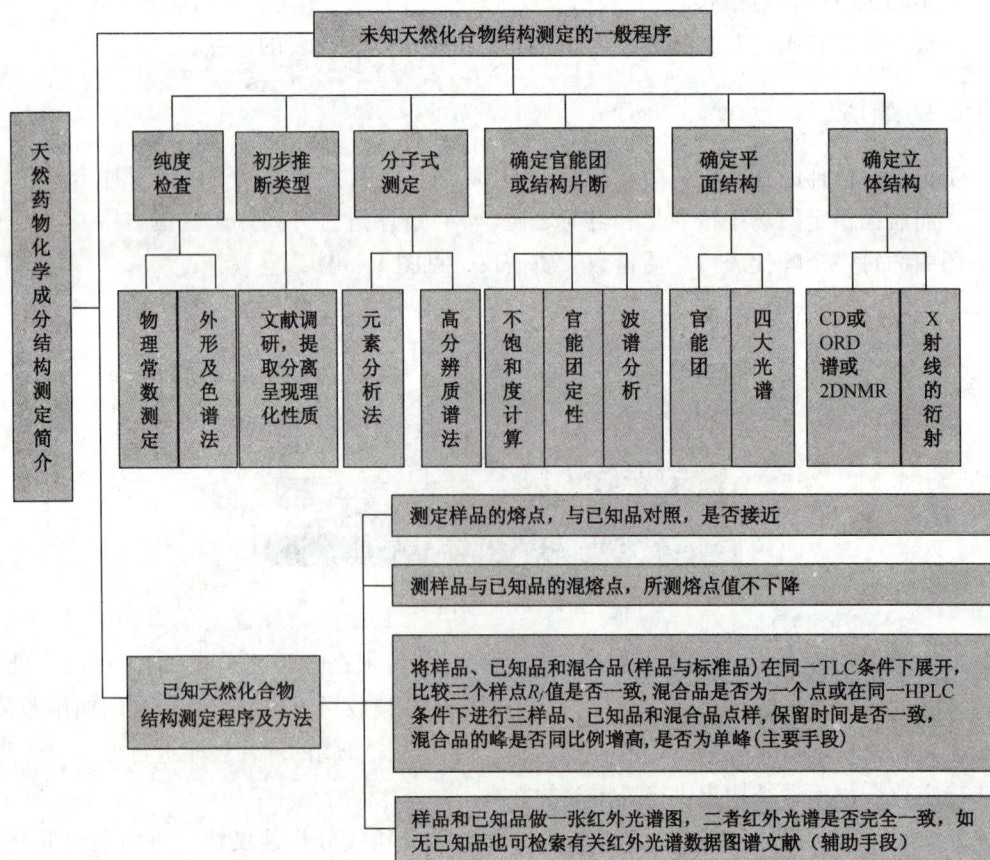

同步训练

一、单选题

1. 确定化合物分子量的是
   A. 紫外光谱　　　　　B. 红外光谱　　　　　C. 核磁共振氢谱
   D. 质谱　　　　　　　E. 纸色谱

2. 红外光谱用于测定
   A. 官能团　　　　　　B. 分子量　　　　　　C. 分子式
   D. 氢原子　　　　　　E. 碳原子

3. 紫外光谱的缩写符号是
   A. UV　　　　　　　　B. PC　　　　　　　　C. IR
   D. GLC　　　　　　　E. NMR

4. 下列哪一点是判断化合物结晶纯度的标准之一
   A. 化合物的熔距在1℃~2℃　　　　B. 化合物的熔距在2℃~3℃
   C. 沸点一致　　　　　　　　　　　D. 溶解度一致
   E. 灼烧后无残渣

5. 在^{1}H-NMR中，氢信号裂分为二重峰时，常用的表示符号为
   A. s　　　　　　　　　B. d　　　　　　　　　C. t
   D. q　　　　　　　　　E. m

6. 结构式测定一般不用下列哪种方法
   A. 紫外光谱　　　　　　B. 红外光谱　　　　　C. 可见光谱
   D. 核磁共振光谱　　　　E. 质谱

7. 用核磁共振氢谱确定化合物结构不能给出的信息是
   A. 碳的数目　　　　　　B. 氢的数目　　　　　C. 氢的位置
   D. 氢的化学位移　　　　E. 氢的偶合常数

二、多选题

8. 检查化合物纯度的方法包括
   A. 熔点测定　　　　　　B. 薄层色谱法　　　　C. 纸色谱法
   D. 气相色谱法　　　　　E. 高效液相色谱法

9. 有效成分结构测定的一般步骤包括
   A. 化学检识　　　　　　B. 分子式的测定　　　C. 结构类型的推断
   D. 结构式的确定　　　　E. 纯度检查

10. 判断结晶的纯度常根据
    A. 结晶的形态　　　　　B. 结晶的色泽　　　　C. 结晶的熔点

D. 结晶的熔距   E. 结晶的 TLC 斑点单一

11. ^1H-NMR 图谱中提供的结构信息参数有

    A. 化学位移   B. 分子量   C. 峰面积

    D. 质荷比   E. 信号的裂分及偶合常数

12. MS 在化合物分子结构测定中的作用是

    A. 确定分子量   B. 推断化合物骨架类型   C. 求算分子式

    D. 推断分子构型   E. 推断分子构象

13. 天然药物化学成分结构测定采用的主要方法有

    A. 高效液相色谱法   B. 质谱法   C. 气相色谱法

    D. 紫外光谱法   E. 核磁共振法

14. 测定和确定化合物结构的方法包括

    A. 确定单体   B. 物理常数测定   C. 确定极性大小

    D. 测定荧光性质和溶解性   E. 解析各种光谱

15. 核磁共振氢谱(^1H-NMR)在分子结构测定中的应用是

    A. 确定分子量

    B. 提供分子中氢的类型、数目

    C. 推断分子中氢的相邻原子或原子团的信息

    D. 判断是否存在共轭体系

    E. 通过加入诊断试剂推断取代基类型、数目等

第二章 糖、苷及苷的重要化合物

糖和苷类在天然药物中分布十分广泛，一些具有营养、强壮作用的药物，如人参、灵芝、黄芪、枸杞子等都含有大量的糖类，这些糖类成分也是它们的有效成分。天然产物除少部分外，都可以与糖或糖的衍生物形成苷。故苷的种类繁多、性质各异。本章主要介绍糖和苷类以及几种苷的重要化合物，如强心苷、皂苷。其他的苷类成分如黄酮类、蒽醌类、香豆素类等在后续章节中介绍。

第一节 糖和苷类

糖和苷类是广泛存在于天然药物中的化学成分。糖和非糖部分结合生成苷类成分。天然药物化学成分中，除大多数生物碱外，其他成分都可以与糖结合成苷。那么糖和苷的性质如何？怎样进行检识和提取？苷有哪些类型？

📘 知识要点

掌握糖的理化性质、检识、提取及苷的理化性质和原生苷、次生苷的提取原理。熟悉常见糖的分类及苷的结构类型。

一、糖类

糖类是多羟基醛或多羟基酮及其缩聚物和衍生物的总称，在自然界中广泛存在，与核酸、蛋白质、油脂一起构成生命活动所必需的四大类营养物质。

天然药物中的糖类成分，是植物光合作用的产物。多数以苷及多糖的形式存在，是绝大多数天然药物的药效物质基础。

糖类的作用

糖类为人体重要的营养素之一。近年来研究成果表明，糖类是生物体内除蛋白质和核酸以外的另一类生物信息分子，是基因信息的延续。糖类在生活中扮演着非常重要的角色，像淀粉和糖原等多糖可作为储存养分的物质；甲壳素和纤维素可以作为动物外骨骼和植物细胞的细胞壁；核糖是构成 ATP 不可或缺的物质，也是一些遗传物质分子如 RNA 的骨干。糖类的众多衍生物同时也与免疫、受精、预防疾病、血液凝固和生长等有极大的关联。

（一）糖的分类

糖类化合物根据能否水解以及水解后获得单糖数目的不同，分为单糖、低聚糖和多糖三大类。

1. **单糖**　不能水解，是糖类化合物的最小单位。自然界存在的单糖有 200 余种，以五碳糖和六碳糖居多。单糖通常以结合状态存在，少数以游离状态存在。天然药物中常见的单糖见表 2 – 1。

表 2 – 1　常见的单糖

中 文 名	英 文 名	缩 　写
D – 葡萄糖	D – glucose	D – glc
D – 半乳糖	D – galactose	D – gal
D – 甘露糖	D – mannose	D – man
D – 葡萄糖醛酸	D – glucuronic acid	D – gluA
D – 半乳糖醛酸	D – galacturonic acid	D – galA
L – 鼠李糖	L – rhamnose	L – rha
L – 阿拉伯糖	L – arabinose	L – ara
D – 木糖	D – xylose	D – xyl

一些特殊的单糖如 2,6 – 去氧糖常见于强心苷类成分中，α – 氨基糖见于甲壳素类成分中。表 2 – 2 中列出一些常见单糖的结构类型及实例。

表 2 – 2　常见单糖的结构类型及实例

结构类型	五碳醛糖	甲基五碳醛糖	六碳醛糖	六碳酮糖	α – 去氧糖 (2,6 – 去氧糖)
实例	L-阿拉伯糖 (L-ara)	L-鼠李糖 (L-rha)	D–葡萄糖 (D-glc)	D–果糖 (D-fruc)	D–洋地黄毒糖 (D-digitoxose)

2. **低聚糖**　为 2 ~ 9 个单糖的缩聚物，能水解。根据单糖个数分为二糖、三糖等。根据分子中有无游离的半缩醛羟基存在，又分为还原性糖和非还原性糖。

3. **多糖**　又称多聚糖，是由 10 个以上单糖分子聚合而成的。一般由几百个甚至几万个单糖分子组成，分子量较大。植物体内的纤维素、淀粉、黏液质、果胶、树胶，动物体内的肝素、透明质酸、甲壳素等均属于多糖类成分。

（1）**纤维素**　是自然界分布最广的多糖类成分。由 3000 ~ 5000 个葡萄糖分子经 β_1

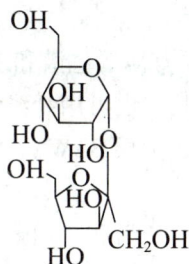

　　　芸香糖（还原性糖）　　蔗糖（非还原性糖）　　蔗糖（非还原性糖）

→4 苷键连接而成。纤维素无生物活性，属于无效成分。

　　(2)甲壳素　是组成甲壳类昆虫外壳的多糖，其结构和稳定性与纤维素类似。甲壳素也存在于许多真菌和酵母菌的细胞壁中，可制成透析膜、超滤膜，还可用于人造皮肤、人造血管、手术缝合线等。

　　(3)果胶　属于酸性杂多糖，组成比较复杂。在植物体内常与钙、镁结合成盐而存在。果胶有一定的杀菌、止血作用，医疗上用作软膏、乳剂等。天然药物中的果胶多被视为无效成分。

　　(4)树胶　是植物受伤后或被毒菌类侵袭后的分泌物，干后呈半透明或透明块状，如桃胶、阿拉伯胶、西黄耆胶等。大多数树胶被视为无效成分。

　　(5)肝素　是一类高度硫酸酯化的右旋多糖，由两种二糖单元聚合而成，广泛分布于哺乳动物的某些组织中。肝素具有很强的抗凝血作用，其钠盐主要用于预防和治疗血栓。

　　(6)透明质酸　是一种酸性黏多糖，广泛存在于动物的各种组织中，以眼球玻璃体、脐带和关节滑液中含量最高，可用于视网膜脱离手术，并作为天然保湿因子，用于化妆品中。

(二)糖的理化性质和检识

　　1. 理化性质　单糖多是白色或无色晶体，有甜味，具还原性。极性大，易溶于水，难溶于乙醇，不溶于亲脂性有机溶剂，如乙醚、氯仿等。低聚糖具有与单糖类似的性质。多糖一般无甜味，无还原性，不溶于冷水，可溶于热水成为胶体溶液，不溶于有机溶剂。

　　2. 检识反应　糖的检识反应包括化学检识和色谱检识。

　　(1)化学检识　糖的化学检识一般在水溶液中进行。

　　①Fehling(斐林)试剂反应　用于还原性糖的检识，产生砖红色氧化亚铜沉淀。试剂应新鲜配制。多糖、苷水解后生成还原性糖也可发生此反应。

$$R-CHO+2Cu(OH)_2+NaOH \xrightarrow{\triangle} R-COONa+Cu_2O\downarrow+3H_2O$$

　　②Tollen(多伦)试剂反应　用于还原性糖的检识，析出的银在薄层板或滤纸上为褐斑，在试管壁上则呈光亮银镜，因此也称银镜反应。

$$R-CHO+2Ag(NH_3)_2OH \longrightarrow R-COONH_4+2Ag\downarrow+H_2O+3NH_3$$

　　③Molish 试剂(α-萘酚浓硫酸)反应　是检识糖和苷类的重要反应，还可用于苷和

苷元的鉴别。取供试液，加 α - 萘酚乙醇溶液摇匀，沿管壁加入浓硫酸，慢慢立起试管，试管两液层交界处呈紫红色环。

（2）色谱检识　糖的色谱检识主要有薄层色谱和纸色谱。

①薄层色谱　常用的吸附剂是硅胶，也可用纤维素。展开剂常用极性较大的含水溶剂系统，如正丁醇 - 乙酸 - 水（4∶5∶1，上层 BAW）、氯仿 - 甲醇 - 水（65∶35∶10，下层）等三元溶剂系统。

②纸色谱　一般用水饱和的有机溶剂为展开剂，如正丁醇 - 乙酸 - 水（4∶5∶1，上层 BAW）、正丁醇 - 乙醇 - 水（4∶2∶1）、水饱和的苯酚等。常用的显色剂有苯胺 - 邻苯二甲酸试剂、三苯四氮盐试剂、间苯二酚 - 盐酸试剂等，这些显色剂对不同的糖往往显不同的颜色，除可以确定糖的斑点位置外，尚可区分其类型。

（三）糖的提取

根据糖类的溶解性，单糖及低聚糖可以用水或稀醇作为溶剂进行提取。提取时需要加入无机盐（如碳酸钙）或加热回流等方法破坏酶的活性，以防低聚糖被酶解。若天然药物中共存有酸性成分，还可以加入碳酸钙、碳酸钠等中和，尽量在中性条件下提取。常见有以下两种提取方法，见图 2 - 1 和图 2 - 2。

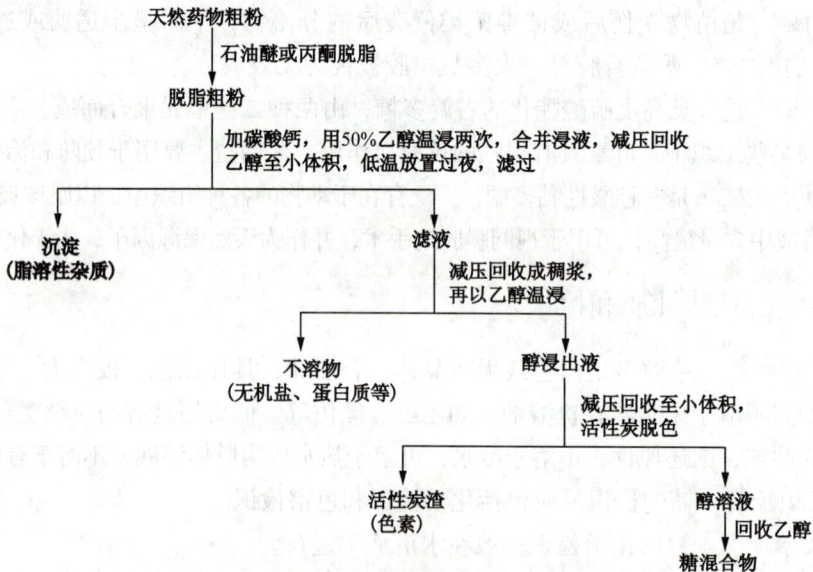

图 2 - 1　糖的提取（1）

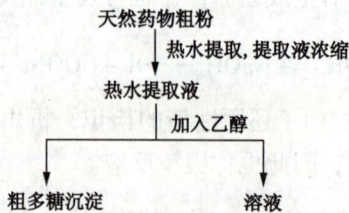

图 2 - 2　糖的提取（2）

注：多糖可溶于热水，不溶于乙醇，故可以采用水提醇沉的方法达到提取及初步纯化的目的。

二、苷类

苷类通常是指糖或糖的衍生物端基碳原子与非糖物质连接而形成的一类化合物。即糖＋苷元→苷。根据苷有水解性的特点，还可表述为：通过水解能生成糖或糖的衍生物和非糖物质的化合物称为苷。苷中的糖称为苷糖；非糖物质称为苷元；连接两者的化学键称为苷键；组成苷键的原子称为苷键原子。

苷元的类型

糖可以和各种类型的天然成分（非糖物质）结合成苷。无论在植物界还是动物界的天然药物中，苷类化合物广泛存在。从 1830 年 Roubiequet 等科学家提纯苦杏仁苷之后，人们又陆续从各种类型的天然药物中发现了苷类化合物。可以说，除大多数生物碱外，所有类型的天然药物化学成分均可以苷的形式存在于天然药物中。这些成分绝大多数具有较明显的生物活性。如大黄、番泻叶等含有的番泻苷 A、B、C、D 是泻下的有效成分；人参中含有的人参皂苷是大补元气的有效成分；黄芩中含有的黄芩苷是清热解毒的有效成分等。

（一）苷的结构类型

糖是苷类成分的共性部分，而苷元的结构各不相同，性质也千差万别。苷的分类有多种方式。

1. **按苷元的类型分类** 可分为蒽醌苷、黄酮苷、香豆素苷等。

2. **按苷键原子不同分类** 可分为氧苷（O－苷）、硫苷（S－苷）、氮苷（N－苷）、碳苷（C－苷）四类，其中以氧苷最为常见。

（1）氧苷（O－苷）

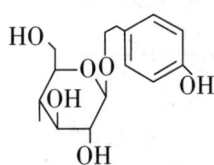

红景天苷(醇苷)

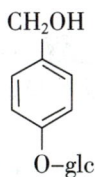

天麻苷(酚苷)

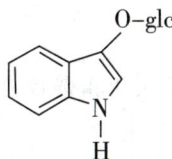

靛苷(吲哚苷)

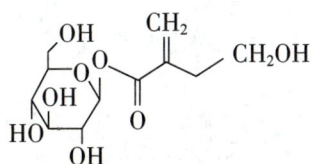

山慈菇苷A(酯苷)

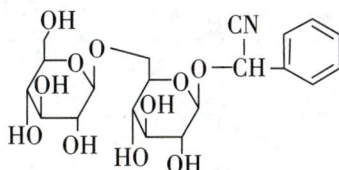

苦杏仁苷(氰苷)

（2）硫苷（S－苷）、氮苷（N－苷）、碳苷（C－苷）

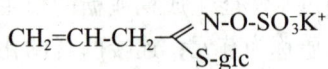
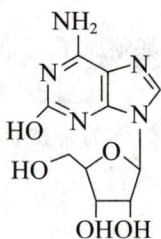
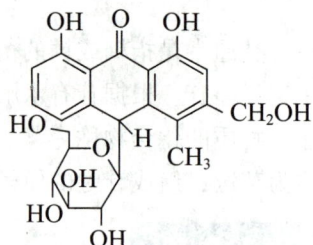

黑芥子苷（硫苷）　　　巴豆苷（氮苷）　　　芦荟苷（碳苷）

3. **按苷在植物体内的存在状态分类**　可分为原生苷（原存在于植物体内的苷）和次生苷（原生苷水解失去部分糖所获得的苷），如苦杏仁苷和野樱苷，前者是原生苷，后者是次生苷。

4. **按连接糖基的数目不同分类**　可分为单糖苷，如野樱苷；双糖苷，如苦杏仁苷；三糖苷等。

5. **按连接苷链的数目不同分类**　可分为单糖链苷，如苦杏仁苷；双糖链苷，如番泻苷 A。

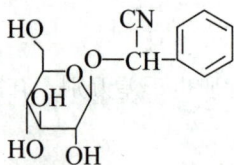
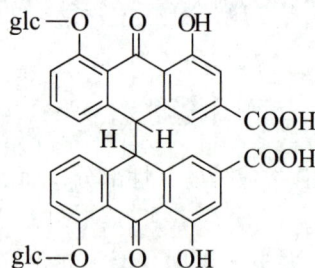

野樱苷　　　　　　　　　　　番泻苷A

6. **按苷的特殊物理性质分类**　如皂苷，其水溶液振摇后产生似肥皂样泡沫。

7. **按苷的生理活性分类**　如强心苷，具有明显的强心作用，可以治疗慢性心衰等疾患。

■ 课堂互动

请指出箭头所指部位的名称，填入相应括号内。

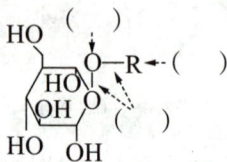

（二）苷的理化性质和检识

苷类化合物由于都含有糖，因而具有一定的共性。但由于苷元结构差别很大，苷类的性质也有很大差别。

1. **性状** 分子量小的苷通常可获得完好的结晶，分子量大的苷类多为固体粉末，具有吸湿性。颜色的有无与苷元的结构有很大关系。一般结构中有共轭体系存在、有助色团(如 – OH、– OCH$_3$)引入的，都具有明显的颜色。如蒽醌苷多为黄色，黄酮中的花色苷呈红、蓝、紫等不同颜色。

2. **溶解性** 苷元有亲脂性，不溶或难溶于水，可溶于有机溶剂，如乙醇、丙酮、乙酸乙酯等。

苷可溶于水、亲水性有机溶剂，不溶或难溶于亲脂性有机溶剂。苷的水溶性大小主要受糖的类型及糖的数目影响，具体情况应具体分析。一般认为，苷糖是苷的亲水性部分，苷元是苷的亲脂性部分。C – 苷在所有溶剂中均难溶或不溶。

3. **旋光性** 苷类都有旋光性。天然苷类多呈左旋，水解后由于生成糖而呈右旋。根据水解前后旋光性的变化，可以检识苷类成分的存在。

4. **水解性** 苷类化合物结构中因有苷键，所以在酸或酶的催化作用下能发生水解反应。水解反应是研究苷类和多糖结构的重要反应。根据水解条件和水解产物的不同，可获得一些关于苷键的构型、苷元与糖以及糖和糖之间连接方式的信息，这对研究多糖及苷的结构有很大帮助。

(1)**酸催化水解** 苷键属于缩醛结构，易被稀酸催化水解。常用的酸为稀盐酸、稀硫酸、甲酸、乙酸等。反应一般在水或稀醇溶液中进行。其水解特点是剧烈而彻底，水解产物为苷元和单糖。

按苷键原子的不同，水解难易顺序为：C – 苷 > S – 苷 > O – 苷 > N – 苷。

(2)**酶催化水解** 酶水解的特点是水解条件温和(30℃ ~40℃)，专属性高，即一种酶通常仅能水解一种特定构型的苷键而对其他部位无作用。水解产物为次生苷和单糖，也可得到真正的苷元和低聚糖等。

常用的酶有：只水解 α – D – 葡萄糖苷键的麦芽糖酶；只水解 β – 葡萄糖苷键的苦杏仁酶等。

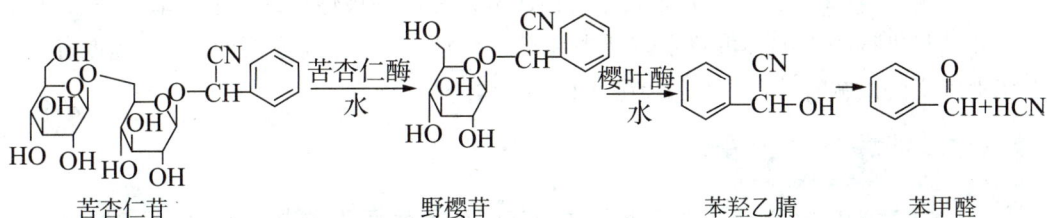

| 苦杏仁苷 | 野樱苷 | 苯羟乙腈 | 苯甲醛 |

天然药物中苷类成分往往与水解相应苷的酶共存。因此，在天然药物的采收加工、储存和提取分离过程中，必须注意酶对苷的影响。

(3)**碱水解反应** 一般的苷键对稀碱较稳定，不易被碱催化水解。但酯苷、酚苷易被碱催化水解。

5. **检识反应**

(1)**苷糖部分的显色反应** 苷类化合物经酸催化水解的过滤液，可进行糖的一系列检识反应。

(2)**苷元部分的显色反应** 见以后相应各章节。

（三）苷的提取分离

苷的种类众多，性质差异很大。提取时不但需要根据欲提取苷的性质确定提取方法，还需要明确提取的目的，即提取原生苷、次生苷还是苷元。

1. 原生苷的提取分离 提取原生苷多用水或乙醇作溶剂。用水提取时，水提取液可以采取乙醇沉淀法除去糖和蛋白质等水溶性杂质。用乙醇提取时，醇提取液浓缩后，可以采取水沉淀法或有机溶剂萃取法进行脱脂处理。

提取原生苷时，要设法破坏或抑制酶的活性。常用的方法有：直接用沸水提取；用甲醇或70%以上的乙醇提取；将药材先用一定量的碳酸钙拌匀后再用沸水提取；利用微波技术提取原生苷可达到直接灭酶的效果。目前，在天然药物化学成分提取与分离研究的新领域，微波技术报道颇多，利用微波技术提取原生苷时，可达到直接灭酶的效果。常用流程见图2-3。

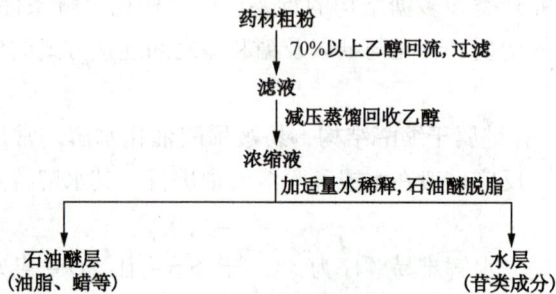

药材粗粉

↓ 70%以上乙醇回流,过滤

滤液

↓ 减压蒸馏回收乙醇

浓缩液

↓ 加适量水稀释,石油醚脱脂

石油醚层　　　　　　　　　　　　　　水层
（油脂、蜡等）　　　　　　　　　　（苷类成分）

图2-3 原生苷类提取方法

2. 次生苷的提取分离 提取次生苷常用溶剂为适当浓度的乙醇或乙酸乙酯。次生苷提取前应充分利用与苷共存酶的活性，促使苷酶水解。工业上常将药材粗粉喷水堆放，30℃~40℃预发酵24小时左右即得次生苷。

3. 苷元的提取分离 苷元多属脂溶性成分，可以用极性小的溶剂提取。一般方法是先将药材进行酸水解，再将水解液中和至中性后，用氯仿（或石油醚等）提取苷元。但需要注意酸水解时，要尽量避免破坏苷元结构。

糖与苷元的连接位置

$^{13}C-NMR$谱是确定苷元和糖之间连接位置的有效方法。在$^{13}C-NMR$谱中，苷元羟基因与糖结合成苷，故苷元羟基的成苷碳原子（一般称为$\alpha-$碳原子）和与其相邻的碳原子（一般称为$\beta-$碳原子）的信号发生位移，而其他距苷键较远的碳原子的信号几乎不变；同时，苷分子中的糖部分，其端基碳原子的信号与游离单糖端基碳信号比较，也发生了位移，这种位移称为苷化位移。利用苷化位移规律，将苷和苷元的$^{13}C-NMR$相比较，就可以很容易地辨别出苷元的哪个碳原子与糖相连。

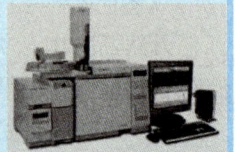

（四）苷类化合物实例——苦杏仁

苦杏仁为蔷薇科植物山杏、西伯利亚杏、东北杏或杏的干燥成熟种子。其所含主要成分有苦杏仁苷（氰苷）、苦杏仁酶、脂肪油（杏仁油）等。苦杏仁苷是苦杏仁药材及饮片的质量控制成分。《中国药典》（2010 版）规定，苦杏仁药材含苦杏仁苷（$C_{20}H_{27}NO_{11}$）不得少于 3.0%，苦杏仁饮片含苦杏仁苷（$C_{20}H_{27}NO_{11}$）不得少于 2.1%。

苦杏仁有小毒，生品入煎剂应后下，内服不宜过量，以免中毒。

苦杏仁苷鉴别的方法：①取苦杏仁数粒，加水共研，产生苯甲醛的特殊香气；②取苦杏仁数粒，捣碎，称取 0.1g，置试管中，加水数滴使湿润，试管中悬挂一条三硝基苯酚试纸，用软木塞塞紧，置温水浴中，10min 后，试纸显砖红色。

小　　结

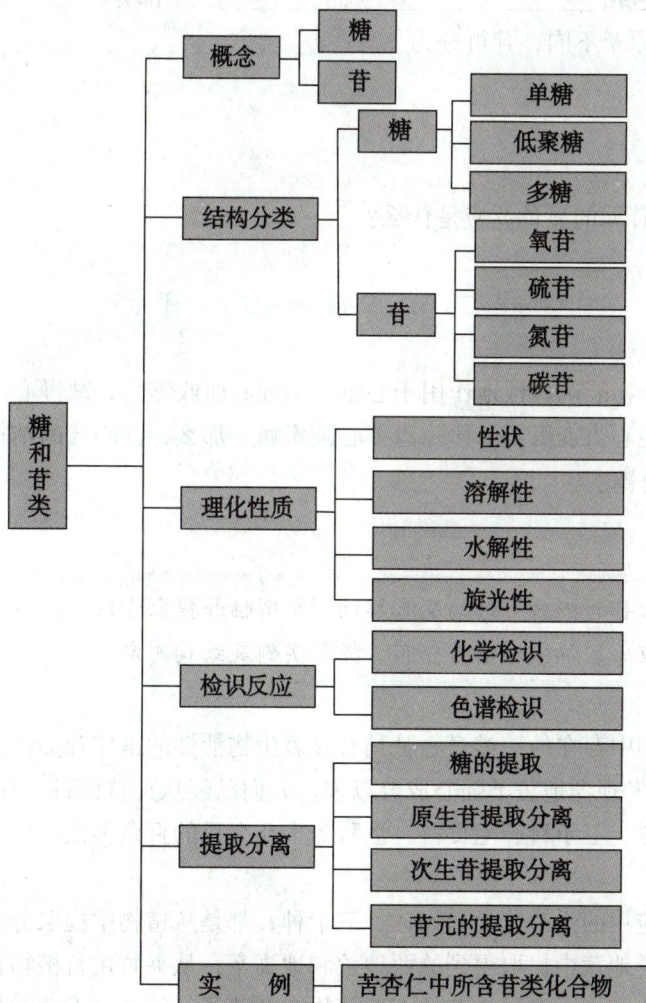

同步训练

一、最佳选择题

1. 最易酸水解的苷是（　　）
   A. N-苷 　　　　　　B. C-苷 　　　　　　C. S-苷
   D. O-苷 　　　　　　E. 靛苷

2. 提取原生苷应特别注意的问题是（　　）
   A. 防止水解 　　　　B. 选择适宜的方法 　　C. 选择适宜的溶剂
   D. 粉碎药材 　　　　E. 增大浓度差

二、填空题

3. 苷的结构包括_____、_____、_____三个部分。

4. 根据苷键原子不同，苷可分为_____、_____、_____、_____四类。

三、简答题

5. 苷的定义。

6. 区别苷与苷元的显色反应是什么？

第二节　强　心　苷

强心苷类化合物能选择性地作用于心脏，增强心肌收缩力，减慢心率，临床用于治疗急、慢性充血性心力衰竭及节律障碍等心脏疾病。那么，强心苷的结构如何？有哪些性质？如何提取分离？

▐▐ 知识要点

掌握强心苷的概念、结构及溶解性、水解性和提取方法。熟悉强心苷的分类及检识反应。了解强心苷的分布、提取实例及结构测定。

强心苷是植物中存在的一类对心脏具有显著生物活性的甾体苷类化合物。

自19世纪初发现洋地黄类强心成分以来，人们已经从夹竹桃科、玄参科、百合科、萝藦科、十字花科、卫矛科、毛茛科、豆科等十几个科的百余种植物中分离得到千余种强心苷类化合物。

目前临床上应用的强心苷类药物达二三十种，都是从植物中提取分离得到的，如从玄参科植物毛花洋地黄中提取得到的西地兰和地高辛；从夹竹桃科植物黄花夹竹桃果仁中提取得到黄夹苷等。含有强心苷的天然药物有葶苈子、铃兰、毛花洋地黄、黄花夹竹桃、北五加皮、罗布麻等。动物中至今尚未发现强心苷类成分。

一、结构与分类

强心苷的结构由强心苷元（含甾体母核）与糖两部分构成。

（一）强心苷元的结构

天然存在的强心苷元是一个环戊烷骈多氢菲的甾体母核，属于 C_{17} 侧链为不饱和内酯环的甾体化合物。

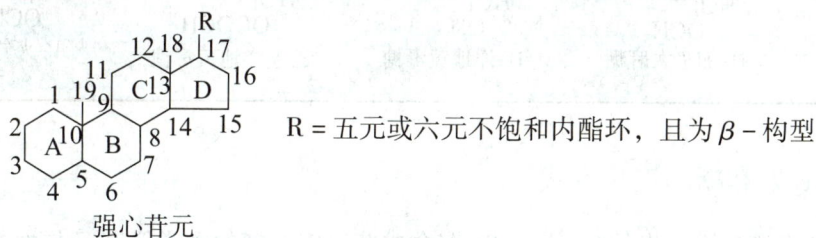

R = 五元或六元不饱和内酯环，且为 β-构型

强心苷元

苷元中甾体母核由17个碳原子组成 A、B、C、D 四个环。天然存在的强心苷元四个环的稠合方式为 B/C 环反式，C/D 环顺式，A/B 环顺式（少反式）。母核中 C_3、C_{14} 位常各有一个 β-OH，强心苷中的糖均是与 C_3-OH 结合成苷。甾核其他位置上还可能有羟基或其他基团，如 C_{10} 位上多为甲基或醛基、羟甲基、羧基等含氧基团。根据 C_{17} 位不饱和内酯环的不同，强心苷元可分为两大类。

1. 甲型强心苷元 C_{17} 侧链为五元不饱和内酯环（五元 $\Delta^{\alpha,\beta}$-γ-内酯），又称强心甾烯型，如洋地黄毒苷元。天然强心苷类大多属于此种类型。

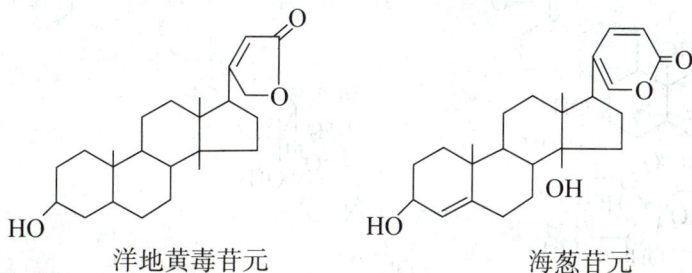

洋地黄毒苷元

海葱苷元

2. 乙型强心苷元 C_{17} 侧链为六元不饱和内酯环（$\Delta^{\alpha\beta,\gamma\delta}$-$\delta$-内酯），又称海葱甾烯型或蟾酥甾烯型，如绿海葱苷元。自然界中仅少数强心苷属于此种类型。

（二）强心苷中糖的结构

强心苷结构中除常见的六碳醛糖、6-去氧糖外，还有仅存在于强心苷中的特殊糖，即2,6-去氧糖（α-去氧糖）。强心苷的糖基上还可能有乙酰基存在，如乙酰洋地黄毒糖。强心苷中常见的去氧糖见表2-3。

表2-3　强心苷中去氧糖的种类

结构类型	常见的糖			
6-去氧糖	D-鸡纳糖	D-洋地黄糖	L-黄花夹竹桃糖	L-鼠李糖
2,6-去氧糖	D-加拿大麻糖	D-洋地黄毒糖	乙酰洋地黄毒糖	L-夹竹桃糖

（三）苷元和糖的连接方式

强心苷中的糖均与苷元 C_3 位 -OH 缩合成苷。依据糖的种类及苷元与糖的连接方式，可以分为三种类型：

Ⅰ型：苷元 C_3 -O-（2,6-去氧糖）$_x$-（D-葡萄糖）$_y$。如洋地黄毒苷。

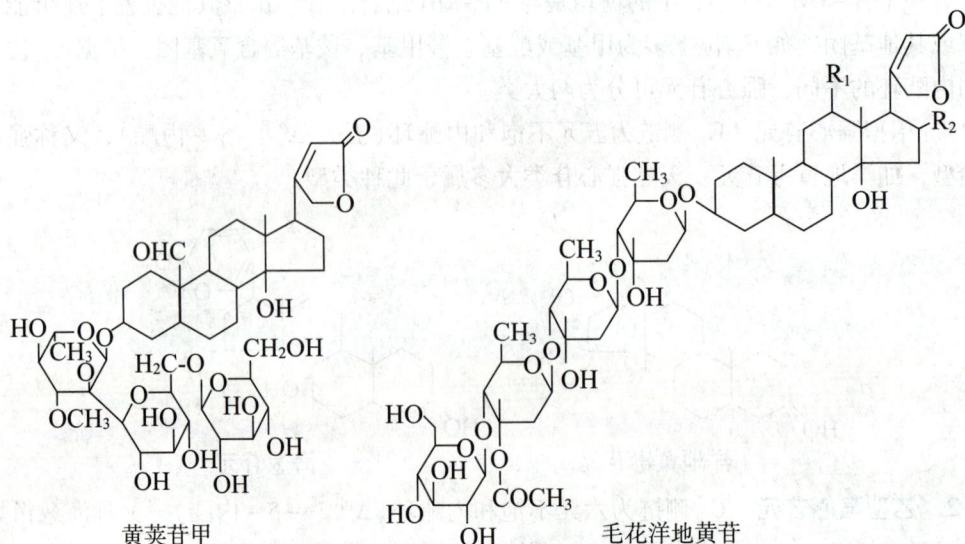

黄夹苷甲　　　　　　　毛花洋地黄苷

Ⅱ型：苷元 $C_3 - O - (6-去氧糖)_x - (D-葡萄糖)_y$。如黄夹苷甲。

Ⅲ型：苷元 $C_3 - O - (D-葡萄糖)_x$。如绿海葱苷。

　　　（$x = 1 \sim 3$，$y = 1 \sim 2$）

存在于植物中的强心苷以Ⅰ型、Ⅱ型强心苷较多，Ⅲ型强心苷较少。

二、理化性质

（一）性状

强心苷多为无色结晶或无定形粉末，具有旋光性，C_{17}侧链为 β 构型者味苦，为 α 构型者无苦味，对黏膜有刺激性。

（二）溶解性

强心苷一般可溶于水、乙醇、丙酮等极性溶剂，微溶于乙酸乙酯、含醇氯仿，几乎不溶于乙醚、苯、石油醚等极性小的溶剂。强心苷的溶解性与分子中糖的种类、数量、苷元部分的亲水性基团（尤其是游离羟基）数目及位置有关。亲水性基团越多，则水溶性越大。如乌本苷虽然是单糖苷，但分子中共有 8 个羟基，水溶性大（冷水 $1:75$，沸水 $1:5$），难溶于氯仿；而洋地黄毒苷虽然是三糖苷，但所连接的糖均是 $2,6-$去氧糖，分子中仅有 5 个羟基，在水中溶解度小（$1:100000$），易溶于氯仿（$1:40$）。

强心苷元易溶于氯仿等亲脂性有机溶剂，一般难溶于水。

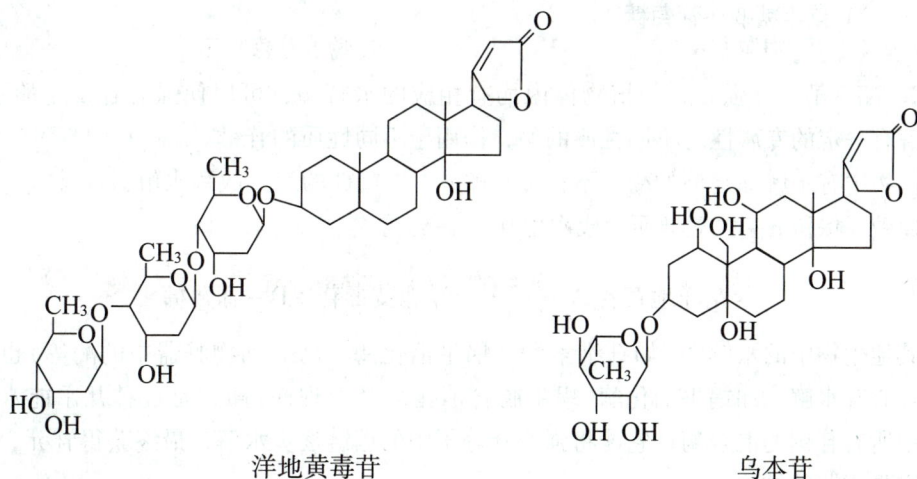

洋地黄毒苷　　　　　　　　　　　乌本苷

（三）水解性

强心苷的苷键可被酶或酸水解，分子中的酰基和内酯环能被碱水解。由于苷键连接的糖的种类不同，其水解难易程度不同；水解条件不同，水解产物也有差异。水解性是研究强心苷组成，改造强心苷结构的重要方法。

1. 酸水解

(1) 温和酸水解　用稀酸(0.02～0.05mol/LHCl 或 H$_2$SO$_4$)在含水乙醇中经短时间加热回流，可使 I 型强心苷中苷元与 2,6-去氧糖之间及 2,6-去氧糖之间的糖苷键水解断裂，而 2,6-去氧糖与 D-葡萄糖之间的糖苷键在此条件下不易断裂。水解产物常为苷元、2,6-去氧糖以及含 2,6-去氧糖和 D-葡萄糖的双糖或三糖。例如紫花洋地黄苷 A 的稀酸水解：

紫花洋地黄苷 A $\xrightarrow{\text{稀酸温和水解}}$ 洋地黄毒苷元 + 2 分子 D-洋地黄毒糖 + D-洋地黄毒糖 - β-D 萄葡糖

(2) 强烈酸水解　由于 II 型、III 型强心苷中均不含有 2,6-去氧糖，温和酸水解难以进行，必须增大酸的浓度(3%～5% 或 0.56～0.94mol/LHCl/H$_2$SO$_4$)、延长作用时间或同时加压，才能将苷键全部水解，产物为苷元和定量的单糖。但此种水解反应常引起苷元结构改变，在含 -OH 位置发生脱水反应生成脱水苷元。如海葱苷 A 在此条件下水解生成双脱水苷元。

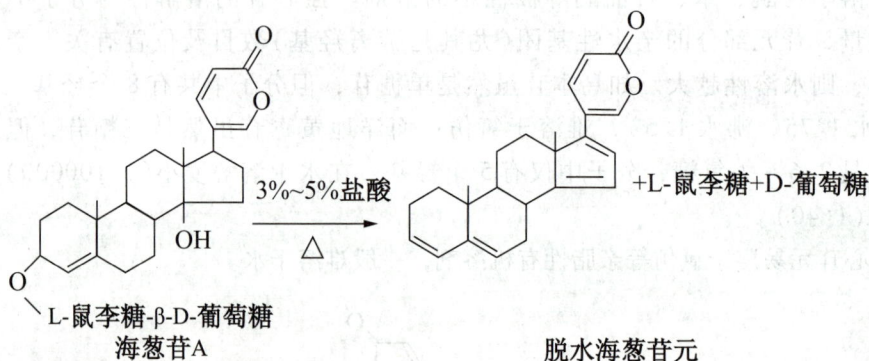

L-鼠李糖-β-D-葡萄糖
海葱苷A
$\xrightarrow[\triangle]{3\%\sim5\%盐酸}$
+L-鼠李糖+D-葡萄糖
脱水海葱苷元

2. 酶水解

含强心苷的植物体内均有相应的水解酶，可以使强心苷发生酶水解。酶水解有一定的专属性。不同性质的酶，作用于不同性质的苷键。

植物中有水解葡萄糖的酶，不存在水解 α-去氧糖的酶，故酶水解只能除去分子中的葡萄糖，保留 α-去氧糖而生成次生苷。

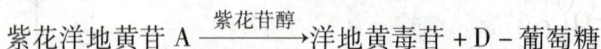

紫花洋地黄苷 A $\xrightarrow{\text{紫花苷醇}}$ 洋地黄毒苷 + D-葡萄糖

其他生物中的水解酶(如纤维素酶、蜗牛消化酶、高等动物脏器中的酶等)也能使某些强心苷水解。如蜗牛消化酶(蜗牛肠管消化液经处理而得)，是一种几乎能水解强心苷中所有苷键的混合酶，它能将强心苷分子中的糖链逐步水解，最终获得苷元，常用来研究强心苷的结构。

如：K-毒毛旋花子苷逐步酶解，分别得到 K-毒毛旋花子麻苷、加拿大麻苷、毒毛旋花子苷元。

一般来说，乙型强心苷较甲型强心苷易被酶水解。

3. 碱水解

强心苷的苷键不被碱水解，但强心苷分子中的酰基、内酯环可在碱液作用下发生水解或裂解、苷元异构化等反应。

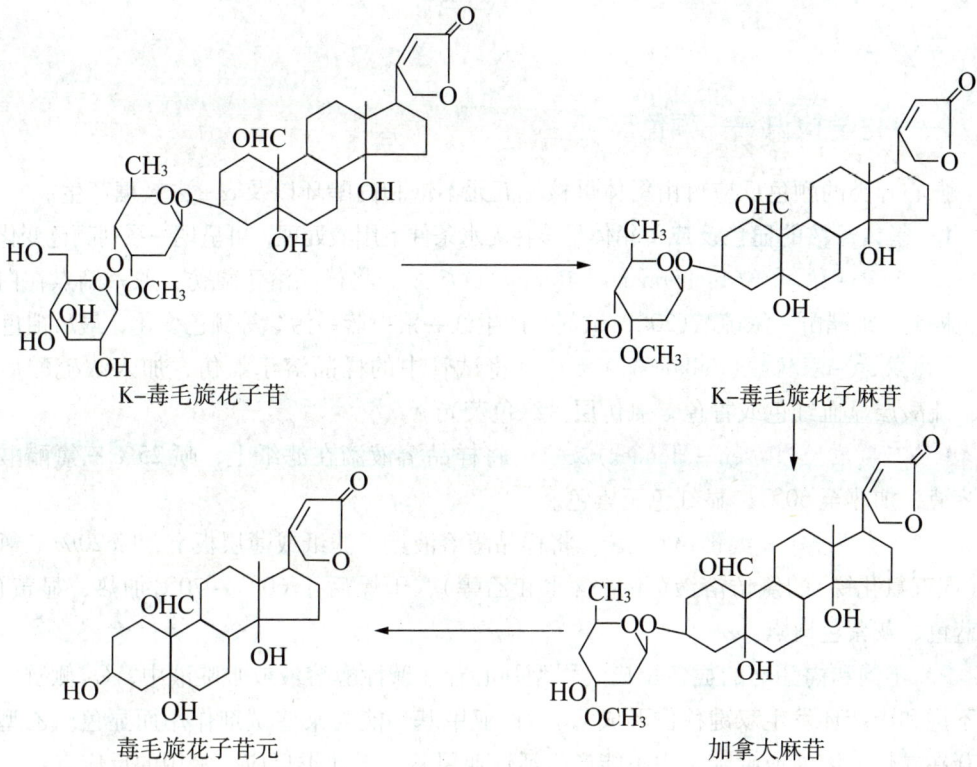

K-毒毛旋花子苷

K-毒毛旋花子麻苷

毒毛旋花子苷元

加拿大麻苷

课堂互动

　　下面是毛花洋地黄毒苷的结构式，请指出该成分在强烈酸水解、温和酸水解、酶水解、碱水解时苷键断裂的位置以及水解产物。

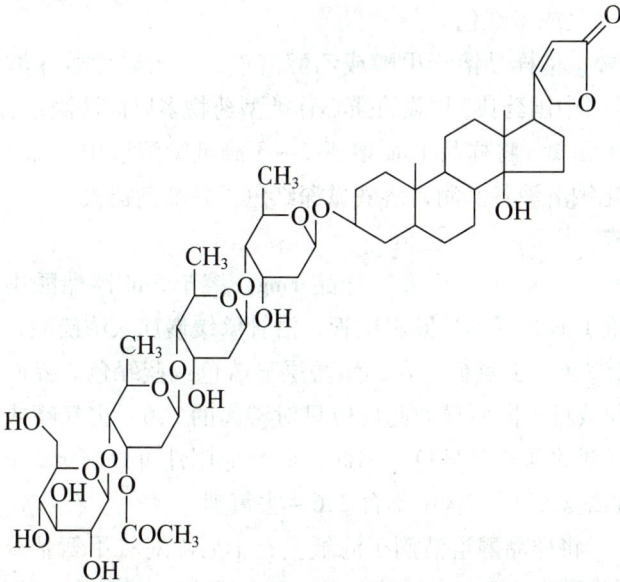

三、检识

(一)化学检识——颜色反应

强心苷类的颜色反应可由甾体母核、五元不饱和内酯环以及 α – 去氧糖产生。

1. 甾体母核的显色反应 甾体母核在无水条件下用酸处理，可呈现一系列颜色变化。

(1)醋酐 – 浓硫酸(Liebermann – Burchard)反应 将样品溶于氯仿，取一滴点在白瓷点滴板上，加醋酐 – 浓硫酸(20:1)试剂，产生红→紫→蓝→污绿等颜色变化，最后褪色。

(2)氯仿 – 浓硫酸(Salkowski)反应 将试管中的样品溶于氯仿，加入浓硫酸后分层，硫酸层显血红色或青色，氯仿层呈绿色荧光。

(3)三氯醋酸(Rosen – Heimer)反应 将样品溶液滴在滤纸上，喷25%三氯醋酸乙醇溶液，加热至60℃，显红色至紫色。

(4)三氯化锑(五氯化锑)反应 将样品醇溶液点于滤纸或薄层板上，喷20%三氯化锑(或五氯化锑)的氯仿溶液(不应含水和乙醇)，干燥后于60℃~70℃加热，显黄色、灰蓝色、灰紫色斑点。

2. 不饱和内酯环的显色反应 甲型强心苷在碱性醇溶液或吡啶液中，C_{17} 侧链的五元不饱和内酯环发生双键移位形成 C_{22} 活性亚甲基，能与某些试剂作用而显色。乙型强心苷在碱性醇溶液或吡啶液中不能产生活性亚甲基，无此类反应。常用的反应有：

(1)间二硝基苯(Raymond)反应 将样品1mg，用少量50%乙醇溶液溶解，加入1%间二硝基苯的醇溶液0.1ml，摇匀后再加入20%氢氧化钠溶液0.2ml，呈现紫红色。此法也可用于纸色谱显色。

(2)3,5 – 二硝基苯甲酸(Kedde)反应 将样品溶于甲醇或乙醇溶液，加入3,5 – 二硝基苯甲酸试剂3~4滴，产生红色或紫红色。

(3)碱性苦味酸(Baljet)反应 将样品溶于甲醇或乙醇溶液，加入碱性苦味酸试剂数滴，呈现橙至橙红色。2010版《中国药典》收载的强心苷类型药物多以此法测定含量。

(4)亚硝酰铁氰化钠(Legal)反应 将样品1mg溶于2~3滴吡啶溶液中，加3%亚硝酰铁氰化钠试剂和10%氢氧化钠溶液各1滴，溶液显深红色，并渐渐褪去。

3. 2,6 – 去氧糖的显色反应

(1)三氯化铁 – 冰醋酸(Keller – Kiliani)反应 样品1mg，溶于5ml冰醋酸中，加20%三氯化铁(或硫酸铁)水溶液1滴，混匀后倾斜试管，沿管壁缓慢加入浓硫酸，观察醋酸层及界面的颜色变化。若有2,6 – 去氧糖存在，醋酸层显蓝色或蓝绿色。界面的颜色随苷元中羟基、双键的位置和数目不同而异。此反应只对游离的2,6 – 去氧糖或在反应条件下能水解产生2,6 – 去氧糖的强心苷显色。因此，此反应阳性可以确定2,6 – 去氧糖的存在。但阴性反应并不能绝对证明结构中不含2,6 – 去氧糖。

(2)对二甲氨基苯甲醛反应 将样品醇溶液滴于滤纸上，干后喷对二甲氨基苯甲醛试剂并于90℃加热30秒，分子中若含2,6 – 去氧糖可显灰红色斑点。

(3)咕吨氢醇(Xanthydrol)反应 取样品醇溶液少许，加咕吨氢醇试剂1ml，置水浴上加热数分钟，若含有 2,6 - 去氧糖即可显红色。

（二）色谱检识

1. **纸色谱** 一般对亲脂性较强的强心苷及苷元，用20% ~ 50%的甲酰胺丙酮液浸渍过的滤纸为固定相，以甲酰胺饱和的苯或甲苯为流动相，可达到满意的分离效果。而对亲水性较强的强心苷，以水浸透的滤纸作为固定相，以水饱和的丁酮或氯仿 - 甲醇 - 水(10:2:5)为流动相，分离效果较好。

2. **薄层色谱** 分配薄层和吸附薄层均可用于强心苷的薄层检识，但以分配薄层的分离效果较好。载体有硅藻土、纤维素、硅胶等，常用甲酰胺、二甲基甲酰胺等为固定液，氯仿 - 丙酮(4:1)等溶剂系统作为流动相。对于亲脂性强的强心苷可用硅胶 G 或氧化铝吸附薄层，以氯仿 - 甲醇(99:1)等溶剂系统为流动相。

常用的显色剂有：碱性 3,5 - 二硝基苯甲酸试剂，显红色，几分钟后褪色；1% 碱性苦味酸试剂，于90℃ ~ 100℃加热 4 ~ 5 分钟，显橙红色。

四、提取

天然药物中强心苷含量一般较低(多在 1% 以下)，常与糖类、皂苷、植物色素、鞣质、水解酶等共存，这些成分的存在往往能够影响或改变强心苷在许多溶剂中的溶解性。在天然药物采收、贮存过程中，还易引起原生苷酶解生成次生苷，与原生苷并存，增加了成分的复杂性。因此，提取时应综合考虑上述因素，用几种方法经多次反复处理方能获得纯品。

（一）原生苷的提取

提取原生苷需抑制酶的活性，原料应新鲜，采集后要低温快速避光干燥并防潮。原生苷常用甲醇或 70% 的乙醇加热回流提取，提取效率高，同时还可抑制酶的活性。提取中应避免酸、碱对强心苷结构的影响。若是含脂类杂质较多的药材，需先用石油醚、乙醚等溶剂脱脂后再进行提取；若是含叶绿素较多的叶或全草，可用稀碱液皂化除去叶绿素，也可用活性炭吸附法、析胶法、萃取法除去后再行提取，在操作中要根据实际情况综合运用。

（二）次生苷的提取

次生苷的提取则要利用药材中酶的活性，采取发酵促进水解或部分酸、碱水解等适当方法，生成次生苷后再进行提取。也可先提取原生苷，再用稀酸水解生成次生苷后选用合适的溶剂回流提取。

（三）实例——毛花洋地黄中西地兰、地高辛的提取

毛花洋地黄是临床常用的治疗心力衰竭的有效药物，其叶中主含30 余种甲型强心苷，多为次生苷。毛花洋地黄苷甲、乙、丙、丁、戊是五种原生苷，其中苷丙含量最

高，占总苷的 20% ~30% 。强心药西地兰(又称去乙酰毛花洋地黄苷丙)和地高辛(又称异羟基洋地黄毒苷)均是以毛花洋地黄为原料进行制备的。

1. 主要化学成分及结构

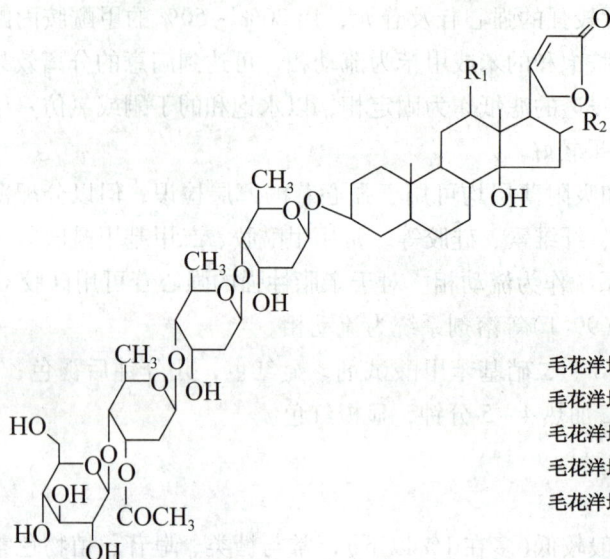

	R_1	R_2
毛花洋地黄苷甲	H	H
毛花洋地黄苷乙	H	OH
毛花洋地黄苷丙	OH	H
毛花洋地黄苷丁	OH	OH
毛花洋地黄苷戊	H	-OCHO

2. 西地兰的提取

西地兰又称去乙酰毛花洋地黄苷丙，为无色结晶。熔点(mp) 265℃ ~268℃，能溶于甲醇(1:200)，微溶于氯仿(1:2000)、乙醇(1:2500)、水(1:5000)，不溶于乙醚。

西地兰的提取可分为三个步骤：提取总苷→分离苷丙→苷丙脱乙酰基。

(1)总苷的提取　见图 2 -4

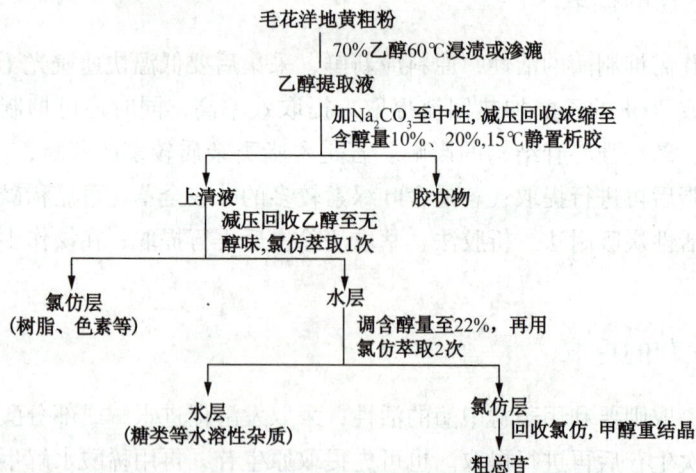

图 2 -4　总苷的提取流程图

(2)苷丙的分离　总苷中苷丙极性最大，在氯仿中的溶解度最小，而苷甲、乙和丙三者在甲醇(1:20)和水中溶解度相似。利用它们在氯仿与稀甲醇中的分配系数不同，采用总苷 - 氯仿 - 甲醇 - 水(1:500:100:500)进行两相溶剂萃取分离，可得到较纯的苷丙，见图 2 -5。

```
                              粗总苷
                              溶于甲醇并滤过，向滤液中加入氯仿和水,使
                              总苷-甲醇-氯仿-水比例为1：100：500：500
              ┌───────────────────────┴───────────────────────┐
          稀甲醇层                                         氯仿层
          减压浓缩,
          冷却,抽滤
      ┌──────┴──────┐                              ┌──────┴──────┐
    母液         粗结晶                            氯仿         残液
               (主含苷丙和苷乙)                              (主含苷甲和苷乙)
              按总苷所用溶剂比例再次分离
      ┌───────────────────┴───────────────────┐
    氯仿层                                  稀甲醇层
                                           减压浓缩
    残液                                    结晶
   (主含苷乙)                              (主含苷丙)
```

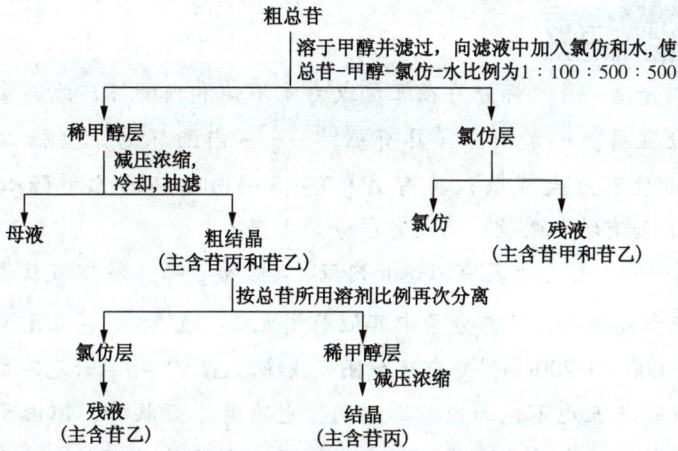

图2-5 苷丙的分离流程图

(3)苷丙脱乙酰基——西地兰的生成 乙酰氧基的水解较易进行。按苷丙 – 甲醇 – 氢氧化钙(或碳酸氢钾) – 水(1：33ml：60mg：33ml)，将苷丙溶于热甲醇中(约25倍量)，氢氧化钙溶于水中，分别过滤后混合均匀，调pH8~9，放置24小时后，测pH值接近中性时，表示反应达到终点。减压浓缩至约1/5量，放置过夜，滤集析出的沉淀或结晶(西地兰在甲醇中的溶解度约1：200)，用甲醇重结晶即得西地兰纯品。

3. 地高辛的提取 地高辛又称异羟基洋地黄毒苷，为白色结晶或结晶性粉末，无臭，味苦。可溶于稀乙醇、吡啶、氯仿与乙醇的混合液中，不溶于水、乙醚、丙酮、乙酸乙酯、氯仿。地高辛的提取流程，见图2 – 6。

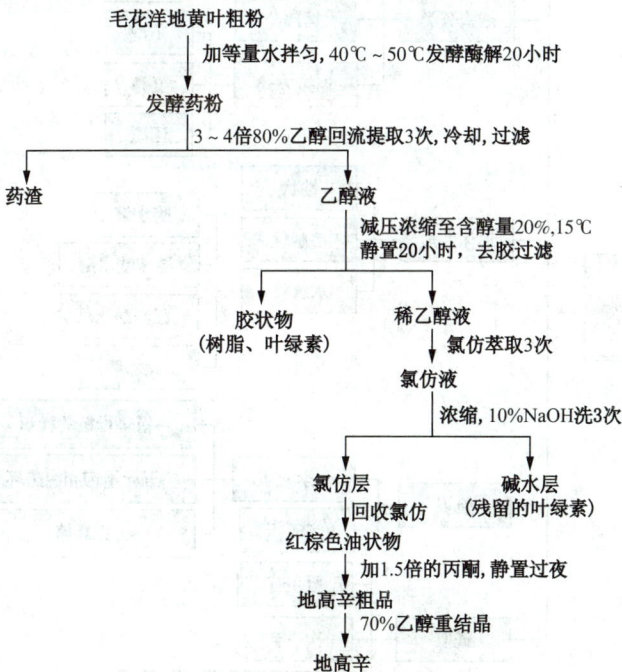

```
                          毛花洋地黄叶粗粉
                          加等量水拌匀,40℃~50℃发酵酶解20小时
                          发酵药粉
                          3~4倍80%乙醇回流提取3次,冷却,过滤
              ┌───────────────┴───────────────┐
            药渣                            乙醇液
                                          减压浓缩至含醇量20%,15℃
                                          静置20小时,去胶过滤
                              ┌───────────────┴───────────────┐
                          胶状物                          稀乙醇液
                        (树脂、叶绿素)                     氯仿萃取3次
                                                          氯仿液
                                                          浓缩,10%NaOH洗3次
                                              ┌───────────────┴───────────────┐
                                          氯仿层                          碱水层
                                          回收氯仿                      (残留的叶绿素)
                                          红棕色油状物
                                          加1.5倍的丙酮,静置过夜
                                          地高辛粗品
                                          70%乙醇重结晶
                                          地高辛
```

图2-6 地高辛的提取流程图

强心苷的结构测定

1. **UV 光谱** 苷元部分存在五元或六元不饱和内酯环，故其紫外吸收光谱的特征较显著。一般说来，具有 $\Delta^{\alpha,\beta}-\gamma-$ 内酯环的甲型强心苷元，在 $217\sim220nm$ 处有最大吸收；具有 $\Delta^{\alpha\beta,\gamma\delta}-\delta-$ 内酯环的乙型强心苷元，在 $295\sim300nm$ 处有特征吸收。借此可区分两类强心苷。

2. **IR 光谱** 苷元上具有不饱和内酯结构，$\upsilon_{c=o}$ 峰为特征吸收峰，其波数与环内共轭程度有关，而与分子中其他基团无关。$\Delta^{\alpha,\beta}-\gamma-$ 五元不饱和内酯环一般在 $1\,800\sim1\,700cm^{-1}$ 处有两个强吸收峰。$\Delta^{\alpha\beta,\gamma\delta}-\delta-$ 六元不饱和内酯环的羰基吸收峰与五元不饱和内酯环相同，也有两个吸收峰，但由于环内共轭程度增高，导致两个吸收峰较 $\Delta^{\alpha\beta}-\gamma-$ 五元不饱和内酯环的相应吸收峰分别向低波数位移约 $40cm^{-1}$。

小　结

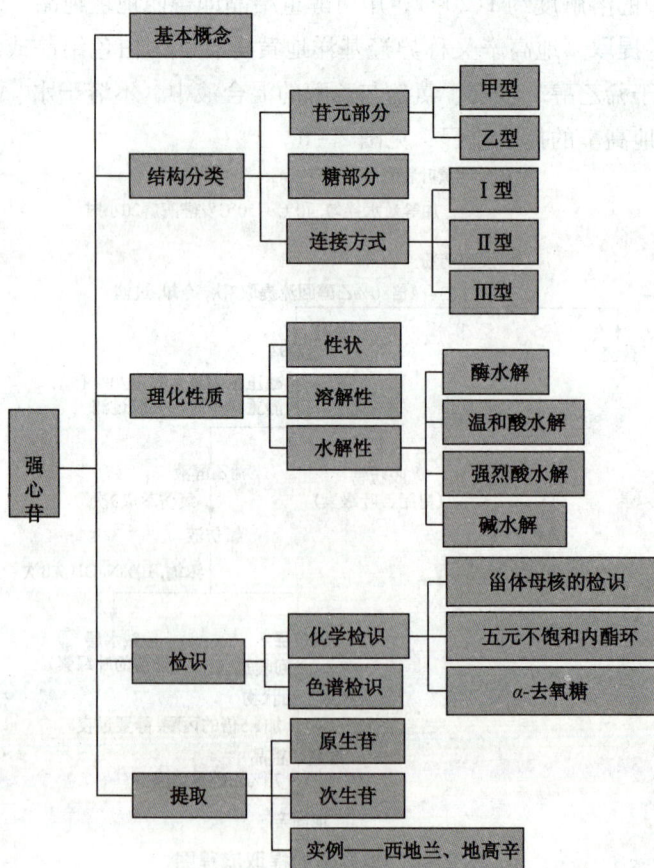

同步训练

一、最佳选择题

1. 强心苷元的基本母核为（　　）
   A. 苯骈 α – 吡喃酮　　　　B. 环戊烷骈多氢菲　　　C. 五元不饱和内酯环
   D. 六元不饱和内酯环　　　E. 含氧杂环

2. 强心苷元 C_{17} 侧链为（　　）
   A. 五元或六元不饱和内酯环　B. 戊酸　　　　　　　　C. 内酯环
   D. 含氧杂环　　　　　　　　E. 9~10 个碳原子的烃

3. 只存在于强心苷中的糖是（　　）
   A. D – 葡萄糖　　　　　　　B. L – 鼠李糖　　　　　C. 6 – 去氧糖
   D. 2,6 – 去氧糖　　　　　　E. D – 果糖

4. 强心苷元多在哪个位置与糖结合成苷（　　）
   A. C_{10} 位　　　　　　　　B. C_{14} 位　　　　　　C. C_3 位
   D. C_{17} 位　　　　　　　　E. C_{19} 位

5. Ⅱ型强心苷中，苷元与糖结合的方式为（　　）
   A. 苷元 C_3 –（6 – 去氧糖）$_x$ –（D – 葡萄糖）$_y$
   B. 苷元 C_3 –（D – 葡萄糖）$_x$
   C. 苷元 C_3 –（D – 葡萄糖）$_x$ –（2,6 – 去氧糖）$_y$
   D. 苷元 C_3 –（2,6 – 去氧糖）$_x$ –（D – 葡萄糖）$_y$
   E. 苷元 C_3 –（D – 葡萄糖）$_x$ –（6 – 去氧糖）$_y$

6. 原生苷多难溶于（　　）
   A. 氯仿　　　　　　　　　　B. 水　　　　　　　　　C. 乙醇
   D. 甲醇　　　　　　　　　　E. 丙酮

7. 可用于鉴别游离 2,6 – 去氧糖的试剂是（　　）
   A. 三氯化铁 – 冰醋酸试剂　B. 醋酐 – 浓硫酸试剂　　C. 三氯醋酸试剂
   D. 亚硝酰铁氰化钠试剂　　　E. 香草醛 – 浓硫酸试剂

8. 下列可用于区别甲型和乙型强心苷的试剂是（　　）
   A. 醋酐 – 浓硫酸　　　　　B. 碱性 3,5 – 二硝基苯甲酸 C. 三氯化铁 – 冰醋酸
   D. 三氯醋酸　　　　　　　　E. 氯仿 – 浓硫酸试剂

二、填空题

9. 强心苷是存在于植物中的一类具有强心作用的_____化合物。常见的药材有_____、_____、_____。

10. 强心苷苷元可分为两类。一类 C_{17} 位上连接_____不饱和内酯环，另一类 C_{17}

位上连接_____不饱和内酯环。前者称为_____型强心苷元，又称_____型；后者称为_____型强心苷元，又称_____型或_____型。

11. 根据试剂的作用部位，可将强心苷的显色反应分为三类，它们是作用于_____，_____和_____的反应。

12. 检识 α - 去氧糖的常用反应有_____，_____。

三、简答题

13. 如何用化学方法区别下列各组化合物？
    ①甲型强心苷和乙型强心苷
    ②Ⅰ - 型强心苷和Ⅱ - 型强心苷

14. 提取强心苷的原生苷，应注意哪些问题？

第三节　皂　　苷

皂苷主要分布于陆地高等植物中，种类繁多，组成复杂，也少量存在于海星和海参等海洋生物中，如从鲨鱼肝脏中分离出的鲨烯。许多中药如人参、远志、桔梗、甘草、知母和柴胡等的主要有效成分都含有皂苷。皂苷的生物活性多种多样，如薯蓣皂苷元具有杀精子、抗早孕的作用，也是作合成甾体避孕药和激素类药物的原料；皂苷类化合物可以和胆固醇形成沉淀复合物而影响胆固醇的吸收，从而降低血浆脂质中胆固醇的含量，如泽泻醇 A、B 和 C，柴胡皂苷等；七叶皂苷具有明显的抗渗出、抗炎、抗瘀血作用，能恢复毛细血管的正常渗透性，提高毛细血管张力，控制炎症，改善循环，对脑外伤及心血管疾病有较好的治疗作用；中成药心脑舒通含有由蒺藜果实中提取的总甾体皂苷，用于心脑血管疾病的防治；有些皂苷还具有抗菌、解热、镇静、抗癌等有价值的生物活性。

▊ 知识要点

掌握皂苷的定义、理化性质；熟悉皂苷的分类、结构特点及提取分离、检识方法；了解皂苷的性状、生物活性及人参、黄芪、甘草中的有效成分。

皂苷是一类结构复杂的苷类化合物，其水溶液经振摇后能产生大量持久性、似肥皂样的泡沫。固又称为皂苷。

一、结构与分类

皂苷由皂苷元与糖构成。组成皂苷的糖常见的有葡萄糖、半乳糖、鼠李糖、阿拉伯糖、木糖、葡萄糖醛酸和半乳糖醛酸等。目前最常用的分类方法是按皂苷元的化学结构不同，将皂苷分成两大类，即甾体皂苷和三萜皂苷。

(一)甾体皂苷结构

苷元为螺旋甾烷及异螺旋甾烷的皂苷称为甾体皂苷，主要存在于薯蓣科、百合科和玄参科等植物中。

1. 甾体皂苷元　甾体皂苷元共由 27 个碳原子组成。

（1）环状结构　有 A、B、C、D、E、F 六个环，其中 A、B、C、D 环组成甾体基本母核。A/B 环的稠合方式有顺、反两种形式，B/C、C/D 环常为反式稠合。E 环与 F 环以螺缩酮形式结合，C_{22} 为螺原子，与甾体母核共同组成甾体皂苷元的基本骨架。

（2）取代基　甾体皂苷元中含有多个羟基，$C_3 - OH$ 多为 β 取向并与糖结合成苷，其他位如 C_1、C_2、C_4、C_6、C_{11}、C_{26} 均可能含有羟基。C_{10}、C_{13}、C_{20} 和 C_{25} 上各有一个甲基，其中 C_{25} 上甲基为直立键时是 β 取向，其绝对构型是 S 型，称为螺旋甾烷；当 C_{25} 上甲基为平伏键时是 α 取向，其绝对构型是 R 型，称为异螺旋甾烷。其他取代基有酮基、双键等。

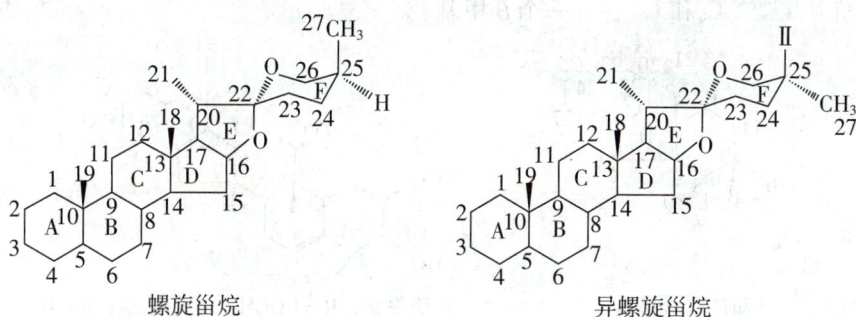

螺旋甾烷　　　　　　　　　异螺旋甾烷

2. 糖　组成甾体皂苷的糖，以 D - 葡萄糖、D - 半乳糖、L - 鼠李糖、L - 阿拉伯糖较常见，当苷中的糖超过 3 个时，如四糖苷、五糖苷等，糖链呈分支状态。成苷的位置大多在 $C_3 - OH$、$C_{26} - OH$ 上。

（二）三萜皂苷结构

三萜皂苷由三萜皂苷元与糖或糖醛酸结合而成，皂苷元常含有 30 个碳原子，在植物界分布比甾体皂苷广泛，其中尤以石竹科、五加科、豆科、桔梗科等植物中分布最普遍，含量也较高，菌类如真菌灵芝中也分离得到多种三萜皂苷。三萜皂苷分子中常含有羧基，因此又称为酸性皂苷。根据苷元结构可分为四环三萜皂苷和五环三萜皂苷。

组成三萜皂苷常见的糖有葡萄糖、半乳糖、木糖及其他戊糖，常见的糖醛酸有葡萄糖醛酸、半乳糖醛酸等。三萜皂苷有单糖链皂苷、双糖链皂苷，个别以三糖链皂苷形式存在。大多数情况下，糖与三萜皂苷的 $C_3 - OH$ 相连。

1. 四环三萜皂苷　基本骨架也是环戊烷骈多氢菲结构，主要有以下三类。

（1）羊毛脂甾烷型　C_{10} 和 C_{13} 各有一个 β 甲基。

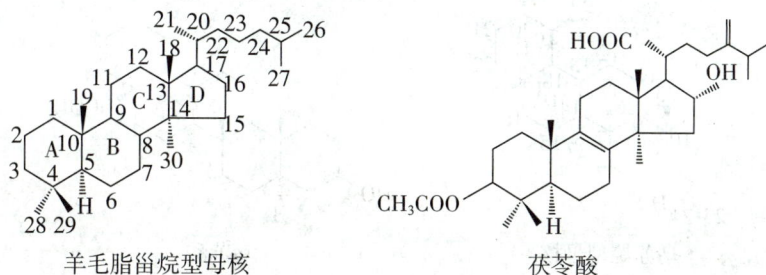

羊毛脂甾烷型母核　　　　　　　茯苓酸

(2)**达玛烷型** C_8和C_{10}各有一个β甲基。

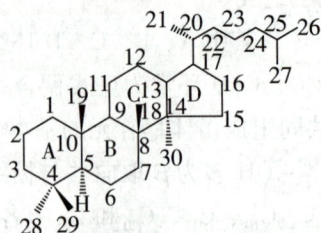

达玛烷型母核

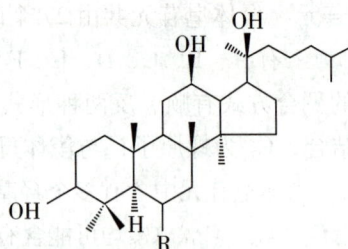

20(S)-原人参三醇：R = OH
20(S)-原人参二醇：R = H

(3)**葫芦烷型** C_9和C_{13}各有一个β甲基。

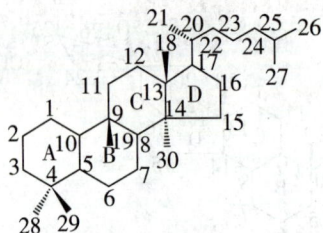

葫芦烷型母核

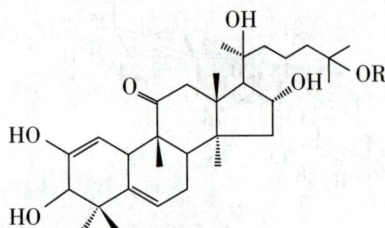

雪胆甲素：R = COCH₃ 雪胆乙素：R = H

2. 五环三萜皂苷 此类皂苷数目较多，其皂苷元主要有以下三类：

(1)**齐墩果烷型** 基本骨架为多氢蒎的五环母核。C_4 和 C_{20} 位均为偕二甲基，C_8、C_{10}、C_{17}均有一个β型甲基，C_{14}有一个α型甲基。C_3 位为β型羟基，与糖结合成苷。

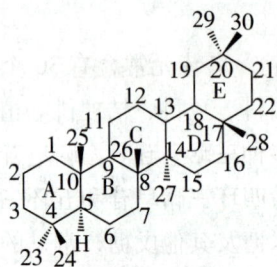

齐墩果烷型母核

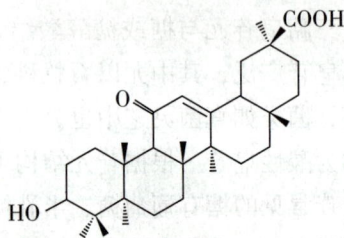

甘草次酸

(2)**乌苏烷型** 与齐墩果烷型不同之处是 E 环上 C_{29}甲基连接到 C_{19}上，为β 型，C_{30}甲基还是连接在 C_{20}上，为α 型。

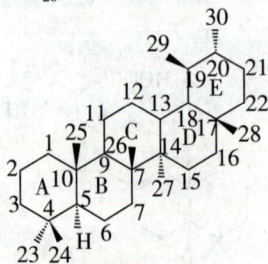

乌苏烷型母核

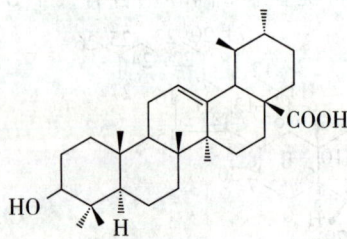

乌苏酸

（3）**羽扇豆烷型**　与齐墩果烷型的不同之处是 E 环为五元环，C_{19} 上有 α 型的异丙烷或异丙烯基取代。

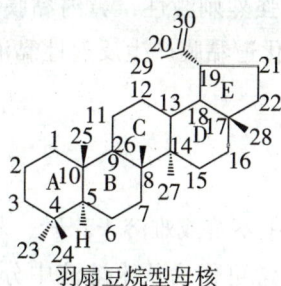

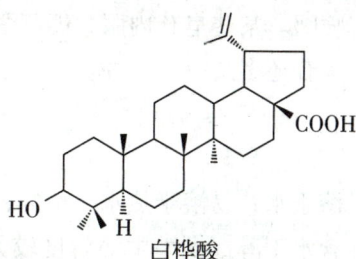

羽扇豆烷型母核　　　　　　　　白桦酸

皂苷的结构测定

1. 质谱　电子轰击质谱（EI－MS）等主要用于三萜皂苷元的分子离子峰及裂解碎片峰的研究，可提供该类化合物的分子量、可能结构骨架或取代基位置的信息。而对于三萜皂苷，EI－MS 很难得到其分子离子峰，只有将其制成全乙酰化合物或全甲基化合物后才能得到，但操作复杂。

2. ^1H－NMR　可获得三萜皂苷中甲基质子、连氧的碳上质子、烯氢质子及糖的端基质子信号等重要信息。一般甲基质子信号化学位移值在 0.625 ~ 1.5 之间，烯氢信号的化学位移值一般为 4.3 ~ 6。三萜皂苷糖原部分主要根据 ^1H－NMR 中糖端基质子的耦合常数确定苷键构型，如葡萄糖苷当中苷键为 β－构型时，C_1 与 C_2 位氢的耦合常数 $J_{1,2}$ ＝ 6 ~ 8Hz；当中苷键为 α 构型时 C_1 与 C_2 位氢的耦合常数 $J_{1,2}$ ＜ 4Hz。

3. 紫外光谱（UV）　甾体皂苷元若引入含双键基团，则甾体皂苷元在 205 ~ 225nm 区间可产生吸收峰，摩尔吸光系数 ε 为 900；含羰基苷元在 285nm 有较弱吸收，摩尔吸光系数 ε 为 500。若无共轭系统，则在 200 ~ 400nm 区间无吸收峰。

4. 红外光谱（IR）　甾体皂苷中含有螺缩酮结构，在红外光谱中 980cm^{-1}（A）、920cm^{-1}（B）、900cm^{-1}（C）和 860cm^{-1}（D）处呈现四个特征吸收谱带，A 带最强，螺旋甾烷类 B 带强于 C 带，异螺旋甾烷类 B 带弱于 C 带，借此可以区别这两类皂苷。C_3－OH 在 1000 ~ 1050cm^{-1} 左右均有吸收，并可用于推测 A/B 环的构型。

二、理化性质

（一）性状

皂苷由于分子中含糖基团较多，不易结晶，多为无色或白色无定形粉末，皂苷元大多有完好结晶。皂苷的熔点较高，常在熔融前分解，测得的大多是分解点，在 200℃ ~ 350℃ 之间。

皂苷多数味苦而辛辣，其粉末对人体黏膜有强烈刺激性，鼻内黏膜的敏感性最大，吸入鼻内能引起喷嚏。某些皂苷内服，能刺激消化道黏膜产生反射性黏液腺分泌，故可用于祛痰止咳。皂苷还多具有吸湿性。

(二)溶解性

皂苷一般可溶于水，易溶于热水、稀醇，几乎不溶或难溶于乙醚、苯等极性小的有机溶剂。皂苷在含水丁醇或戊醇中溶解度较大，常可作为从水溶液中分离皂苷的溶剂，与糖、蛋白质等亲水性大的成分分离。皂苷水解成次级苷后，水中溶解度降低，易溶于醇、丙酮、乙酸乙酯。皂苷元不溶于水，而溶于石油醚、苯、氯仿、乙醚等亲脂性有机溶剂中。

(三)表面活性

皂苷的水溶液经强烈振摇后能产生大量持久性泡沫，且不因加热而消失，这是由于皂苷分子内亲水性的糖原部分与亲脂性的苷元部分达到平衡状态，降低了水溶液表面张力而产生表面活性，可以用作清洁剂、乳化剂。某些皂苷由于亲水性强于亲脂性或亲脂性强于亲水性，都不容易发挥这种活性。

皂角

很多洗发水把皂角作为主要原料，皂角是一种安全、天然、强力的杀菌植物，可以有效杀灭头皮上残留的各类真菌，对于头皮屑有极好的抑制作用。大多数去屑洗发水都含有皂角成分，而皂角的主要成分是皂苷。此外，皂角局部刺激的作用也同样对头皮血液循环有很大的促进作用，因此对于头发健康生长、防脱发方面也有一定的作用。

(四)溶血性

皂苷的水溶液大多数能破坏红细胞而具有溶血作用。故若将皂苷水溶液注射入静脉中，毒性极大，低浓度水溶液就能产生溶血现象，所以常称皂苷类为皂毒类。各类皂苷的溶血作用强弱不同，可用溶血指数表示。溶血指数是指在一定条件下能使血液中红细胞完全溶解的最低皂苷溶液浓度。

例如薯蓣皂苷的溶血指数是 1:400000，甘草皂苷的溶血指数是 1:4000。并不是所有的皂苷都能产生溶血现象，例如人参皂苷就没有溶血现象。大多数含皂苷的药物不宜静脉注射，其水溶液肌肉注射也易引起组织坏死，口服则无溶血作用。

皂苷溶血机理

　　皂苷能溶血是因为皂苷水溶液与红细胞接触时，细胞壁上的胆甾醇与皂苷结合，生成不溶于水的复合物沉淀，破坏了红细胞的正常渗透，使红细胞内渗透压增加而发生崩解，导致溶血现象。由达玛烷衍生的人参皂苷，在生物活性上有显著差异，如 $20(S)$ - 原人参三醇衍生的人参皂苷有溶血性，而由 $20(S)$ - 原人参二醇衍生的皂苷则有对抗溶血的作用，因此人参总皂苷不表现出溶血性。

（五）甾醇生成分子复合物

　　甾体皂苷的乙醇溶液可以与具有 C_3 - β - OH 的甾醇如胆固醇、β - 谷甾醇、麦角甾醇等生成难溶于水的分子复合物，该复合物沉淀用乙醚回流会分解，甾醇溶于乙醚，皂苷难溶于乙醚而沉淀析出，可用于皂苷的提纯和检识。

（六）与金属盐的反应

　　酸性皂苷的水溶液加入硫酸铵、醋酸铅或其他中性金属盐类即可生成沉淀，中性皂苷的水溶液则需加入碱性醋酸铅、氢氧化钡等碱性金属盐类才能生成沉淀。

（七）水解性

　　皂苷一般可被酸和酶水解，酯皂苷可用碱水解。皂苷对酸水解条件要求较高，要提高酸的浓度、加热、加压等以促进水解，如可用 $2 \sim 4mol/L$ 的盐酸。但强烈的酸水解条件往往引起苷元的脱水、环合、取代基移位、构型转化等变化，得不到真正的皂苷元。为了得到真正的皂苷元，有时需要采用温和的水解方法，如酶水解、碱催化水解、光分解法。

三、皂苷的检识

（一）泡沫实验

　　皂苷的水溶液（药材粗粉 $5 \sim 10g$，加水 $50 \sim 100ml$ 温浸 1 小时，滤过，得供试液）2ml 于试管中，密塞后强烈振摇 1min，如产生持久性泡沫，加热后泡沫不消失，说明可能含有皂苷，蛋白质和黏液质的水溶液虽然也能产生泡沫，但加热后很快消失。

　　该方法也可用来区别甾体皂苷和三萜皂苷：取两支试管分别加入盐酸和氢氧化钠，再各加皂苷水提取液 3 滴，振摇 1min，如果两管泡沫高度相同，则提取液中含三萜皂苷；如果碱管泡沫比酸管泡沫高数倍，保持时间长，则提取液中含甾体皂苷。

(二)溶血实验

取皂苷供试液1ml,于水浴上蒸干,以0.9%生理盐水溶解,加入几滴2%红细胞悬浮液,于37℃下观察,如果溶液由浑浊变为澄清,则可能有皂苷存在。

(三)化学检识

皂苷在无水条件下,可以与浓酸或某些Lewis酸作用,出现颜色变化或荧光。常用的显色反应有:

1. 醋酐 - 浓硫酸反应　试样溶于醋酐或冰醋酸中,然后加入醋酐 - 浓硫酸(20:1)数滴,可出现黄 - 红 - 紫 - 蓝 - 绿色等变化,最后可褪色。甾体皂苷变化较快且出现蓝绿色,三萜皂苷变化慢且不出现绿色,只显红或紫色。

2. 氯仿 - 浓硫酸反应　试样溶于氯仿,加入浓硫酸后分层,氯仿层显红色或青色,浓硫酸层有绿色荧光。

3. 三氯醋酸反应　将试样的氯仿液滴在滤纸上,喷洒25%的三氯醋酸乙醇液,甾体皂苷加热到60℃即可显红色到紫色,而三萜皂苷需加热到100℃才能显色。

■ 课堂互动

1. 甾体皂苷和三萜皂苷在醋酐 - 浓硫酸反应、三氯醋酸反应中现象有什么不同?

2. 含皂苷的大多数药物为什么不能进行注射?

四、提取与分离

(一)提取

1. 皂苷的提取　常用不同浓度的乙醇或甲醇为溶剂进行提取后,回收溶剂,将残渣溶于水,过滤除去不溶物,水溶液用石油醚、苯或乙醚等亲脂性有机溶剂作两相萃取,除去油脂、色素等脂溶性杂质,再用正丁醇进行萃取,皂苷转溶于正丁醇中,水溶性杂质如糖等仍留在水中,与皂苷分离。分取正丁醇溶液后,回收正丁醇,即得粗总皂苷。

也可以先用石油醚或苯处理药材,除去亲脂性杂质后,再用乙醇或甲醇为溶剂加热提取,冷却后即可析出皂苷。

2. 皂苷元的提取　可将粗皂苷加酸水解后,再用弱极性有机溶剂如苯、氯仿等进行萃取。但需控制酸的浓度和水解时间,常用2 ~ 4mol/L 的 HCl 或 HBr。

(二)精制与分离

1. 分段沉淀法　利用皂苷难溶于乙醚、丙酮等溶剂的性质,将粗皂苷先溶于少量甲醇或乙醇中，然后逐滴加入乙醚、丙酮或乙醚－丙酮（1:1）的混合溶剂中至溶液出现浑浊，放置，皂苷即可析出。继续滴加上述溶剂使母液极性继续降低，则可沉淀析出极性较小的皂苷。如此反复处理数次，皂苷即可分批析出。

2. 胆甾醇沉淀法 利用甾体皂苷可与胆甾醇生成难溶性分子复合物的性质与其他成分分离。可先将粗皂苷溶于少量乙醇中，再加入胆甾醇的饱和醇溶液，至不再析出沉淀为止（混合后需稍加热），滤集沉淀，依次用水、乙醇、乙醚洗涤，除去糖类、色素、油脂及游离的胆甾醇。将沉淀干燥后，用乙醚进行连续回流提取，甾体皂苷与胆甾醇生成的分子复合物分解，胆甾醇溶于乙醚，甾体皂苷不溶解而沉淀析出，可得较纯的皂苷。

3. 吸附法 粗皂苷中往往含有糖、鞣质、色素等杂质，可以被氧化镁或硅藻土吸附。将粗皂苷的水溶液或稀醇溶液，加入新鲜煅制的氧化镁粉末，拌匀，水浴上蒸干，研碎后用甲醇或乙醇进行连续回流提取，吸附在氧化镁上的皂苷被醇提取出来，而杂质仍留在氧化镁上，浓缩醇液后，即得较纯的皂苷。

4. 分配色谱法 皂苷极性较大，用正相分配柱色谱分离效果较好。固定相可用水饱和硅胶，用氯仿－甲醇－水等极性较大的溶剂系统（9:1:0.1，8:2:0.3，7:3:0.5）进行梯度洗脱。

5. 吸附色谱法 吸附剂常用硅胶，适用于分离亲脂性皂苷元，用混合溶剂洗脱。

6. 高效液相色谱法 常采用反相色谱柱，用甲醇－水或乙腈－水等溶剂为洗脱剂分离和纯化皂苷效果好。

五、实例

(一)人参

人参为五加科植物人参的干燥根，属传统名贵中药。人参含有人参皂苷、多糖、多种氨基酸及挥发性成分等，其中人参皂苷为人参的主要有效成分之一。

1. 结构分类 人参皂苷分为 3 种结构类型：人参二醇型、人参三醇型和齐墩果烷型，前两者属于四环三萜皂苷，后者为五环三萜皂苷。

(1)人参皂苷二醇型

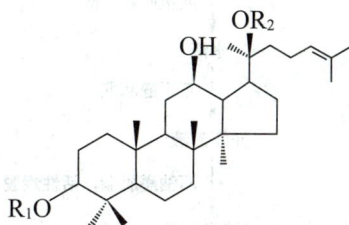

人参皂苷Rb$_1$	R$_1$ = glc（2→1）glc	R$_2$ = glc（6→1）glc
人参皂苷Rb$_2$	R$_1$ = glc（2→1）glc	R$_2$ = glc（6→1）ara（pyranose）
人参皂苷Rc	R$_1$ = glc（2→1）glc	R$_2$ = glc（6→1）ara（furanose）
人参皂苷Rd	R$_1$ = glc（2→1）glc	R$_2$ = glc
人参皂苷Rh$_2$	R$_1$ = R$_2$ = glc	

（2）人参皂苷三醇型

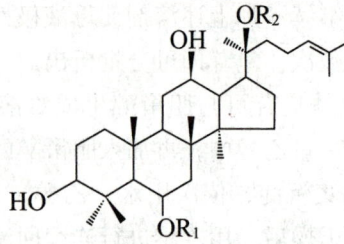

人参皂苷Re	R_1=glc（2→1）rha	R_2=glc
人参皂苷Rf	R_1 = glc（2→1）glc	R_2 = H
人参皂苷Rg_1	R_1 = R_2 = glc	
人参皂苷Rg_2	R_1 = glc（2→1）rha	R_2 = H
人参皂苷Rh_1	R_1 = glc	R_2 = H

（3）齐墩果烷型

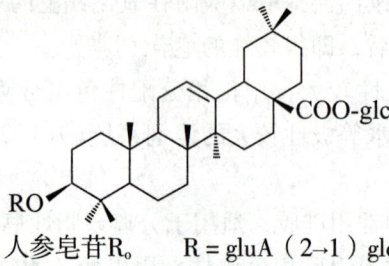

人参皂苷R_0。　　　R = gluA（2→1）glc

2. 提取分离　　人参皂苷的分离可采用硅胶柱色谱，常用氯仿 – 甲醇 – 水（65:35:10）下层或正丁醇 – 乙酸乙酯 – 水（4:1:5）上层溶剂进行洗脱，图2－7为部分人参皂苷成分的提取分离流程。

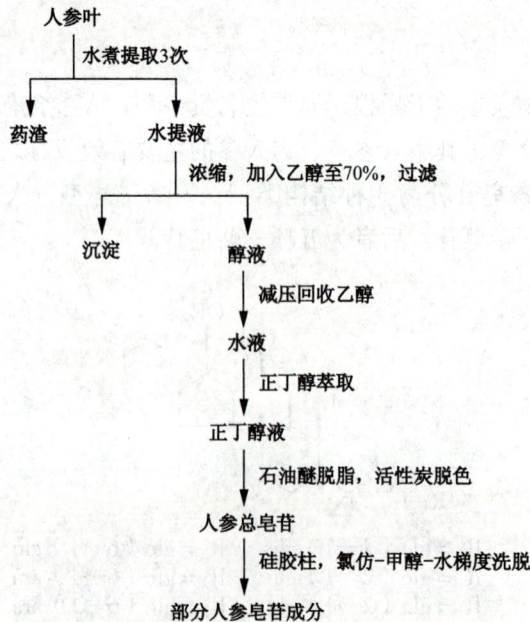

图2－7　部分人参皂苷的提取分离流程图

（二）甘草

甘草为豆科植物甘草的干燥根茎。生用，具和中缓急，清热解毒，祛痰止咳，调和诸药等功效。

1. **主要成分及结构**　甘草的根及根茎含有三萜皂苷，其中含量最大的为甘草皂苷，又称甘草酸，是由皂苷元甘草次酸与 2 分子葡萄糖醛酸结合而成，还有黄酮类成分。

2. **性质**　甘草皂苷在冰醋酸中可形成无色柱状结晶，易溶于热的稀乙醇，几乎不溶于无水乙醇或乙醚，其水溶液有微弱的起泡性和溶血性。与 5% 稀硫酸在加压条件下，110℃ ~ 120℃ 进行水解，可生成 2 分子葡萄糖醛酸和 1 分子甘草次酸。

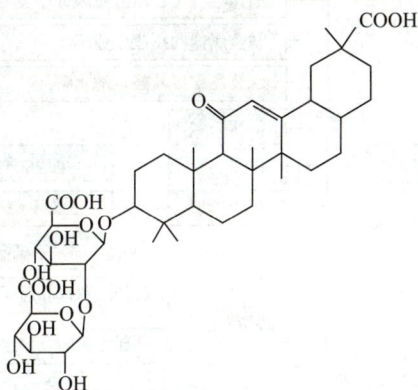

甘草酸

3. **提取分离**　甘草酸的苷元及糖元部分均含有羧基，在碱液中易溶，而在酸性溶液中易沉淀，可利用此性质与其他杂质分开。图 2 - 8 为提取甘草酸的流程图。

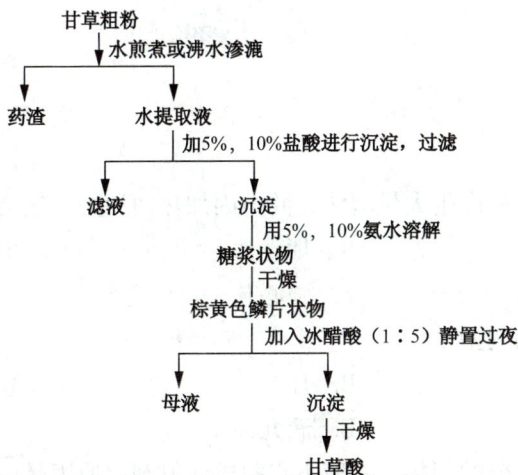

图 2 - 8　甘草酸的提取分离流程图

小　　结

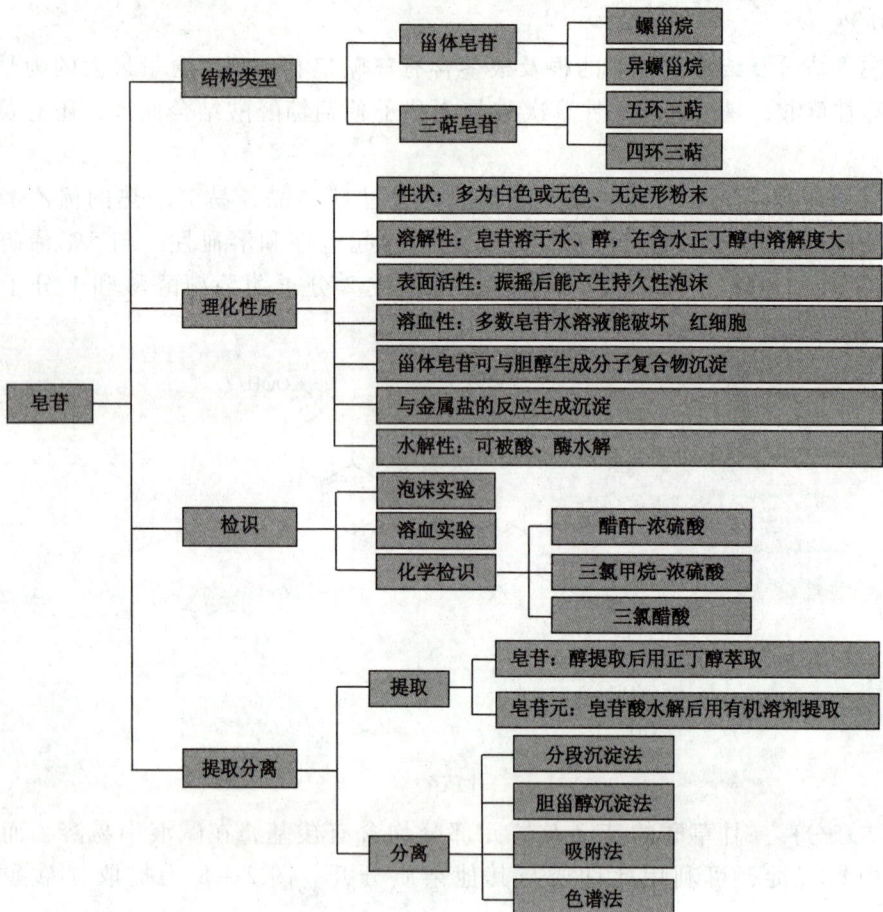

同步训练

一、选择题

1. 一类成分振摇后能产生大量泡沫，并不因加热而消失，这类成分可能是(　　　)

A. 游离生物碱　　　　　　B. 挥发油　　　　　　C. 蛋白质

D. 皂苷　　　　　　　　　E. 强心苷

2. 皂苷不宜制成的剂型是(　　　)

A. 注射剂　　　　　　　　B. 片剂　　　　　　　C. 胶囊剂

D. 颗粒剂　　　　　　　　E. 滴丸剂

3. 以皂苷为主要成分的药物，一般不宜制成注射剂，原因是(　　　)

A. 有表面活性　　　　　　B. 有溶血性　　　　　　C. 难溶于水

    D. 有刺激性　　　　　　　　E. 有水解性

4. 皂苷类化合物根据有无羧基存在可以分为(　　)

    A. 四环三萜皂苷和五环三萜皂苷

    B. 中性皂苷和酸性皂苷

    C. 螺甾烷和异螺甾烷

    D. 齐墩果烷型与乌苏烷型

    E. 单糖链皂苷和双糖链皂苷

5. 从水溶液中萃取皂苷，应选择(　　)

    A. 乙酸乙酯　　　　　　　B. 正丁醇　　　　　　C. 乙醚

    D. 三氯甲烷　　　　　　　E. 苯

6. 可以和胆甾醇生成难溶性分子复合物的是(　　)

    A. 三萜皂苷　　　　　　　B. 甾体皂苷　　　　　C. 强心苷

    D. 黄酮　　　　　　　　　E. 蒽醌

7. 分段沉淀法分离皂苷的原理是利用皂苷的(　　)

    A. 表面活性不同　　　　　B. 结构不同　　　　　C. 极性不同

    D. 碱性不同　　　　　　　E. 酸性不同

二、填空题

8. 三萜皂苷大多含有_____基，因此又被称为_____皂苷。

9. 皂苷依据苷元结构的不同可分为_____和_____两类。

10. 皂苷具有_____性，常被用作清洁剂，具有_____性，被称为皂毒。

11. _____皂苷可以与胆甾醇生成难溶性的分子复合物，该性质常用于提取分离。

三、简答题

12. 皂苷从结构上分哪几类？具有哪些特性？

13. 简述皂苷溶血性产生的原因。人参为什么没有溶血性？

四、鉴别

14. 甾体皂苷与三萜皂苷。

15. 皂苷与强心苷。

第三章　黄酮类化合物

黄酮类化合物是自然界存在的一类重要的天然成分，人类日常生活食用的粮食、蔬菜、水果中广泛存在，且生物活性多种多样。主要存在于植物的花、叶、果实及坚硬组织中，对植物的生长、发育、开花、结果及抵御外来异物的侵入起着重要的作用。黄酮类化合物大多具有颜色，过去曾经作为天然染料应用。后来逐渐发现了它们的医疗价值，才引起人们的重视，其研究得到了迅速发展。

第一节　黄酮类化合物的结构、生物活性及分类

1814 年，人们从植物中得到了一种淡黄色的晶体，这是人类发现的第一个黄酮类化合物白杨素，它被命名为 2 – 苯基色原酮，是最简单的黄酮类化合物。那么，黄酮类化合物具有什么样的结构特征？根据其结构特征的不同，又有哪些主要结构类型？黄酮类化合物主要的生理活性又是什么？

■ 知识要点

掌握黄酮类化合物的主要结构类型；熟悉黄酮类化合物苷中常见的单糖、双糖及三糖；了解黄酮类化合物的分布以及生物活性。

一、黄酮类化合物的结构

黄酮类化合物的定义是指基本母核为 2 – 苯基色原酮的一类天然化合物及其衍生物。

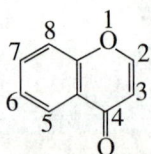

色原酮　　　　　2-苯基色原酮

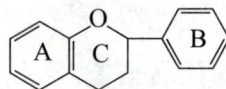

C_6–C_3–C_6

黄酮类化合物最新的定义是指两个具有酚羟基的苯环（A 环与 B 环）通过中央三碳原子相互连接而形成的一系列化合物。即：具有 C_6 – C_3 – C_6 基本骨架的一系列天然有

机化合物及其类似物。

近年来又发现了一些新型的黄酮类化合物，其基本骨架并不是 $C_6 - C_3 - C_6$，因此对上述的定义又有突破，如高黄酮是苯乙基色原酮。

高黄酮类

■ 课常互动

所有 $C_6 - C_3 - C_6$ 基本骨架化合物都是黄酮吗？

所有黄酮化合物都是 $C_6 - C_3 - C_6$ 基本骨架吗？

黄酮类化合物母核上（A 环与 B 环）的取代基最多是羟基，其次是甲氧基、甲基与不饱和烃基等。天然黄酮类化合物在植物体内大部分与糖结合成苷，少部分以游离状态存在。黄酮苷按苷键类型分，O－糖苷和 C－糖苷；按糖链分，单糖苷、双糖苷和三糖苷。结合成苷的糖常见的有 D－葡萄糖、D－半乳糖、D－木糖、L－鼠李糖、L－阿拉伯糖与 D－葡萄糖醛酸等单糖。还有双糖与三糖。其中单糖最为常见，糖多与 C_3 位的羟基相缩合成苷，其次是 C_5 和 C_7 位的羟基，与其他位置的羟基缩合成苷的较少。

二、黄酮类化合物的生物活性

黄酮类化合物具有广泛的生物活性，并且毒性小，很多制剂可长期使用。主要分布于双子叶植物和裸子植物中，如：菊科、芸香科、杜鹃科、豆科、唇形科、伞形科、银杏科、苦苣苔科等。有文献报道：约有 20% 的天然药物中含有黄酮类化合物。含有黄酮类化合物的常用天然药物，见表 3 - 1。

表 3 - 1　含有黄酮类化合物的常用天然药物

分　　类	天然药物	主要黄酮类成分
黄酮类	金银花	木犀草素、木犀草素 - 7 - 葡萄糖苷
	桑白皮	桑素、桑色烯
	芫花	芫花素、芹菜素
	野菊花	野菊花苷、矢车菊苷等
	黄芩	黄芩素、黄芩苷、汉黄芩素、千层纸素等
二氢黄酮类	陈皮	橙皮苷、新橙皮苷
	甘草	甘草苷、异甘草苷、新甘草苷等
	枳实	橙皮苷、柚皮苷、野漆树苷、忍冬苷等
黄酮醇类	槐米	芸香苷（芦丁）、槲皮素等
	淫羊藿	淫羊藿苷
	蒲黄	香蒲新苷

续表

分　类	天然药物	主要黄酮类成分
查耳酮	补骨脂	补骨脂查耳酮、异补骨脂查耳酮等
	红花	红花苷、异红花苷、红花黄色素等
异黄酮	葛根	大豆素、大豆苷、葛根素等
	黄芪	刺芒柄花素、毛瑞异黄酮等
	射干	野鸢尾素、洋鸢尾素

黄酮类化合物对心血管系统的作用是多方面的，例如芦丁、橙皮苷、d-儿茶素等具有降低毛细血管脆性和异常的通透性，抑制血小板聚集及血栓形成的作用，可用于毛细血管性出血的止血药及治疗高血压及动脉硬化的辅助治疗药；银杏叶总黄酮、葛根素及葛根总黄酮等具有扩张冠状动脉血管作用，临床可用于治疗冠心病；木犀草素具有降低血脂和胆固醇的作用。

另外，水飞蓟素具有较强的抗肝脏病毒和保肝作用，临床上用于治疗急性、慢性肝炎和肝硬化等疾病；黄芩苷、黄芩素具有抗菌作用；芦丁及其衍生物羟乙基芦丁、槲皮素等具有抗炎抗病毒作用；芫花素等具有镇咳防治哮喘的作用；染料木素、金雀花异黄素、大豆素等异黄酮类均有雌性激素样作用。这是由于它们与己烯雌酚结构相似的缘故。

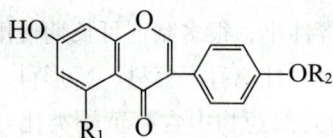

大豆素R₁ = R₂ = H
染料木素R₁ = OH，R₂ = H
金雀花异黄素R₁ = OH，R₂ = CH3

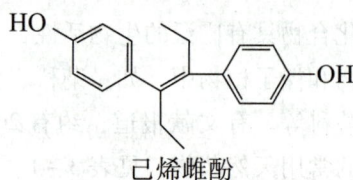

己烯雌酚

大豆异黄酮

　　流行病学资料表明，长期食用大豆的东南亚人群中，癌症、动脉粥样硬化等心血管病症的发病率明显低于西方。在日本，乳腺癌的发病率是美国的1/4；妇女更年期综合征的发病率只有美国的1/3；这一现象已引起科学家的注意。经研究发现，大豆中含有一种结构与雌激素相似的物质叫异黄酮，它是大豆中一种具有生理活性的营养成分，能产生类似雌激素的效应，而被称之为"植物雌激素"。美国的食品药物管理局（FDA）把大豆列为能够"真正降低心脏病危险的食品"之一。

三、黄酮类化合物的分类

根据母核中央三碳链的氧化程度、B环（苯基）连接位置（2-位或3-位）以及三碳链是否成环等特点，将黄酮类化合物主要分类如下。

基本结构类型	代表化合物	存在及生物活性
1. 黄酮及黄酮醇类 黄酮 R = H 黄酮醇 R = OH	木犀草素	存在于金银花、菊花中。具有抗菌消炎作用
	芫花素	存在于芫花中，具有使子宫收缩和催产作用
	黄芩素 R = H 黄芩苷 R = 葡萄糖醛酸	存在于黄芩中，具有抗菌、降压、解毒作用，是中成药银黄片的主要成分
	汉黄芩素 R = H 汉黄芩苷 R = 葡萄糖醛酸	
	山奈酚	存在于山柰中，具有抗菌、止咳作用
	槲皮素 R = H 芦丁 R = 芸香糖	存在于槐米中，是植物界分布最广的黄酮醇衍生物。具有扩张冠状动脉血管和抗病毒的作用
2. 二氢黄酮及二氢黄酮醇类 二氢黄酮 R = H 二氢黄酮醇 R = OH	甘草素 R = H 甘草苷 R = glc	存在于甘草中，具有消化性溃疡的抑制作用
	橙皮素 R = H 橙皮苷 R = 芸香糖	存在于陈皮中，具有能降低毛细管的脆性，保护毛细血管，防止微血管破裂出血的作用

基本结构类型	代表化合物	存在及生物活性
	杜鹃素 R = H 紫花杜鹃素 R = CH₃	存在于兴安杜鹃中，具有促进呼吸道纤毛运动，增强气管、支气管机械清除异物的功能
	二氢桑木素	存在于桑的嫩枝中
	二氢槲皮素	存在于满山红叶中，具有抗癌、抗菌作用
3. 异黄酮及二氢异黄酮类 异黄酮(3-苯基色原酮) 二氢异黄酮	大豆素 R₁ = R₂ = R₃ = H 大豆苷 R₁ = R₃ = H R₂ = glc 葛根素 R₂ = R₃ = H R₁ = glc	存在于葛根中，主要用于解痉、缓解高血压头痛
	野鸢尾素 R = H 野鸢尾苷 R = glc	存在于射干中，具有改善血管通透性的作用
4. 查耳酮及二氢查耳酮类 查耳酮 二氢查耳酮	红花苷	存在于红花中，可降低血液黏度，降低冠脉阻力，增加冠脉流量
	梨根苷	存在于蔷薇科梨属植物的根皮及种仁中

续表

基本结构类型	代表化合物	存在及生物活性
5. 双黄酮 两分子黄酮类化合物通过 C－C 键或 C－O 键聚合而成	 银杏素 $R_1 = CH_3$ $R_2 = H$ 异银杏素 $R_1 = H$ $R_2 = CH_3$ 白果素 $R_1 = R_2 = H$	存在于银杏叶中具有解痉、降压、扩充冠状动脉血管的作用
6. 花色素类又称花青素 花色素母核	 飞燕草素 $R = R_1 = OH$ 天竺葵素 $R = R_1 = H$ 矢车菊素 $R = OH$ $R_1 = H$	分别存在于飞燕草、天竺葵及矢车菊中，可增强血管弹性，改善循环系统，抑制炎症和过敏，改善关节的柔韧性
7. 黄烷－3－醇 	 （＋）儿茶素	主要存在于儿茶中，具有清除自由基、延缓衰老及抗菌消炎作用
8. 橙酮 是黄酮的同分异构体，又名噢呀	 硫黄菊素	存在于黄花波斯菊花中，细胞碘化甲腺氨酸脱碘酶抑制剂

查耳酮、二氢黄酮互为同分异构体，在酸碱催化下能相互转化。故在植物界查耳酮往往与相应的二氢黄酮共存。同时两者的转变伴随着颜色的变化。

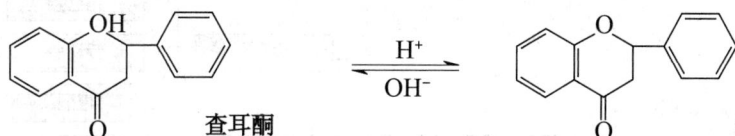

例如：天然药物红花中的主要有效成分红花苷为第一个发现的查耳酮类植物成分。红花在不同的开花期有不同的颜色变化，其主要原因是红花苷与其二氢黄酮苷之间的相互转化。

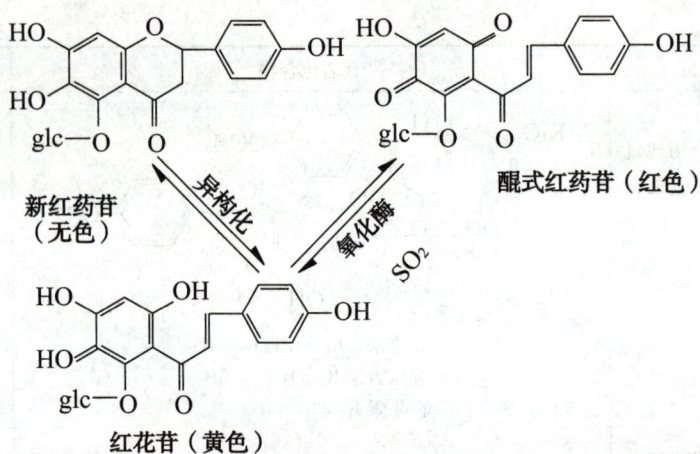

新红药苷（无色）

异构化

氧化酶

SO₂

醌式红药苷（红色）

红花苷（黄色）

银杏叶黄酮

银杏黄酮是银杏叶的主要有效成分，包括银杏素、异银杏素、白果素、槲皮素、山奈酚等。具有扩血管作用，而且还具有降血脂、抗凝血、清除自由基、抗白血病、抗炎、镇痛、抗肿瘤、抗辐射等作用。

小　结

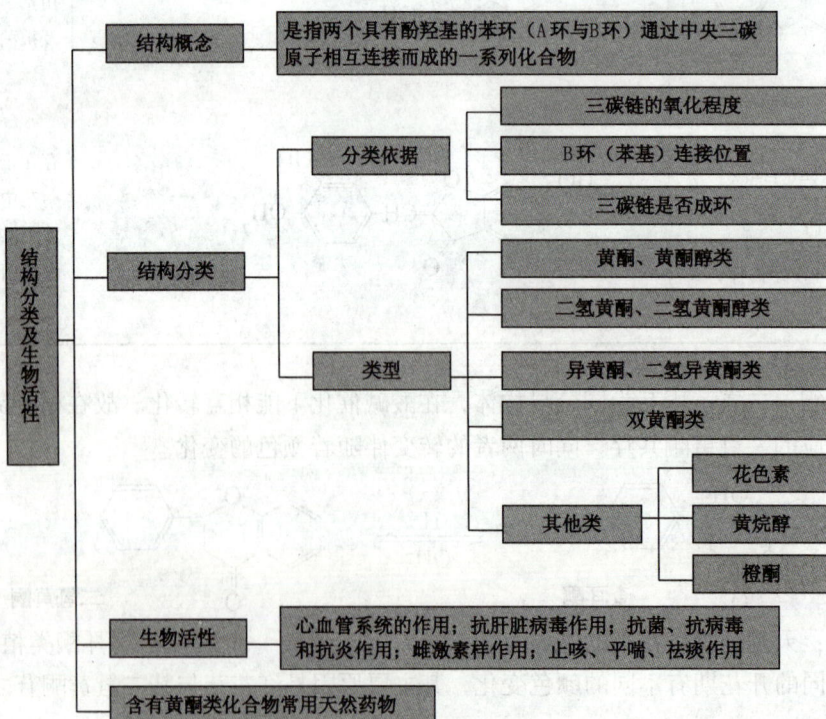

| 结构概念 | 是指两个具有酚羟基的苯环（A环与B环）通过中央三碳原子相互连接而成的一系列化合物 |

分类依据：三碳链的氧化程度；B环（苯基）连接位置；三碳链是否成环

类型：黄酮、黄酮醇类；二氢黄酮、二氢黄酮醇类；异黄酮、二氢异黄酮类；双黄酮类；其他类（花色素、黄烷醇、橙酮）

生物活性：心血管系统的作用；抗肝脏病毒作用；抗菌、抗病毒和抗炎作用；雌激素样作用；止咳、平喘、祛痰作用

含有黄酮类化合物常用天然药物

同步训练

一、最佳选择题

1. 黄酮类化合物的定义为(   )
   A. 两个具有酚羟基的苯环通过中央三碳原子相互连接而成的一系列化合物
   B. γ – 吡喃酮
   C. 2 – 苯基苯骈 α – 吡喃酮
   D. 2 – 苯基色原酮
   E. 2 – 苯基苯骈 γ – 吡喃酮

2. 色原酮环上 C_2、C_3 间为双键，B 环连接在 C_2 位，三位有 – OH 取代的黄酮类化合物是(   )
   A. 黄酮　　　　　　　B. 二氢黄酮醇　　　　　　C. 黄酮醇
   D. 二氢黄酮　　　　　E. 异黄酮

3. 银杏叶中含有的特征性成分类型是(   )
   A. 黄酮　　　　　　　B. 查耳酮　　　　　　　　C. 双黄酮
   D. 异黄酮　　　　　　E. 二氢黄酮

4. 下列黄酮类化合物中，具有雌性激素样作用的是(   )
   A. 二氢黄酮　　　　　B. 查耳酮　　　　　　　　C. 双黄酮
   D. 黄酮　　　　　　　E. 异黄酮

5. 黄酮类化合物的基本碳架是(   )
   A. $C_6 – C_6 – C_3$　　　　B. $C_6 – C_6 – C_6$　　　C. $C_6 – C_3 – C_6$
   D. $C_6 – C_3$　　　　　　E. $C_3 – C_6 – C_3$

6. 大豆素属于(   )
   A. 二氢黄酮　　　　　B. 二氢黄酮醇　　　　　　C. 黄酮醇
   D. 黄酮　　　　　　　E. 异黄酮

7. 黄芩苷的苷元属于(   )
   A. 黄酮　　　　　　　B. 黄酮醇　　　　　　　　C. 二氢黄酮醇
   D. 二氢黄酮　　　　　E. 查耳酮

8. 与查耳酮互为异构体的是(   )
   A. 黄酮　　　　　　　B. 二氢黄酮　　　　　　　C. 异黄酮
   D. 橙酮　　　　　　　E. 花色素

9. 含有双黄酮的中药是(   )
   A. 槐米　　　　　　　B. 陈皮　　　　　　　　　C. 山楂
   D. 银杏叶　　　　　　E. 满山红

10. 下列除____外都属二氢黄酮类(   )
    A. 橙皮苷　　　　　　B. 新橙皮苷　　　　　　　C. 杜鹃素

D. 大豆苷　　　　　　　E. 甘草素

二、配伍选择题

A. 黄芩苷　　　　　B. 芦丁　　　　　C. 葛根素
D. 橙皮苷　　　　　E. 红花苷

11. 属于黄酮类化合物的是( )
12. 属于二氢黄酮类化合物的是( )
13. 属于查耳酮类化合物的是( )
14. 属于异黄酮类化合物的是( )
15. 属于黄酮醇类化合物的是( )

A. 黄酮类化合物　　B. 异黄酮类化合物　　C. 花色素类化合物
D. 黄酮醇类化合物　　E. 二氢黄酮化合物

16. 槲皮素属( )
17. 矢车菊素属( )
18. 大豆素属( )
19. 木犀草素属( )
20. 甘草苷属( )

A. 查耳酮　　　　　B. 黄酮　　　　　C. 二氢黄酮
D. 黄酮醇　　　　　E. 异黄酮

21. 母核为 2 – 苯基色原酮者是( )
22. 母核为 3 – 苯基色原酮者是( )
23. 黄酮母核 3 位连有羟基者是( )
24. 黄酮母核 2、3 位间为单键者是( )
25. 黄酮母核三碳链不成环者是( )

三、多项选择题

26. 黄酮类化合物结构分类的主要依据是( )
    A. 是否有羟基取代　　　　B. 是否连接糖链
    C. 三碳链的氧化程度　　　D. 三碳链是否成环
    E. B 环(苯基)连接位置
27. 结构母核中无羰基的黄酮是( )
    A. 黄酮类化合物　　　　　B. 异黄酮类化合物
    C. 花色素类化合物　　　　D. 黄烷醇类化合物
    E. 二氢黄酮化合物
28. 二氢黄酮母核的结构特点是( )
    A. C – 4 位无羰基　　　　B. C – 2、C – 3 位氢化
    C. C – 3 位无羟基　　　　D. C – 3 位有羟基
    E. C – 2 位有苯环

29. 无 3 – OH 的黄酮类成分有(　　)
    A. 黄芩素　　　　　　B. 橙皮苷　　　　　　C. 槲皮素
    D. 大豆素　　　　　　E. 大黄素
30. 下列化合物中属于异黄酮,且具有雌性激素样作用的是(　　)
    A. 染料木素　　　　　B. 大豆素　　　　　　C. 木犀草素
    D. 芦丁　　　　　　　E. 金雀花异黄素

四、填空题

31. 黄酮类化合物是指含有_____骨架的一类成分。
32. 黄酮类化合物的分类依据包括:_____、_____、_____。
33. _____可看作是黄酮的 C 环分出一个碳原子变成五元环,其余部位不变,是黄酮的同分异构体,属于苯骈呋喃的衍生物,又名_____。
34. 染料木素、金雀花异黄素、大豆素等异黄酮类,均有雌性激素样作用,这是由于它们与_____的结构相似的缘故。

五、简答题

35. 常见黄酮类化合物的结构类型分为哪几类?
36. 试述黄酮类化合物的分类依据,并写出黄酮、二氢黄酮、查耳酮、异黄酮及橙酮的基本结构。
37. 简述黄酮类化合物的基本母核及结构分类依据。

第二节　黄酮类化合物的理化性质

黄酮类化合物一般呈现什么颜色? 黄酮类化合物易溶于哪些溶剂又不溶于哪些溶剂? 黄酮类化合物酸碱性如何?

📘 知识要点

掌握黄酮类化合物溶解性、酸性、碱性的来源及影响因素;熟悉黄酮类化合物的颜色、旋光性。

化合物的性质是由其结构所决定的,因此应在掌握化合物结构的基础上分析化合物性质。黄酮类化合物的许多性质都与其分子是否有交叉共轭体系这个结构有关。交叉共轭体系即为两组互不共轭的双键,分别与第三组双键共轭。

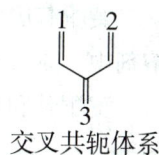

交叉共轭体系

一、性状

1. **形状**　黄酮类化合物多数为结晶性固体,少数(如黄酮苷)为无定型粉末。

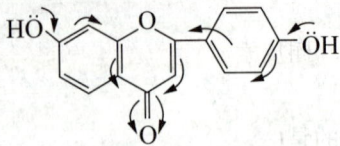

交叉共轭体系的电子转移

2. 颜色 多数黄酮类化合物多数因为结构中具有交叉共轭体系而显色，此结构能够通过电子的转移和重排使共轭链延长，从而成为一个发色团。在母核上又常有羟基、甲氧基等带有孤对电子的取代基（助色团），能促使电子更容易转移，重排成新的共轭体系，使化合物颜色加深。如在化合物母核的 7 - 位或 4′ - 位上引入羟基和甲氧基对颜色有显著影响。

一般来说，黄酮、黄酮醇及其苷类常为灰黄～黄色；查耳酮为黄～橙色，而二氢黄酮、二氢黄酮醇和异黄酮类因为不构成交叉共轭体系或是共轭很少，一般不显色或呈微黄色；花色素类不但具有交叉共轭体系而且呈盐的状态，故能显现各种鲜艳的颜色，其颜色随 pH 变化而变化，一般显红(pH <7)、紫(pH = 8.5 左右)、蓝(pH >11)等颜色。以矢车菊苷为例说明其颜色变化和溶液 pH 值之间的关系。

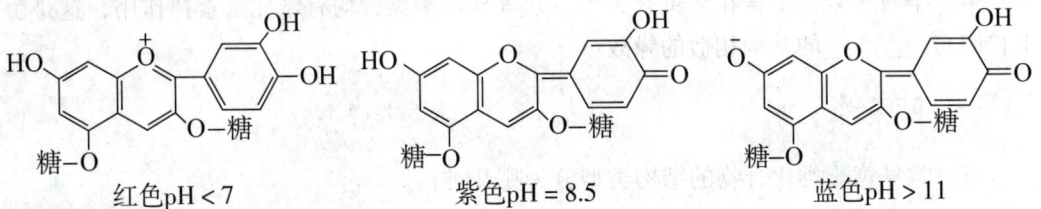

红色pH < 7　　　　　　紫色pH = 8.5　　　　　　蓝色pH > 11

二、溶解性

黄酮类化合物因母核结构各异，与糖基结合的状态不同，溶解性有一定的差异。

一般规律为，游离苷元难溶于水，易溶于甲醇、乙醇、乙酸乙酯等有机溶剂；花色素类由于其以离子形式存在，具有盐的通性，故水溶性较强；二氢黄酮、二氢黄酮醇和异黄酮类化合物属于非平面分子，由于分子间排列不紧密，分子间引力降低，有利于水分子进入，故分子水溶性大于平面分子的黄酮、黄酮醇、查耳酮类。

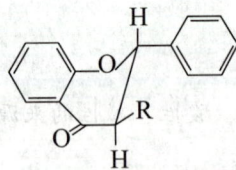

二氢黄酮　R = H　　二氢黄酮醇R = OH

黄酮苷因为结合糖分子，水溶性增加。一般易溶于热水、甲醇、乙醇等极性较大的溶剂中，难溶于氯仿、乙醚等亲脂性有机溶剂。

黄酮苷和苷元因为结构中含有酚羟基，均可溶于碱性溶剂中，如碱水、碱性有机溶剂等。

三、旋光性

黄酮苷的结构中有糖分子，均具有光学活性，且多为左旋；游离的黄酮苷元大多无旋光性，但二氢黄酮、二氢黄酮醇、黄烷和黄烷醇结构中有手性碳原子故具有旋光性。

现将各类黄酮类化合物的颜色、溶解性、旋光性进行比较，见表3－2。

表3－2 游离黄酮类化合物的性质比较

性质 ＼ 类别	黄酮(醇)类	二氢黄酮(醇)类	异黄酮类	查耳酮类	花色素类
颜色	灰黄~黄	无色或程微黄色	微黄	黄~橙黄	随 pH 变化而改变
旋光性	无	有	无	无	无
水溶性	差	较好	一般较差	较异黄酮小	好

四、酸性

黄酮类化合物的酸性来源于分子中的酚羟基，可溶于碱性水溶液、吡啶及甲酰胺等碱性有机溶剂中。其酸性强弱受酚羟基数目和位置的影响，一般来讲，酚羟基数目越多，酸性越强；C_7 和 C_4 位有羟基取代酸性最强，因为这两个位置的羟基都与羰基处在同一个共轭体系中，致使羟基中的氢容易解离成氢离子；C_5 位有羟基取代时，酸性最弱，因为 C_5 位羟基容易与羰基形成分子内氢键，使羟基中的氢难于解离。黄酮类化合物中各羟基酸性强弱顺序如下：

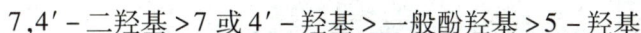

7,4′－二羟基 > 7 或 4′－羟基 > 一般酚羟基 > 5－羟基

酸性强度不同的黄酮类化合物能与强弱不同的碱液反应生成可溶性盐，见表3－3。利用其与碱成盐能力的不同，可进行该类成分的提取、分离和检识。

表3－3 酸性强弱不同的黄酮类化合物与碱反应能力比较

羟基位置	酸 性	溶 解 性	解 释
7,4′－二 OH	强	溶于 5% $NaHCO_3$	在两个 p~π 共轭体系的作用下酸性最强
7 或 4′－OH	↓	溶于 5% Na_2CO_3	一个 p~π 共轭体系的作用下酸性较强，不溶于 $NaHCO_3$ 溶液
一般酚－OH	↓	溶于 0.2% NaOH	只溶于 NaOH 溶液中
5－OH	弱	溶于 4% NaOH	5－OH 可与 C＝O 形成氢键，酸性减弱

五、碱性

黄酮类化合物 C 环上 1－位氧原子，因有孤对电子，而表现微弱的碱性，故黄酮曾经叫黄碱素。黄酮类化合物可与无机强酸，如硫酸、盐酸反应生成𬭩盐，但该盐性质不稳定，加水后即分解。根据这一性质，在通过碱提取、酸沉淀的方法提取黄酮类化合物时，加入的酸浓度不宜过大，否则黄酮类化合物容易形成𬭩盐溶于水，影响收率。

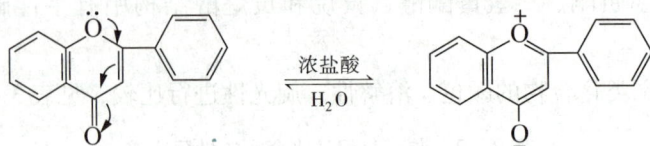

小 结

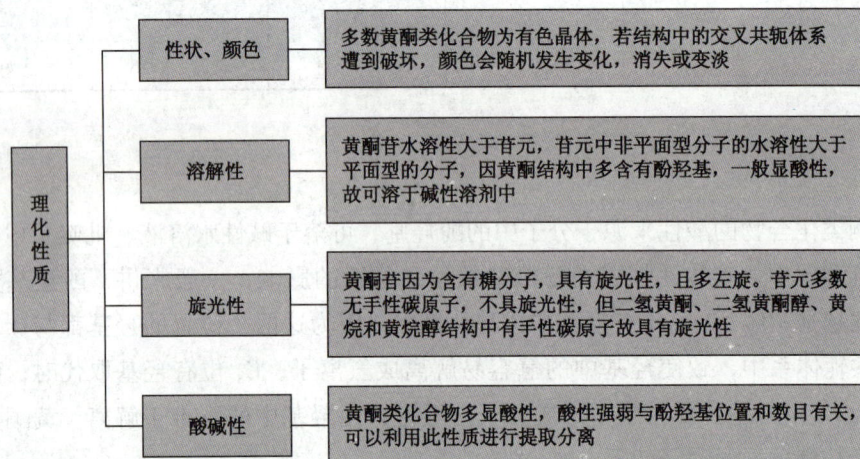

同步训练

一、最佳选择题

1. 黄酮类化合物显色的主要原因是（　　）
   A. 具有苯环　　　　　　B. 酚羟基　　　　　　C. 交叉共轭体系
   D. 具有羰基　　　　　　E. 具有羧基

2. 下列黄酮类化合物酸性最弱的是（　　）
   A. 4′-OH 黄酮　　　　B. 7-OH 黄酮　　　　C. 7,4′-二 OH 黄酮
   D. 5-OH 黄酮　　　　　E. 3′,4′-二 OH 黄酮

3. 游离苷元易溶于有机溶剂而难溶于（　　）
   A. 水　　　　　　　　　B. 甲醇　　　　　　　C. 乙醇
   D. 乙酸乙酯　　　　　　E. 乙醚

4. 下列黄酮类化合物酸性大小排列正确的是（　　）
   A. 7 或 4′-OH >7,4′-二 OH >一般酚羟基 >5-OH
   B. 7,4′-二 OH >7 或 4′-OH >一般酚羟基 >5-OH
   C. 7 或 4′-OH >一般酚羟基 >7,4′-二 OH >5-OH

D. 5 – OH >7 或 4′ – OH > 一般酚羟基 >7,4′ – 二 OH

E. 5 – OH >7 或 4′ – OH >7,4′ – 二 OH > 一般酚羟基

5. 水溶性最大的黄酮类化合物是( )

   A. 黄酮   B. 黄酮醇   C. 二氢黄酮

   D. 查耳酮   E. 异黄酮

6. 酸性最强的黄酮类化合物是( )

   A. 5 – 羟基黄酮   B. 4′ – 羟基黄酮   C. 3 – 羟基黄酮

   D. 3′ – 羟基黄酮   E. 4′ – 羟基二氢黄酮

7. 酸性最弱的黄酮类化合物是( )

   A. 5 – 羟基黄酮   B. 7 – 羟基黄酮   C. 4′ – 羟基黄酮

   D. 3′ – 羟基黄酮   E. 6 – 羟基黄酮

8. 将总黄酮溶于乙醚，用5% $NaHCO_3$ 萃取可得到( )

   A. 5,7 – 二羟基黄酮   B. 5 – 羟基黄酮   C. 3′,4′ – 二羟基黄酮

   D. 5,8 – 二羟基黄酮   E. 7,4′ – 二羟基黄酮

9. 黄芩苷可溶于( )

   A. 水   B. 乙醇   C. 甲醇

   D. 丙酮   E. 热乙酸

10. 一般情况下为无色化合物的是( )

   A. 黄酮   B. 黄酮醇   C. 异黄酮

   D. 二氢黄酮   E. 查耳酮

11. 下列黄酮苷元无旋光性的是( )

   A. 二氢黄酮   B. 二氢异黄酮   C. 黄烷醇

   D. 黄酮醇   E. 二氢黄酮醇

12. 水溶性最大的黄酮苷元是( )

   A. 黄酮醇   B. 查耳酮   C. 花色素

   D. 黄烷   E. 黄烷醇

13. 能溶于5%碳酸氢钠水溶液的化合物是( )

   A. 木犀草素   B. 水飞蓟素   C. 黄芩素

   D. 汉黄芩素   E. 橙皮苷元

14. 黄酮类化合物可与强无机酸形成盐是因为其分子中含有( )

   A. 羟基   B. 羰基   C. 双键

   D. 氧原子   E. 内酯环

15. 黄芩苷可溶于( )

   A. 水   B. 甲醇   C. 热乙酸

   D. 乙醇   E. 丙酮

16. 下列黄酮中酸性最强的是( )

   A. 7,4′ – 二羟基黄酮   B. 5,7 – 二羟基黄酮   C. 3,5 – 二羟基黄酮

D. 3,7 – 二羟基黄酮　　E. 3 – 羟基黄酮

二、配伍选择题

A. 无色　　　　　　B. 微黄色　　　　　　C. 灰黄 ~ 黄
D. 黄 ~ 橙黄　　　　E. 蓝色

17. 属于黄酮类化合物的颜色是(　　)
18. 属于二氢黄酮类化合物的颜色是(　　)
19. 属于查耳酮类化合物的颜色是(　　)
20. 属于异黄酮类化合物的颜色是(　　)
21. 属于 pH >11 花色素的颜色是(　　)

A. 3′ – 羟基黄酮　　　B. 4′ – 羟基黄酮　　　C. 5 – 羟基黄酮
D. 7,4′ – 二羟基黄酮　　E. 4′ – 甲氧基黄酮

22. 酸性最强的是(　　)
23. 酸性居第二位的是(　　)
24. 酸性居第三位的是(　　)
25. 酸性最弱的是(　　)
26. 不具酸性的是(　　)

A. 二氢黄酮　　　　B. 查耳酮　　　　　C. 花色素
D. 异黄酮　　　　　E. 黄酮

27. 颜色最浅的是(　　)
28. 颜色随 pH 变化而改变的是(　　)
29. 水溶性最大的是(　　)
30. 具有旋光的是(　　)

A. 二氢黄酮　　　　B. 查耳酮　　　　　C. 花色素
D. 异黄酮　　　　　E. 以上都不是

31. 分子堆积紧密,水溶性最小的是(　　)
32. 以离子状态存在,水溶性最大的是(　　)
33. 与异羟肟酸铁发生反应的是(　　)

三、多项选择题

34. 下列黄酮类化合物具有旋光性的是(　　)
A. 芦丁　　　　　　B. 槲皮素　　　　　C. 橙皮素
D. 橙皮苷　　　　　E. 大豆素

35. 黄酮苷难溶于(　　)
A. 热水　　　　　　B. 甲醇　　　　　　C. 氯仿
D. 乙醚　　　　　　E. 乙醇

36. 具有旋光性的黄酮苷元有(　　)

    A. 黄酮醇　　　　　　　　　B. 二氢黄酮　　　　　　　　C. 查耳酮

    D. 二氢黄酮醇　　　　　　　E. 黄烷醇

37. 引入7,4′–二羟基可使黄酮类化合物（　　）

    A. 颜色加深　　　　　　　　B. 酸性增强　　　　　　　　C. 水溶性增强

    D. 脂溶性增强　　　　　　　E. 碱性增强

38. 下列苷元，具有旋光性的是（　　）

    A. 二氢黄酮　　　　　　　　B. 二氢黄酮醇　　　　　　　C. 异黄酮

    D. 二氢异黄酮　　　　　　　E. 查耳酮

39. 影响黄酮类化合物颜色的因素有（　　）

    A. 交叉共轭体系的存在与否

    B. 取代基的种类

    C. 取代基的数目

    D. 取代基的位置

    E. 与取代基无关

40. 在黄酮分子母核不同位置上引入羟基会影响黄酮类化合物的颜色深浅，其中可使颜色加深的位置是（　　）

    A. 5位　　　　　　　　　　B. 6位　　　　　　　　　　C. 7位

    D. 8位　　　　　　　　　　E. 4′位

41. 在黄酮母核上引入7,4′–OH，可使黄酮类化合物（　　）

    A. 颜色加深　　　　　　　　B. 酸性增强　　　　　　　　C. 水溶性增加

    D. 荧光增强　　　　　　　　E. 稳定性增强

四、填空题

42. 黄酮类化合物因结构不同在水中的溶解度也有所不同，其中＿＿＿＿和＿＿＿＿属于非平面分子，在水中溶解度较大；＿＿＿＿和＿＿＿＿等属于平面分子，在水中的溶解度较小；＿＿＿＿虽然也属于平面结构，但因以离子形式存在，亲水性最强，水溶性最大。

43. 花色素类化合物颜色随着 pH 值的变化而变化，一般在 pH < 7 条件下，呈现＿＿＿＿色；pH = 8.5 左右时呈现＿＿＿＿色；pH > 11 条件下呈现＿＿＿＿色。

44. 游离苷元难溶于＿＿＿＿，易溶于＿＿＿＿、＿＿＿＿、＿＿＿＿等有机溶剂。

45. 二氢黄酮、二氢黄酮醇和异黄酮类因为不构成＿＿＿＿或是共轭很少一般不显色或呈微黄色。

五、简答题

46. 各类黄酮类化合物的颜色特点如何？为什么？

47. 黄酮类化合物的旋光性与其结构有何关系？

48. 为什么二氢黄酮、异黄酮、花色素的水溶性比黄酮大？

49. 黄酮类化合物为什么显酸性？不同羟基取代的黄酮其酸性强弱有何规律？为什么？

第三节 黄酮类化合物的检识

如何鉴别化合物是否为黄酮类成分？黄酮类化合物的检识主要包括化学检识与色谱法检识。

📘 **知识要点**

掌握黄酮类化合物的化学检识方法以及显色反应在结构鉴定中的应用；熟悉黄酮类化合物的色谱检识方法。

一、化学检识

由于黄酮类化合物结构中 γ - 吡喃酮和酚羟基的存在，可以用多种化学方法对不同类型的黄酮类化合物进行检识。反应多在醇性溶液中进行，呈现一定的颜色。

(一)还原反应

1. 盐酸 - 镁粉(锌粉)反应 为鉴别黄酮类化合物最常用的显色反应。方法是将样品溶于甲醇或乙醇中，加入少量镁粉(或锌粉)振摇，滴加几滴浓盐酸，观察现象，1～2分钟内即可显色(粉红色～红色)，其原理过去解释为生成了花色苷元所致，现在认为是生成了阳碳离子的缘故。

阳性——黄酮、黄酮醇、二氢黄酮、二氢黄酮醇

阴性——查耳酮、橙酮、儿茶素类、大多数异黄酮、花色素

花色素、查耳酮虽呈阴性反应，但二者常出现假阳性反应，即遇浓盐酸可出现颜色变化(可做空白对照，以排除干扰)。

2. 四氢硼钠($NaBH_4$)反应 为二氢黄酮、二氢黄酮醇类化合物专属性较高的反应。方法是将样品溶于乙醇中，加等量2% $NaBH_4$ 的甲醇溶液，1～2分钟后加浓盐酸或浓硫酸数滴，生成紫～紫红色。其他各类黄酮均不发生此反应，以此做区别检识。

(二)金属盐类试剂的络合反应

黄酮类化合物的结构中常含有如下结构单元，因此可以和铝盐、锆盐、铅盐、镁盐等试剂反应，生成有色络合物或沉淀。

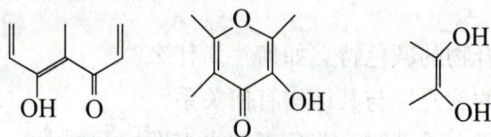

1. 铝盐的络合反应　常用 1% 三氯化铝（$AlCl_3$）乙醇溶液作反应试剂，生成的络合物为黄色并有荧光，可做定性或定量分析。

2. 锆盐的络合反应　是 3－OH 或 5－OH 黄酮类化合物的共性反应和区别反应。常用 2% 二氯氧化锆（$ZrOCl_2$）甲醇溶液作反应试剂。具体操作方法是：

样品甲醇溶液 ＋2% $ZrOCl_2$ 溶液──→黄色络合物 ＋2% 枸橼酸甲醇溶液

（有 3－ 或 5－ 羟基）

↗ 褪色（只有 5－羟基）

↘ 不褪色（有 3－ 羟基）

若反应在加入枸橼酸后现象不明显，可加入 5 倍量的水稀释后观察。

3. 铅盐的络合反应　常用 1% 醋酸铅及碱式醋酸铅水溶液作反应试剂，生成络合物为黄~红色沉淀。醋酸铅只能与具有邻二酚羟基、3－OH 黄酮和 5－OH 黄酮结构的化合物络合；碱式醋酸铅可与一般的酚类化合物络合，生成沉淀。本法可用于提取分离。

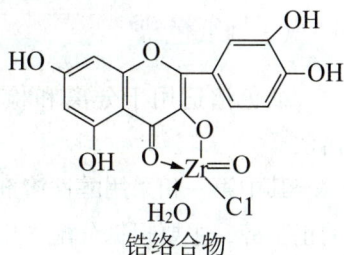

锆络合物

4. 镁盐的络合反应　常用 1% 醋酸镁甲醇溶液为显色剂，反应多在滤纸上进行。可用于二氢黄酮、二氢黄酮醇类与其他类黄酮化合物的区别检识。具体操作方法是：在滤纸片上滴加样品溶液，喷以 1% 醋酸镁甲醇溶液，加热干燥后于紫外灯下观察，二氢黄酮、二氢黄酮醇显天蓝色，若具有 5－OH，色泽更为明显；黄酮、黄酮醇、异黄酮显黄~橙黄~褐色。

5. 二氯化锶（$SrCl_2$）反应　样品溶于甲醇中，加入数滴 0.01 mol/L $SrCl_2$ 甲醇溶液，再加数滴氨蒸气饱和的甲醇溶液，含有邻二酚羟基的化合物生成绿~棕~黑色沉淀。

（三）酚羟基颜色反应

多数黄酮类化合物含有酚羟基，可与三氯化铁（$FeCl_3$）试剂反应，显绿色、蓝色、紫色或棕色等。其颜色随着酚羟基数目和位置的不同而有所差异。如邻三酚羟基显蓝~蓝黑色，邻二酚羟基显绿~绿黑色等。

📘 知识要点

为什么不用铁锅煎煮中药或是用铁壶泡茶？

（四）硼酸显色反应

黄酮类化合物含有如下结构时，在酸性条件下，可与硼酸发生络合反应，生成亮黄色的络合物，故 5－羟基黄酮及 2′－羟基查耳酮可以用此反应鉴别。

(五)碱性条件下显色反应

1. 二氢黄酮在碱性条件下易开环，转变成相应的异构体——查耳酮，显橙~黄色。

2. 黄酮醇类在碱性条件下先呈黄色，通入空气后变成棕色，可以和其他黄酮类加以区别。

3. 黄酮类化合物结构中含有邻二酚羟基或 $3,4'$ – 二羟基取代时，在碱性条件下易被氧化，生成黄色~深红色~棕绿色沉淀。

二、色谱检识

(一)纸色谱

纸色谱适用于分离和检识黄酮及其苷类化合物。混合物的检识常采用双向色谱法。

其中第一相采用醇性溶剂为展开剂，如正丁醇 – 醋酸 – 水(4:1:5，上层)或水饱和的正丁醇，主要根据分配作用原理进行正相分配色谱分离。黄酮类化合物的 R_f 值由大到小为：苷元 > 单糖苷 > 双糖苷。

第二相采用水或下列水溶液，如 2% ~6% 醋酸、3% 氯化钠及醋酸 – 浓盐酸 – 水(30:3:10)，主要根据分配作用原理进行反相色谱分离。黄酮类化合物的 R_f 值由大到小为：双糖苷 > 单糖苷 > 苷元(其中二氢黄酮、二氢黄酮醇、二氢查耳酮 > 黄酮、黄酮醇、查耳酮)。

(二)薄层色谱

黄酮类化合物的薄层色谱一般采用吸附色谱，常采用的吸附剂有硅胶和聚酰胺。

1. **硅胶薄层色谱**　硅胶薄层色谱适用于分离与检识弱极性黄酮类化合物。检识黄酮苷常用的展开剂：氯仿 – 甲醇 – 水(65:45:12)、乙酸乙酯 – 丁酮 – 甲酸 – 水(5:3:3:1)、甲苯 – 氯仿 – 丙酮(65:45:12)等。展开顺序一般为：糖基数越多，R_f 值越小。检识黄酮苷元常用的展开剂：甲苯 – 甲酸甲酯 – 甲酸(5:4:1)、苯 – 甲醇(95:5)、苯 – 甲醇 – 醋酸(35:5:5)、甲苯 – 氯仿 – 丙酮(40:25:35)等。展开顺序一般为：苷元上羟基数目越多，R_f 值越小。

2. **聚酰胺薄层色谱**　聚酰胺薄层色谱特别适合于分离和检识游离酚羟基的黄酮及其苷类。大多数展开剂中含有醇、酸或水。检识黄酮苷类常用的展开剂：乙醇 – 水(3:2)、水 – 乙醇 – 乙酰丙酮(4:2:1)、水 – 乙醇 – 丁酮 – 乙酰丙酮(65:15:15:5)、水饱和的正丁醇 – 醋酸(100:1)、丙酮 –95% 乙醇 – 水(2:1:2)、95% 乙醇 – 醋酸(100:2)等，其展开顺序是：糖基数越多，R_f 值越大；糖基数相同，苷元上的羟基数目越多 R_f 值越小。检识苷元可选用的展开剂有：苯 – 甲醇 – 丁酮(60:20:20)、氯仿 – 甲醇(94:6)等，展开顺序是：苷元上的羟基数目越多，R_f 值越小。

小 结

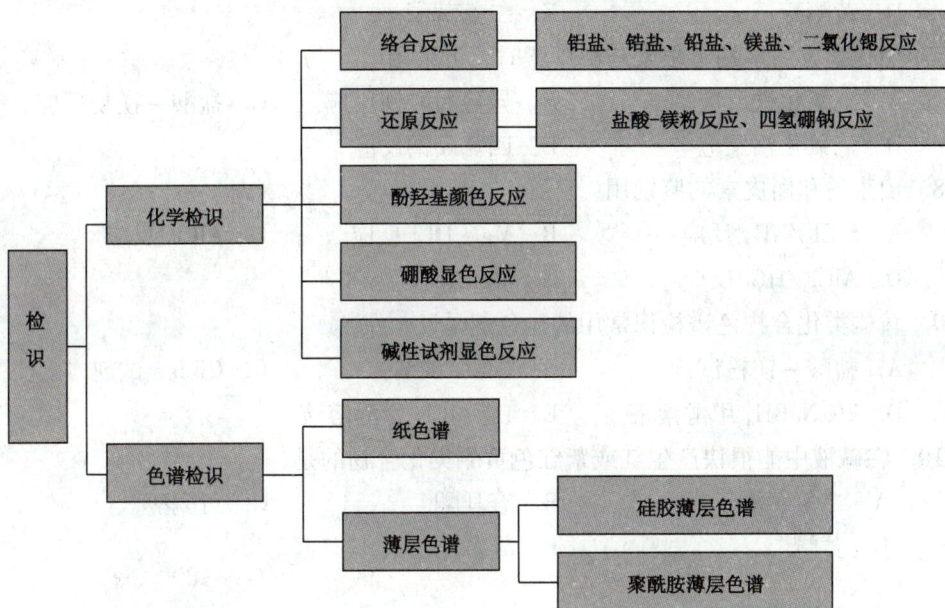

同步训练

一、最佳选择题

1. 四氢硼钠(NaBH₄)反应用于鉴别(　　)

   A. 二氢黄酮、二氢黄酮醇　　B. 黄酮、黄酮醇　　　　C. 异黄酮

   D. 查耳酮、二氢查耳酮　　　E. 花色素

2. 锆盐 – 枸橼酸反应中，先显黄色，加入枸橼酸后颜色减退的是(　　)

   A. 黄酮醇　　　　　　　　　B. 7 – OH 黄酮　　　　　C. 7,4′ – 二 OH 黄酮

   D. 5 – OH 黄酮　　　　　　 E. 3′,4′ – 二 OH 黄酮

3. 某药材的醇提液遇镁粉 – 盐酸呈现紫红色，说明溶液中含有(　　)

   A. 强心苷　　　　　　　　　B. 香豆素类化合物　　　C. 生物碱

   D. 蒽醌类化合物　　　　　　E. 黄酮类化合物

4. 二氢黄酮及二氢黄酮醇的专属反应是(　　)

   A. 锆盐 – 枸橼酸反应　　　　B. 三氯化铝反应　　　　C. 四氢硼钠(NaBH₄)反应

   D. 二氯化锶反应　　　　　　E. 醋酸铅反应

5. 与盐酸 – 镁粉反应呈阴性的黄酮类化合物是(　　)

   A. 查耳酮　　　　　　　　　B. 黄酮　　　　　　　　C. 二氢黄酮醇

D．黄酮醇　　　　　　　　E．二氢黄酮

6．二氢黄酮在碱性条件下易开环，转变成相应的异构体显橙～黄色的是（　　）

A．二氢黄酮醇　　　　　　B．黄酮　　　　　　　　C．查耳酮

D．黄酮醇　　　　　　　　E．二氢黄酮

7．用化学方法鉴别葛根素与槲皮素时，可采用（　　）

A．三氯化铁反应　　　　　B．异羟肟酸铁反应　　　C．盐酸－镁粉反应

D．三氯化铝反应　　　　　E．四氢硼钠反应

8．山柰酚和槲皮素的鉴别用（　　）

A．$SrCl_2/NH_3$ 反应　　　　B．$Mg-HCl$ 反应　　　　C．$AlCl_3$ 反应

D．$AlCl_3/HCl$ 反应　　　　E．$Mg(Ac)_2$ 反应

9．黄酮类化合物色谱检识常用的显色剂是（　　）

A．盐酸－镁粉试剂　　　　B．$FeCl_3$ 试剂　　　　　C．Gibb′s 试剂

D．$2\% NaBH_4$ 甲醇溶液　　E．$1\% AlCl_3$ 甲醇溶液

10．在碱液中能很快产生红或紫红色黄酮类化合物的是（　　）

A．二氢黄酮　　　　　　　B．查耳酮　　　　　　　C．黄酮醇

D．黄酮　　　　　　　　　E．异黄酮

二、配伍选择题

A．粉红－红色　　　　　　B．鲜黄色荧光　　　　　C．蓝色

D．紫～紫红色　　　　　　E．紫～绿～棕～黑色

11．二氢黄酮与 $NaBH_4$ 试剂反应显（　　）

12．多数黄酮类化合物与盐酸－镁粉试剂反应显（　　）

13．黄酮醇与 $AlCl_3$ 试剂反应显（　　）

14．含邻二酚羟基的黄酮与氨性氯化锡试剂反应显（　　）

A．黄芩苷　　　　　　　　B．芦丁　　　　　　　　C．葛根素

D．橙皮苷　　　　　　　　E．大豆素

15．与四氢硼钠反应呈红色的是（　　）

16．酸水解后苷元易被氧化成绿色醌类结构的是（　　）

17．最难发生酸水解的苷是（　　）

三、多项选择题

18．常见的黄酮类化合物色谱检识方法有（　　）

A．氧化铝色谱　　　　　　B．硅胶色谱　　　　　　C．聚酰胺色谱

D．活性炭色谱　　　　　　E．纸色谱

19．中药槐米中的有效成分（　　）

A．芦丁

B. 能与四氢硼钠反应

C. 在冷水和热水中的溶解度差异大

D. 能与硼酸发生络合反应

E. 可用碱溶酸沉法提取

20. 盐酸－镁粉反应呈阳性的黄酮类化合物包括(　　)

　　A. 查耳酮　　　　　　　B. 黄酮　　　　　　　C. 二氢黄酮醇

　　D. 黄酮醇　　　　　　　E. 二氢黄酮

21. 二氢黄酮类化合物具有的性质是(　　)

　　A. $NaBH_4$ 反应呈红色

　　B. 盐酸－镁粉反应呈红色

　　C. 水溶性大于黄酮

　　D. 显黄色

　　E. 有旋光性

22. 鉴别二氢黄酮的专属反应是(　　)

　　A. 盐酸－镁粉反应　　　B. 四氢硼钠反应　　　C. 三氯化铝反应

　　D. 氨性氯化锶反应　　　E. 醋酸镁反应

四、填空题

23. 确定黄酮类化合物具有 5－OH 的方法有_____、_____、_____。

24. 对于黄酮醇类化合物和二氢黄酮醇类化合物来说，可用_____显色反应来区分。

25. 纸色谱是分离和鉴别黄酮苷类化合物的一种常用方法，常采用双相展开方式，第一相展开剂常用_____溶剂，分离原理为_____；第二相展开剂常用_____溶剂，分离原理为_____。

26. 黄酮醇类在碱性条件下先呈_____，通入空气后变成_____，可以和其他黄酮类化合物加以区别。

五、简答题

27. 列出黄酮类化合物显色反应试剂、反应现象以及反应对象。

28. 如何证明药物中含有黄酮类化合物？

29. 区别黄酮和二氢黄酮可用什么方法？

第四节　黄酮类化合物的提取与分离

如何从含有黄酮类化合物的药材中提取出该类成分？粗提物又如何进行精制和分离？在采用碱提取－酸沉淀法提取黄酮类化合物时应注意什么？不同黄酮类化合物在聚酰胺色谱上吸附能力的大小顺序如何？

■ 知识要点

掌握黄酮类化合物的提取原理与方法以及提取过程中的注意事项；熟悉黄酮类化合物分离中柱色谱（硅胶、聚酰胺、葡聚糖凝胶）和 pH 梯度萃取法的分离原理和应用；了解黄酮类化合物提取精制分离的新方法。

一、黄酮类化合物的提取

黄酮类化合物不但种类多，而且在植物中存在的部位不同，其结合状态也有所差异。花、果实、叶中黄酮多为苷的形式，木质部等坚硬组织中的黄酮多为游离苷元形式。黄酮类化合物提取时根据提取的目的、成分存在的形式和溶解性等选择适宜的溶剂和提取方法。

对于黄酮苷或极性较大的苷元，可以采用沸水、甲醇与含水乙醇进行提取，但要注意防止苷的水解；对于大多数的黄酮苷元可以采用氯仿、乙醚、乙酸乙酯等低极性溶剂进行提取；对于含甲氧基多的极性较小的化合物可用苯或石油醚提取。黄酮苷和苷元均可采用碱水溶液进行提取，常用的碱水有：饱和石灰水，5% 碳酸钠以及稀氢氧化钠溶液等。

（一）醇提取法

适用于黄酮苷及苷元的提取，甲醇和乙醇是最常用的提取溶剂，实际操作中，一般高浓度的醇（如 90% ~ 95% ）适宜用于提取苷元，60% 左右浓度的稀乙醇适宜用于提取苷类。

（二）热水提取法

适用于黄酮苷类的提取。常用沸水加热的方法，如槐米中的芸香苷（芦丁）、黄芩中的黄芩苷等。

（三）碱水提取法

适用于含游离酚羟基的黄酮苷及苷元。利用黄酮类化合物结构中大多具有酚羟基，易溶于碱性水中（成盐）。但应注意碱水浓度不宜过高，以免在强碱性条件下加热提取时，破坏黄酮母核。

二、提取液的精制

用上述各种方法提得的黄酮粗提物含有较多的杂质，需精制去除杂质。方法有以下几种：

（一）有机溶剂萃取法

醇提取液中伴存较多杂质，可采用溶剂萃取法除去，例如可用石油醚萃取除去醇提液中的叶绿素、胡萝卜素等脂溶性杂质，主要流程见图3-1。若药材中含有大量的油脂则应在提取前先用石油醚脱脂。

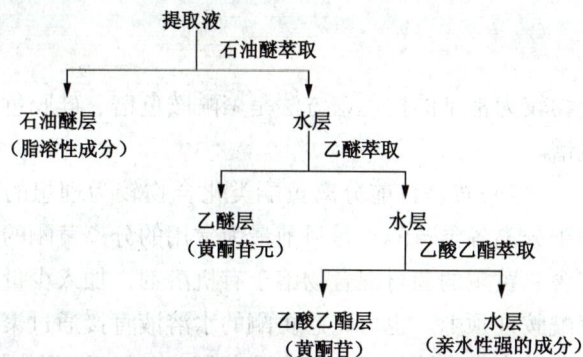

图3-1　有机溶剂萃取精制流程

(二)水提醇沉法

热水提取时，提取液中含有较多水溶性杂质。可将水提取液浓缩后，加入数倍量的乙醇，沉淀除去蛋白质、多糖等水溶性杂质。

(三)碱提酸沉法

若是碱水提取液，可利用黄酮类化合物难溶于酸的性质，在碱水提取液中加酸酸化，黄酮类化合物即可以析出，而杂质留于溶液中。酸化时应注意酸性不宜过大，以免黄酮生成锌盐，致使析出的沉淀重新溶解，降低收率。当药材中含有果胶、黏液质等水溶性杂质时，可以采用石灰乳进行提取，使得以上含羧基的杂质生成钙盐沉淀，有利于提取液中黄酮类化合物的纯化处理。

(四)铅盐沉淀法

某些黄酮类化合物不与醋酸铅产生沉淀，加入醋酸铅溶液可以使分子中带有羧基和邻二酚羟基的杂质(如果胶、黏液质、有机酸、蛋白质与鞣质等)沉淀，而黄酮类化合物留于溶液中；也有些黄酮类化合物加醋酸铅或碱式醋酸铅可产生沉淀，则杂质留于溶液中，然后脱铅即可得到较纯的提取液。

活性炭吸附法

适用于黄酮苷类成分的精制。向药材醇提取液中加入活性炭，搅拌，静置，过滤，收集吸附有黄酮苷的活性炭粉末；依次用沸水、沸甲醇、7%酚/水、15%酚/醇溶液进行洗脱即得到较纯的黄酮类成分。

三、黄酮类化合物的分离

经提取精制得到的黄酮类化合物成分多为总黄酮，在实际应用中往往需要进一步分离才可得到单体。黄酮类化合物的分离主要有柱色谱法和 pH 梯度萃取法。

（一）柱色谱法

分离黄酮类化合物较为常见的柱色谱方法是聚酰胺色谱、硅胶色谱、葡聚糖凝胶色谱和大孔吸附树脂色谱。

1. 聚酰胺柱色谱　聚酰胺是目前分离黄酮类化合物较为理想的吸附剂，吸附容量高，分辨能力强，适于分离各类黄酮，是目前最为常用的分离黄酮的方法。

操作步骤：先将含总黄酮的药材混合物溶于有机溶剂，加入少量聚酰胺粉拌匀，挥去有机溶剂，加在聚酰胺柱顶上。也可将总黄酮的水溶液直接通过聚酰胺柱。上柱后开始洗脱，用水可洗下非黄酮类水溶性成分及少数黄酮苷，然后用不同浓度乙醇洗脱，其中 10% ~30% 乙醇可洗下黄酮苷；50% ~95% 的乙醇可洗下黄酮苷元，具体分离过程见图 3 −2。

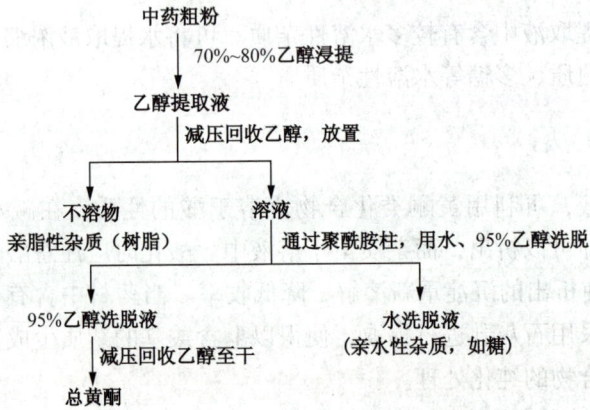

中药粗粉
↓ 70%~80%乙醇浸提
乙醇提取液
↓ 减压回收乙醇，放置

不溶物　　　　　　溶液
亲脂性杂质（树脂）　通过聚酰胺柱，用水、95%乙醇洗脱

95%乙醇洗脱液　　　　　　　水洗脱液
↓ 减压回收乙醇至干　　　　（亲水性杂质，如糖）
总黄酮

图 3 −2　黄酮类化合物的提取与聚酰胺柱分离

色谱行为：一般当流动相为水 − 醇系统时，黄酮类化合物对聚酰胺的吸附强度主要取决于分子中羟基的数目与位置及溶剂与黄酮类化合物或与聚酰胺之间形成氢键缔合能力的大小，其在聚酰胺色谱上有如下出柱规律：

（1）不同类型的黄酮类化合物，其洗脱出柱先后顺序为：异黄酮、二氢黄酮、查耳酮、黄酮、黄酮醇。

（2）苷元相同，其洗脱出柱先后顺序为：三糖苷、双糖苷、单糖苷、苷元。

（3）母核上酚羟基数目越多，越后出柱，但容易形成分子内氢键的，如具有 3′,4′ −二羟基的化合物比具有 4′ −羟基的黄酮类化合物先出柱。

（4）分子中酚羟基数目相同时，酚羟基的位置对洗脱速度也有影响。处于羰基邻位酚羟基的化合物比处于对位或间位酚羟基的化合物先出柱。

若分离苷元可采用氯仿 − 甲醇 − 丁酮 − 丙酮（40∶20∶5∶1）等极性较小的溶剂进行洗脱，其洗脱顺序为苷元先出柱，苷后出柱。

2. 硅胶柱色谱　硅胶柱色谱分为硅胶吸附柱色谱和硅胶分配柱色谱，硅胶吸附柱色谱主要适用于极性较小的异黄酮、二氢黄酮和高度甲基化黄酮的分离；硅胶分配柱色谱可用于分离极性较大的多羟基黄酮及其苷类。常用的洗脱剂有：甲苯 – 甲酸甲酯 – 甲酸(5∶4∶1)和氯仿 – 甲醇(85∶15)等，洗脱能力遵循一般规律，随着洗脱剂极性的增大，洗脱能力增强。

3. 葡聚糖凝胶柱色谱 用于分离黄酮类化合物的葡聚糖凝胶主要有 Sephadex G 和 Sephadex LH – 20 两种型号。其中 Sephadex G 适用于水溶性成分的分离；Sephadex LH – 20 适用于亲脂性成分的分离。

分离黄酮苷元时，主要靠吸附作用，凝胶对黄酮类化合物的吸附程度取决于游离酚羟基的数目，与酚羟基的位置无关；分离黄酮苷时，则分子筛的性质起主导作用，黄酮苷按照分子量由大到小的顺序出柱。

常用的洗脱剂有：碱性水溶液（如 $0.1mol/L$ NH_4OH），含盐水溶液（如 $0.5mol/L$ NaCl）；醇及含水醇（如甲醇、甲醇 – 水、乙醇等）；其他溶剂（如含水丙酮、氯仿 – 甲醇等）。

4. 大孔吸附树脂 大孔吸附树脂是近 10 年来发展起来的一类有机高分子聚合物吸附剂，它是以大孔吸附树脂为固定相，以水或有机溶剂为流动相的固 – 液色谱，利用大孔树脂具有吸附性和分子筛的作用，黄酮类化合物中相对分子量大小和吸附力强弱不同的成分得以分离。如将银杏叶提取液通过大孔树脂柱，先用水洗脱，再分别用 25% 乙醇、70% 乙醇洗脱，其中在 70% 乙醇洗脱液中有银杏总黄酮。

（二）pH 梯度萃取法

本法适用于酸性强弱不同的黄酮苷元的分离。根据黄酮苷元酚羟基数目及位置不同其酸性强弱也不同的性质，可以将混合物溶于有机溶剂（如乙醚）后，依次用 5% $NaHCO_3$、5% Na_2CO_3、0.2% NaOH 和 4% NaOH 溶液萃取，来达到分离的目的。得到的碱水溶液分别酸化沉淀，即可得到酸性不同的黄酮苷元。

■ 课堂互动

请同学们想一想，在用柱色谱法分离黄酮类化合物时，能否使用氧化铝柱进行分离，并说明原因。

四、实例

（一）槐米

槐米为豆科植物槐的花蕾。其主要有效成分为芸香苷（又称芦丁），有维生素 P 样作用，能保持和恢复毛细血管的正常弹性，临床上常作为治疗高血压的辅助药和毛细血管脆性所致出血的止血药。近代研究显示，槐米中芸香苷的含量可高达 23.5%，但花开放后含量可降低至 13%。

槐米中主要有效成分为芸香苷，还含有少量皂苷、多糖、黏液质等。2010 年版《中国药典》规定，于 60℃ 干燥 6 小时，含芸香苷不得少于 20%。芸香苷又称芦丁，其苷元为槲皮素，它们的结构式如下：

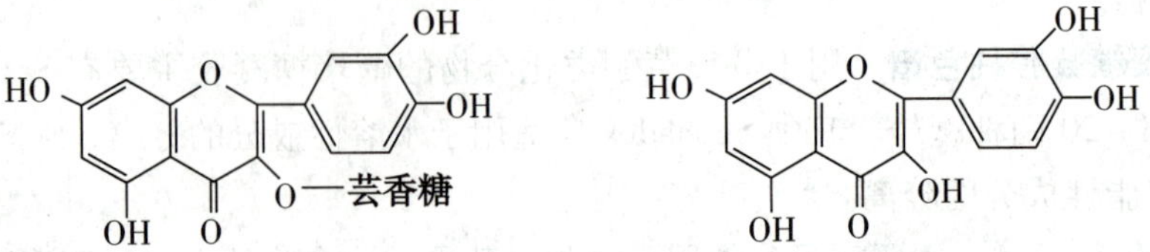

芸香苷（芦丁）　　　　　　　　槲皮素

芸香苷为浅黄色粉末或细针晶，通常含三分子结晶水，熔点 176℃ ~ 178℃，在冷水中溶解度为 1:8000，热水中为 1:200，冷乙醇中为 1:650，热乙醇为 1:60，可溶于吡啶及碱性溶液，几乎不溶于苯、乙醚、氯仿及石油醚中。槐米中芦丁的提取流程见图3-3。

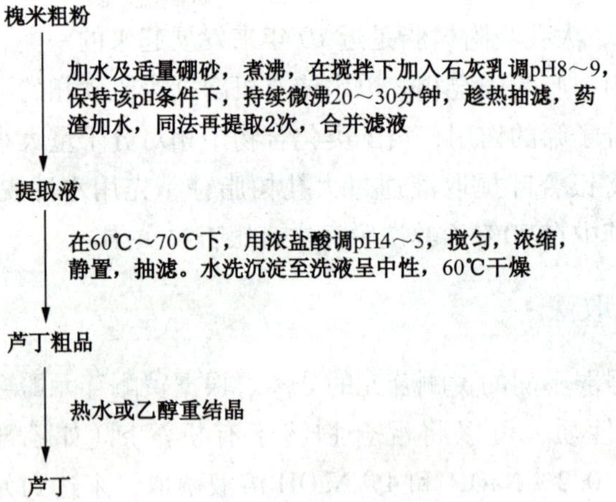

槐米粗粉

加水及适量硼砂，煮沸，在搅拌下加入石灰乳调pH8~9，保持该pH条件下，持续微沸20~30分钟，趁热抽滤，药渣加水，同法再提取2次，合并滤液

提取液

在60℃~70℃下，用浓盐酸调pH4~5，搅匀，浓缩，静置，抽滤。水洗沉淀至洗液呈中性，60℃干燥

芦丁粗品

热水或乙醇重结晶

芦丁

图 3-3　槐米中芸香苷的提取

流程说明：

本流程利用芸香苷溶于碱水，酸化后又可析出的性质进行提取。芸香苷分子中因含有邻二酚羟基，性质不稳定，在碱性条件下更容易被氧化。硼酸盐能与邻二酚羟基结合，达到保护其不被氧化的目的，故在碱性溶液中加热提取芸香苷时加入少量硼砂。提取时所用碱液浓度不宜过高，以免在强碱性和加热下，破坏黄酮母核；加酸酸化时，酸性也不宜太强，以免生成锌盐致使析出的黄酮类化合物又重新溶解，降低收得率。

■ **课堂互动**

1. 依据芸香苷溶解度的性质，说明水提取精制的原理。

2. 用前面所学的知识，说明用"碱溶酸沉法"从槐米中提取芸香苷的原理及注意事项。

(二)黄芩

黄芩为唇形科植物黄芩的干燥根。从其中分离出的黄酮类化合物有黄芩苷、黄芩素、汉黄芩苷、汉黄芩素、木蝴蝶素 A 等 20 多种。其中黄芩苷(4.0% ~ 5.2%)是主要有效成分,有抗菌消炎、降低转氨酶等作用。黄芩苷元的磷酸酯钠盐可用于治疗过敏、哮喘等疾病。

黄芩苷为淡黄色针晶,熔点 223℃,几乎不溶于水,难溶于甲醇、乙醇、丙酮,可溶于热乙酸,易溶于碱性溶液。黄芩苷经水解能生成苷元——黄芩素,黄芩素分子中具有邻三酚羟基,易被氧化为醌类衍生物而显绿色。这是黄芩在放置过程中或处理不当时易变绿的原因。

黄芩中黄芩苷的提取分离流程见图 3 – 4

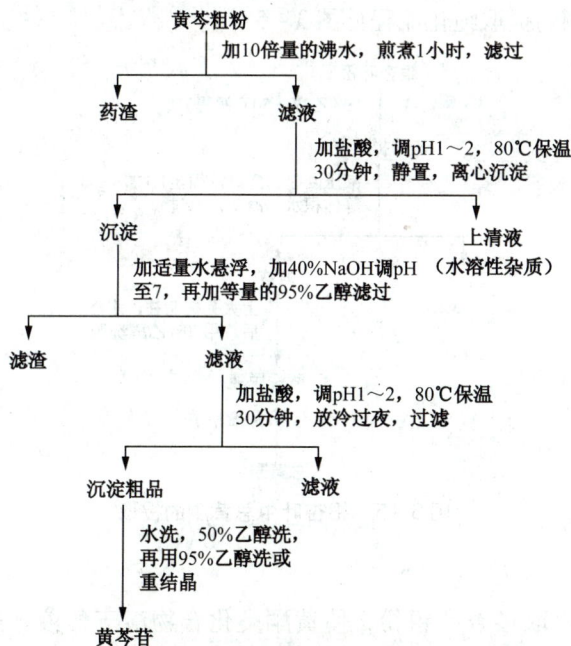

图 3 – 4　黄芩中黄芩苷的提取

流程说明：

中药黄芩中主要含黄芩苷，其分子中连接葡萄糖醛酸，在植物体内以镁盐形式存在，能溶于水，在热水中溶解度较大，故采用水煎煮法提取黄芩苷。黄芩苷分子中有羧基存在，分子显酸性。第一次加盐酸的目的是为了使黄芩苷镁盐转变成黄芩苷。第二次加盐酸的目的是中和 NaOH，即碱溶酸沉。在提取分离过程中加氢氧化钠的目的是因黄芩苷含有羧基和酚羟基，加氢氧化钠使之形成黄芩苷钠盐，增大了其在水中的溶解度，有利于黄芩苷的提出。得到的粗品黄芩苷，易溶于 50% 乙醇或 95% 乙醇，本操作是纯化黄芩苷。

（三）银杏

银杏叶为银杏科植物银杏的干燥叶。具有敛肺平喘、活血化瘀、止痛的作用。用于治疗肺虚咳喘、冠心病、心绞痛、高脂血症等。

银杏叶成分很复杂，主要有黄酮类化合物、二萜内酯衍生物，此外还含多糖类。银杏叶中黄酮类化合物既有单黄酮，如槲皮素、异鼠李素及其苷，亦有双黄酮类如银杏双黄酮（银杏素）、去甲银杏双黄酮、金松双黄酮、穗花杉双黄酮等以及儿茶素类等。

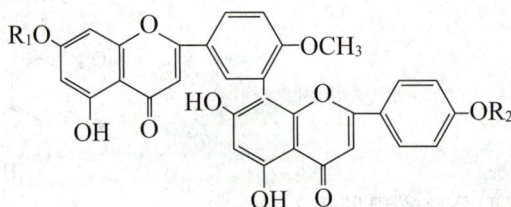

银杏叶中总黄酮的提取纯化流程见图 3-5

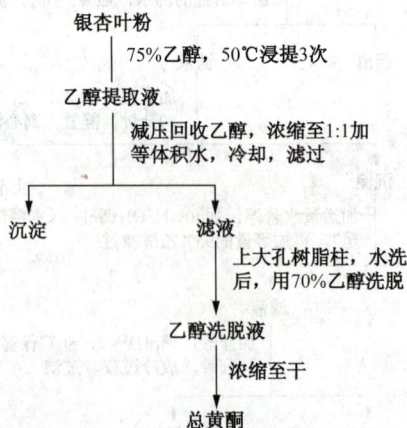

图 3-5　银杏叶中总黄酮的提取

流程说明：

用 70% 的乙醇提取银杏叶粗粉，使黄酮类化合物溶于醇液。提取液浓缩后加水，可沉淀水不溶性杂质，滤液上大孔吸附树脂柱，以水洗除去水溶性杂质。

小　　结

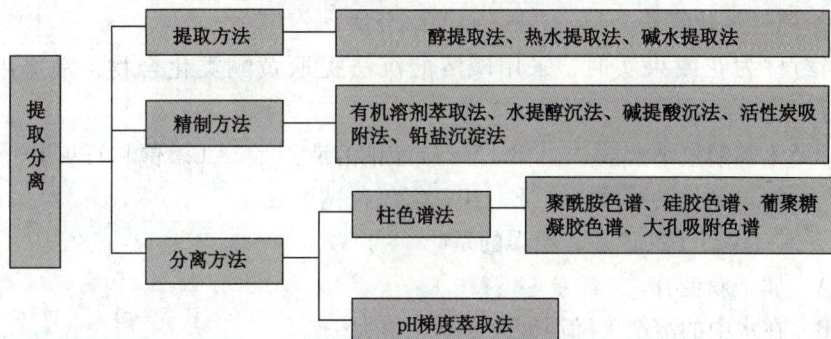

同步训练

一、最佳选择题

1. 黄酮苷类化合物不能采用的提取方法是(　　)
   A. 酸溶碱沉　　　　　　B. 碱溶酸沉　　　　　　C. 乙醇提取
   D. 甲醇提取　　　　　　E. 沸水提取

2. 具有邻位酚羟基的黄酮用碱水提取时，保护酚羟基的方法是(　　)
   A. 加硅胶吸附　　　　　B. 加硼酸络合　　　　　C. 加石油醚萃取
   D. 加醋酸铅沉淀　　　　E. 加四氢硼钠还原

3. 从黄芩中提取黄芩苷，最常用的提取方法是(　　)
   A. 乙醇提取碱沉淀　　　B. 水煎煮酸沉淀　　　　C. 乙醇提取酸沉淀
   D. 碱溶酸沉　　　　　　E. 丙酮提取酸沉淀

4. 下列方法不适合用于黄酮类化合物分离的是(　　)
   A. 聚酰胺色谱　　　　　B. 硅胶色谱　　　　　　C. 葡聚糖凝胶色谱
   D. 氧化铝色谱　　　　　E. 大孔吸附色谱

5. 当药材中含有较多黏液质、果胶时，如用碱液提取黄酮类化合物时宜选用(　　)
   A. 5% Na_2CO_3　　　　B. 1% NaOH　　　　　　C. 5% NaOH
   D. 饱和石灰水　　　　　E. 氨水

6. 下列哪个不是黄芩苷的反应(　　)
   A. 盐酸－镁粉反应　　　B. 四氢硼钠反应　　　　C. 三氯化铁反应
   D. 铅盐反应　　　　　　E. 三氯化铝反应

7. 3,3′－二羟基黄酮与 7,4′－二羟基黄酮的分离可用(　　)
   A. 氨性氯化锶沉淀法　　B. 碳酸氢钠萃取法　　　C. 硼酸络合法

D. 三氯化铝络合法　　　　E. 醋酸镁络合法

8. 欲分离 3′,4′ - 二羟基黄酮和 5,4′ - 二羟基黄酮，最好采用(　　)

　　A. 溶剂萃取法　　　　B. 铅盐沉淀法　　　　C. pH 梯度萃取法

　　D. 氨性氯化锶法　　　　E. 硼酸络合法

9. 当药材为花或果实时，采用碱溶酸沉法提取黄酮类化合物，常选用的碱液
　　为(　　)

　　A. 5% 碳酸氢钠溶液　　　　B. 5% 碳酸钠溶液　　　　C. 饱和石灰水

　　D. 1% 氢氧化钠溶液　　　　E. 10% 氢氧化钠溶液

10. 下列有关芦丁的论述，错误的是(　　)

　　A. 属于双糖苷

　　B. 在水中的溶解度随温度改变变化很大

　　C. 在碱性条件下不稳定

　　D. 不能用碱提酸沉法提取

　　E. 暴露在空气中易变色

二、配伍选择题

　　A. 5% NaHCO₃　　　　B. 5% Na₂CO₃　　　　C. 0.5% Na₂CO₃

　　D. 4% NaOH　　　　E. 5% HCl

11. pH 梯度萃取 5 - 羟基黄酮应选用(　　)

12. pH 梯度萃取 4′ - 羟基黄酮应选用(　　)

13. pH 梯度萃取 7,4′ - 二羟基黄酮应选用(　　)

　　A. 3,5,7 - 三羟基黄酮

　　B. 3,5,7,4′ - 四羟基黄酮

　　C. 3,5,7,3′,5′ - 五羟基黄酮

　　D. 3,5 - 二羟基 - 7 - O - 芸香糖基黄酮苷

　　E. 3,5 - 二羟基 - 7 - O - 葡萄糖基黄酮苷

以上五种化合物上聚酰胺柱，以水 - 乙醇混合溶剂进行梯度洗脱

14. 首先被洗脱出柱的是(　　)

15. 第二个被洗脱出柱的是(　　)

16. 第三个被洗脱出柱的是(　　)

17. 最后一个被洗脱出柱的是(　　)

三、多项选择题

18. 黄酮类化合物在聚酰胺柱上洗脱的先后顺序取决于(　　)
　　A. 酚羟基的位置　　　　B. 酚羟基的数目　　　　C. 糖基的多少
　　D. 洗脱溶剂的种类　　　　E. 洗脱溶剂的极性

19. 葡聚糖凝胶柱色谱分离黄酮苷和苷元的混合物时，主要原理是(　　)

A. 分配　　　　　　　　B. 吸附　　　　　　　　C. 离子交换

D. 氢键　　　　　　　　E. 分子筛

20. 黄酮类化合物的分离方法包括(　　　)

A. 柱色谱法　　　　　　B. 碱溶酸沉法　　　　　C. pH 梯度萃取法

D. 活性炭吸附法　　　　E. 酸溶碱沉法

21. 提取黄酮苷类的方法有(　　　)

A. 酸溶碱沉法　　　　　B. 碱溶酸沉法　　　　　C. 乙醇回流法

D. 热水提取法　　　　　E. 苯回流法

22. 提取黄酮类化合物,若需先脱脂,可选择(　　　)

A. 乙醚　　　　　　　　B. 苯　　　　　　　　　C. 石油醚

D. 二氯甲烷　　　　　　E. 汽油

23. 分离黄酮类化合物的方法有(　　　)

A. 铅盐沉淀法　　　　　B. 聚酰胺色谱法　　　　C. pH 梯度萃取法

D. 硼酸络合法　　　　　E. 离子交换色谱法

24. 影响聚酰胺吸附力大小的因素有(　　　)

A. 酚羟基数目　　　　　B. 酚羟基位置　　　　　C. 分子芳香化程度

D. 化合物类型　　　　　E. 洗脱剂种类

25. 利用葡聚糖凝胶柱色谱法分离黄酮类化合物的主要原理是(　　　)

A. 物理吸附　　　　　　B. 溶剂分配　　　　　　C. 分子筛

D. 氢键吸附　　　　　　E. 离子交换

四、填空题

26. 黄酮苷和苷元均可采用碱水溶液进行提取,常用的碱水有:＿＿＿＿＿、＿＿＿＿＿、＿＿＿＿＿。

27. 采用醇提取法提取黄酮类化合物,主要适用于黄酮苷及苷元,＿＿＿＿＿和＿＿＿＿＿是最常用的提取溶剂,实际操作中,一般高浓度的醇(如90% ~95%)适宜于提取＿＿＿＿＿;60%左右浓度的稀醇适宜于提取＿＿＿＿＿。

28. 根据黄酮类苷元酚羟基数目及位置不同其酸性强弱也不同的性质,可以将混合物溶于有机溶剂(如乙醚)后,依次用＿＿＿＿＿、＿＿＿＿＿、＿＿＿＿＿、＿＿＿＿＿溶液萃取,来达到分离的目的。

五、简答题

29. 简述采用碱溶酸沉法提取黄酮类化合物时需注意的问题。

30. 简述从中药黄芩中提取黄芩苷的原理及注意事项。

31. 聚酰胺柱色谱分离黄酮类化合物的原理是什么。影响其洗脱顺序的因素有哪些?

32. 从槐米中提取芦丁时为何加入石灰乳和硼砂?

第四章　蒽醌类化合物

蒽醌类化合物在各种天然醌类化合物中数量最多。很久以前，蒽醌被用作天然染料，后来发现它们具有许多药用价值而受到重视。蒽醌类化合物在植物中的分布非常广泛。如蓼科的掌叶大黄、何首乌、虎杖，茜草科的茜草，豆科的决明子、番泻叶，鼠李科的鼠李，百合科的芦荟，唇形科的丹参，紫草科的紫草等，均含有蒽醌类化合物。蒽醌类化合物也常存在于高等植物和低等植物地衣类和菌类的代谢产物中。

蒽醌类化合物具有泻下、抗菌、利尿、止血和抗癌等多方面生物活性，是许多天然药物的有效成分。其中，结合型蒽醌苷是大黄泻下的主要有效成分，包括蒽醌苷和双蒽酮苷，且双蒽酮苷的泻下作用比蒽醌苷强；而蒽醌苷元类成分的抗菌活性强于蒽醌苷类，在常见苷元中，大黄酸的抗菌作用最强；此外，蒽醌的还原物蒽酚有较强的抗真菌作用。

第一节　蒽醌类化合物的化学结构与分类

醌类化合物是天然药物中一类重要的化学成分，主要指分子内具有不饱和环二酮结构(醌式结构)或容易转变成此结构的有机化合物。醌类化合物主要分为苯醌、萘醌、菲醌和蒽醌四种类型，在自然界中以蒽醌及其衍生物最为常见。那么蒽醌类的代表化合物都有哪些？其来源和用途是什么？蒽醌的基本母核是什么？

知识要点

掌握蒽醌的基本结构及各种类型的结构特点；了解蒽醌代表化合物的来源与用途。

一、基本结构

蒽醌类化合物，以9,10蒽醌类衍生物最常见，其基本母核为：

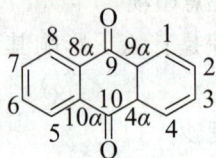

1,4,5,8位为α位
2,3,6,7位为β位
9,10位为meso位（又称中位）

二、分类

蒽醌类化合物按其氧化、还原及聚合程度的不同，常分为羟基蒽醌类、蒽酚或蒽酮类、二蒽酮或二蒽醌类，其中蒽酚与蒽酮互为同分异构体；按是否含糖可分为游离蒽醌和蒽醌苷。蒽醌类化合物的结构类型及实例见表4-1。

表4-1 蒽醌类化合物结构类型及代表化合物

结构类型	代表化合物	来源与用途
羟基蒽醌类（大黄素型）：羟基分布于两侧苯环上	大黄酸 $R_1 = H$ $R_2 = COOH$ 大黄素 $R_1 = CH_3$ $R_2 = OH$ 大黄酚 $R_1 = H$ $R_2 = CH_3$ 大黄素甲醚 $R_1 = OCH_3$ $R_2 = CH_3$ 芦荟大黄素 $R_1 = H$ $R_2 = CH_2OH$	主要存在于大黄、虎杖、何首乌等中药中，多与葡萄糖结合成苷类。具有泻下、抗菌作用
羟基蒽醌类（茜草素型）：羟基分布于一侧苯环上	茜草素	主要存在于茜草科植物茜草中，具有止血、活血等作用
蒽酚与蒽酮类 蒽酚 ⇌ 蒽酮 蒽醌的还原产物	大黄素蒽酚 ⇌ 大黄素蒽酮	只存在于新鲜的大黄药材中，贮存两年以上即检测不出
二蒽酮类 多为 $C_{10} - C_{10'}$	番泻苷 A	来源于豆科植物狭叶番泻或尖叶番泻干燥叶中，具有泻下作用

小　　结

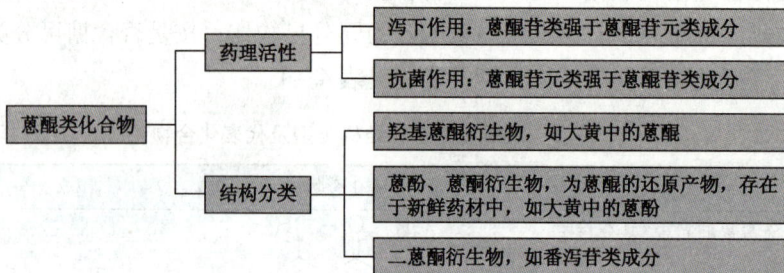

同步训练

一、最佳选择题

1. 大黄素型蒽醌母核上的羟基分布情况是(　　)
    A. 在一个苯环的 β 位　　　　B. 在两个苯环的 β 位　　C. 在一个苯环的 α 或 β 位
    D. 在两个苯环的 α 或 β 位　　E. 在醌环上

2. 大黄素型蒽醌与茜草素型蒽醌的区别在于(　　)
    A. 羟基在苯环上的分布不同　　　　　　　　B. 母核氧化、还原状态不同
    C. 羟基是否与糖结合　　　　　　　　　　　D. 酸性不同
    E. 加碱后显色不同

3. 蒽酚的互变异构体是(　　)
    A. 蒽醌　　　　　　　　B. 二蒽醌　　　　　　　　C. 蒽酮
    D. 二蒽酮　　　　　　　E. 二蒽酚

4. 番泻苷 A 属于(　　)
    A. 二蒽酮衍生物　　　　B. 二蒽醌衍生物　　　　　C. 大黄素型蒽醌衍生物
    D. 茜草素型蒽醌衍生物　　E. 蒽酮衍生物

5. 下列化合物中泻下作用最强的是(　　)
    A. 番泻苷 C　　　　　　B. 番泻苷 A　　　　　　　C. 芦荟苷
    D. 芦荟大黄素苷　　　　E. 大黄素葡萄糖苷

二、多项选择题

6. 含有大黄素型蒽醌的中药有(　　)
    A. 大黄　　　　　　　　B. 虎杖　　　　　　　　　C. 茜草
    D. 黄连　　　　　　　　E. 丹参

7. 属于大黄素型蒽醌的化合物是(　　)
    A. 大黄酸　　　　　　　B. 大黄素　　　　　　　　C. 芦荟大黄素
    D. 大黄酚　　　　　　　E. 番泻苷 A

三、填空题

8. 大黄中游离蒽醌类成分主要有_____、_____、_____、_____、_____。

9. 新鲜大黄含有_____和_____较多，这些成分对黏膜有刺激作用，存放两年以上，使其氧化成为_____就可入药。

10. 根据羟基在蒽醌母核上位置不同，羟基蒽醌可分为_____和_____两种。

四、简答题

11. 大黄素型蒽醌的结构特点是什么？
12. 茜草素型蒽醌的结构特点是什么？
13. 二蒽酮类的结构特点是什么？

第二节　理化性质和检识

由于游离蒽醌和蒽醌苷化学结构不同，其理化性质也不同；蒽醌类化合物的显色反应，可作为不同结构蒽醌类化合物的检识方法，近年来，色谱法也逐渐成为蒽醌类化合物的检识方法。那么究竟蒽醌类化合物有哪些物理化学性质？两种检识方法在实际应用中哪个更广泛一些？

知识要点

掌握蒽醌类化合物的升华性、溶解性、酸性与特殊显色反应；熟悉蒽醌类化合物的色谱检识方法；了解蒽醌类化合物的性状和碱性。

一、性状

天然蒽醌类衍生物多为有色结晶，一般呈黄、橙、棕红、紫红等颜色。其颜色深浅由酚羟基数目及酚羟基在蒽醌母核上的位置决定。一般随分子中酚羟基等助色团数量的增多颜色逐渐加深，羟基分布在单侧苯环上的颜色（如茜草素型蒽醌多为橙到橙红色）要深于分布在两侧苯环上的（如大黄素型蒽醌多为黄色）化合物。蒽醌类化合物多有荧光，且在不同的 pH 值下，荧光的颜色也有所不同。

游离蒽醌类化合物多具升华性，常压下加热即可升华而不分解，一般来说其升华温度随酸性增强而升高，可利用此性质进行提取分离与检识。蒽醌苷类一般无升华性。

二、溶解性

游离蒽醌类化合物极性较小，一般溶于乙醇、丙酮、乙醚、苯、氯仿等有机溶剂，不溶或难溶于水。与糖结合成氧苷后，极性增大，易溶于甲醇、乙醇等极性较大的有机溶剂，在热水中也可溶解，但冷水溶解度较小，不溶或难溶于乙醚、氯仿、苯等亲脂性有机溶剂。

蒽醌的碳苷在水中溶解度很小，也难溶于亲脂性有机溶剂，易溶于吡啶中。

蒽醌类化合物因结构中具有酚羟基而显酸性，可溶于碱性溶液而难溶于酸性溶液中，因此，常利用碱溶酸沉法进行蒽醌类化合物的提取分离。

三、酸性

蒽醌类化合物结构中多具有酚羟基、羧基，因此显酸性，其酸性的强弱与分子中羧基、酚羟基的数目和位置有关：

1. 具有羧基的蒽醌类酸性较强，可溶于碳酸氢钠水溶液中。

2. 蒽醌苯环上的 β – 羟基大于 α – 羟基的酸性。这是因为 α – 羟基上的氢与相邻的羧基容易形成分子内氢键，降低质子的解离度，故酸性较弱。而 β – 羟基受羧基吸电子的影响，使羟基上氧原子的电子云密度降低，对质子的吸引力降低，质子的解离度增大，因此酸性较强。含 β – 羟基的蒽醌可溶于碳酸钠溶液中，而含 α – 羟基者只能溶于氢氧化钠溶液中。

3. 酚羟基数目增多则酸性增强。羟基蒽醌的酸性一般随羟基的数目增多而增大，如3,6 – 二羟基蒽醌酸性大于3 – 羟基蒽醌。但处于相邻二羟基蒽醌的酸性比只有一个羟基的蒽醌酸性还弱，这是由于相邻羟基产生氢键缔合的结果，如1,2 – 二羟基蒽醌的酸性小于3 – 羟基蒽醌。

综上所述：酸性由大到小顺序： – COOH > 两个以上 β – OH（非邻位）> 一个 β – OH > 两个以上 α – OH > 一个 α – OH。可依次用 5% $NaHCO_3$、5% Na_2CO_3、1% NaOH 及 5% NaOH 水溶液进行梯度萃取，达到分离游离蒽醌苷元的目的。

📘 课堂互动

试说明大黄素、大黄酸、芦荟大黄素分别用什么溶液萃取？

四、碱性

蒽醌类化合物结构中羧基上的氧原子有微弱的碱性，可与强酸形成盐。如蒽醌类化合物能溶于浓硫酸中，形成盐再转成阳碳离子，同时伴有颜色的显著改变，大黄酚为暗红色，溶于浓硫酸中转为红色，大黄素由橙红色变为红色，其他羟基蒽醌在浓硫酸中一般呈红至红紫色。

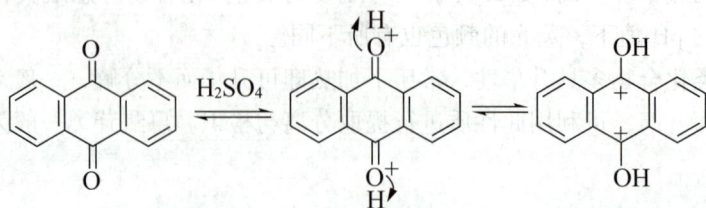

五、检识

（一）化学检识

1. 菲格尔（Feigl）反应 蒽醌类化合物在碱性条件下加热，能迅速被醛类还原，再与邻二硝基苯反应，生成紫色化合物。蒽醌类的含量越高，反应速度越快。实验时，取蒽醌类化合物的水或苯溶液 1 滴，加入 25% 碳酸钠水溶液、4% 甲醛及 5% 邻二硝基苯溶液各 1 滴，混合后置水浴上加热，在 1～4min 内产生显著的紫色。

菲格尔(Feigl)反应机制

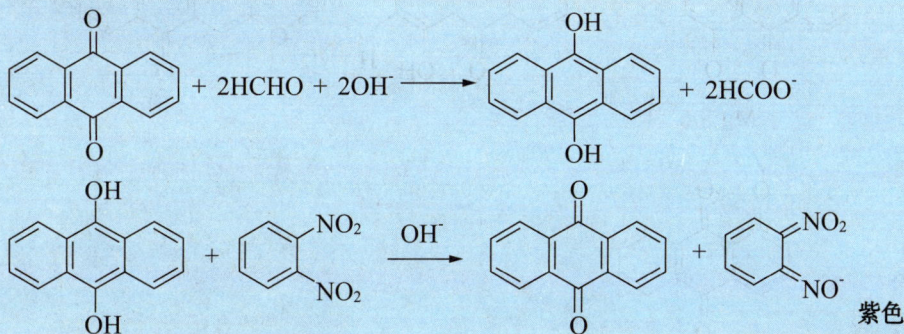

2. 碱液反应(Borntrager's)

羟基蒽醌及其苷类在碱性溶液中(氢氧化钠、碳酸钠、氢氧化铵等)显红色或紫红色，而羟基蒽酚、蒽酮、二蒽酮类化合物遇碱只能显黄色，且往往带有绿色荧光，只有将他们氧化成蒽醌后才显示红色。羟基蒽酚(蒽酮)置空气中即可氧化，有时也用 3% H_2O_2 氧化，或加热促使氧化；二蒽酮类可用三氯化铁加热，使二蒽酮的 C–C 键裂解进而被氧化成蒽醌，再加碱才显红色。

碱液反应机制

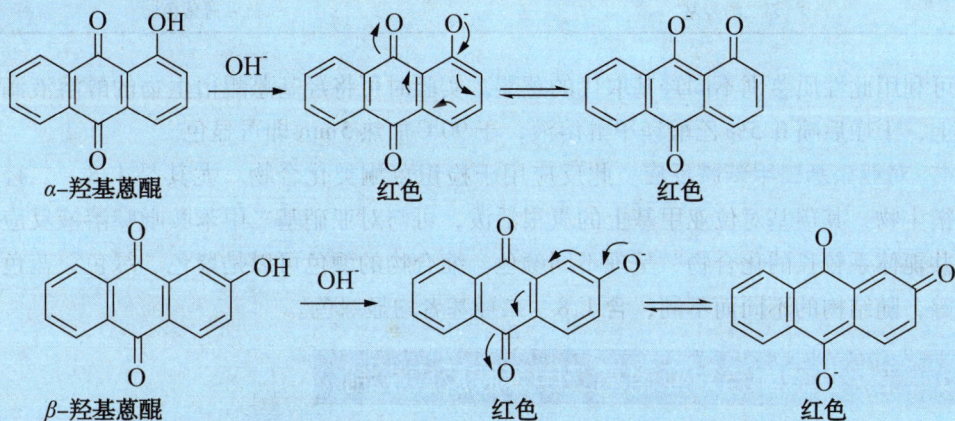

羟基蒽醌及其苷类在碱性溶液中显红色可用于检查药材中是否含有该类成分。实验时，取药材粉末 0.1g，加 10% 硫酸水溶液 5ml，置水浴锅上加热 2～10min，放冷，加乙醚 2ml 振摇，静置后分取乙醚层溶液，加入 5% 氢氧化钠溶液 1ml 振摇，如有羟基蒽醌存在，则乙醚层中羟基蒽醌转移至碱水层中，乙醚层由黄色变为无色，碱水层显红色。

3. 乙酸镁反应(主要确定 –OH 的位置)

羟基蒽醌类化合物能与 5% 乙酸镁的甲醇或乙醇溶液反应生成橙红、紫红或蓝紫色络合物。显色条件是蒽醌母核上至少有一个 α–羟基或邻二酚羟基。

乙酸镁反应机制

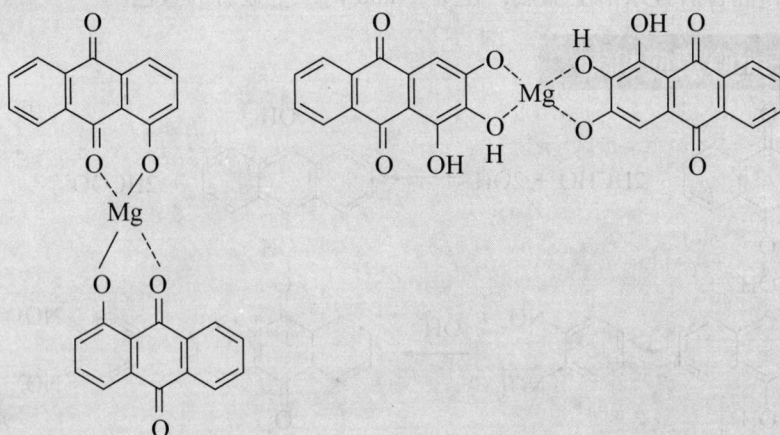

羟基的位置和数量不同，与乙酸镁反应的颜色不同，见表4-2。

表4-2　羟基蒽醌与乙酸镁反应

羟基的位置和数量	与乙酸镁反应的颜色
只有1个α-OH	橙色
每个苯环上各有一个α-OH或间位酚羟基	橙红~红色
对二酚羟基	红~紫红色
邻二酚羟基	蓝~蓝紫色

可利用此性质鉴别不同羟基取代的蒽醌。实验时可将羟基蒽醌衍生物的醇溶液滴于滤纸上，干燥后喷0.5%乙酸镁甲醇溶液，于90℃加热5min即可显色。

4. 对亚硝基二甲苯胺反应　此反应用于检识蒽酮类化合物。尤其是1,8-二羟基蒽酮衍生物，其羰基对位亚甲基上的氢很活泼，可与对亚硝基二甲苯胺吡啶溶液反应缩合成共轭体系较长的化合物，呈现不同颜色。缩合物的颜色可以是紫色、绿色、蓝色及灰色等，随结构的不同而不同，含1,8-二羟基者均显绿色。

1,8-二羟基蒽酮与对亚硝基二甲苯胺反应机制

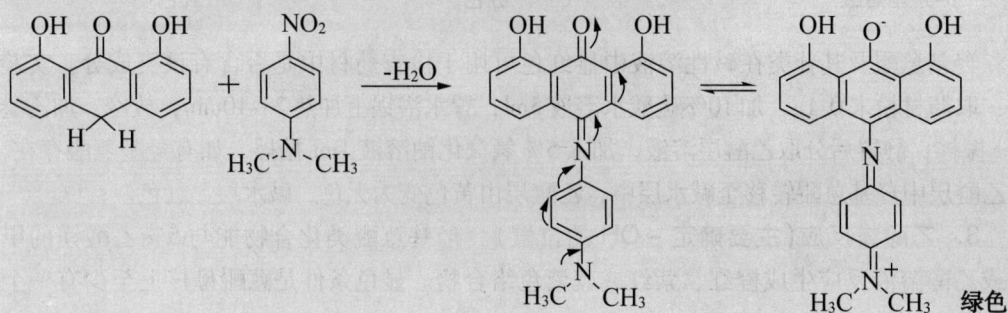

（二）色谱检识

1. 薄层色谱　薄层色谱的吸附剂常用硅胶、聚酰胺，展开剂多采用混合溶剂系统。

若游离蒽醌的极性较弱可用亲脂性溶剂系统展开，如苯－乙酸乙酯(75∶25)，石油醚－甲酸乙酯－甲酸(15∶5∶1　上层)，石油醚－乙酸乙酯(8∶2)等。蒽醌苷类常采用极性较大的溶剂系统，如乙酸乙酯－甲醇－冰乙酸（100∶17∶13），丁醇－丙酮－水（10∶2∶1）等。

蒽醌及其苷的混合物，则采用单相二次展开，首先用水饱和的正丁醇展开至薄层板的中部，取出，挥干溶剂后再用正丁醇－乙酸－氯仿－水－乙酸(10∶10∶3∶4∶1)作第 2 次展开。

蒽醌类化合物本身具有颜色，在日光下多显黄色，在紫外光下显黄棕、红、橙色荧光，若再用氨熏或喷碱液，颜色会加深或变红。亦可用 0.5% 乙酸镁甲醇溶液喷后于 90℃加热 5min，再观察颜色。

2. 纸色谱　游离蒽醌的纸色谱一般在中性溶剂系统中进行，常用水、乙醇、丙酮与石油醚、苯为展开剂，如石油醚－丙酮－水(1∶1∶3　上层)，97% 甲醇饱和的石油醚；也可用酸性溶剂系统，如正丁醇－冰乙酸－水(4∶1∶5　上层)；非水溶剂系统，如以 10% 甲酰胺的乙醇液处理滤纸，石油醚－氯仿(94∶6)为展开剂，羟基蒽醌苷元可获得较好的色谱效果。

小　结

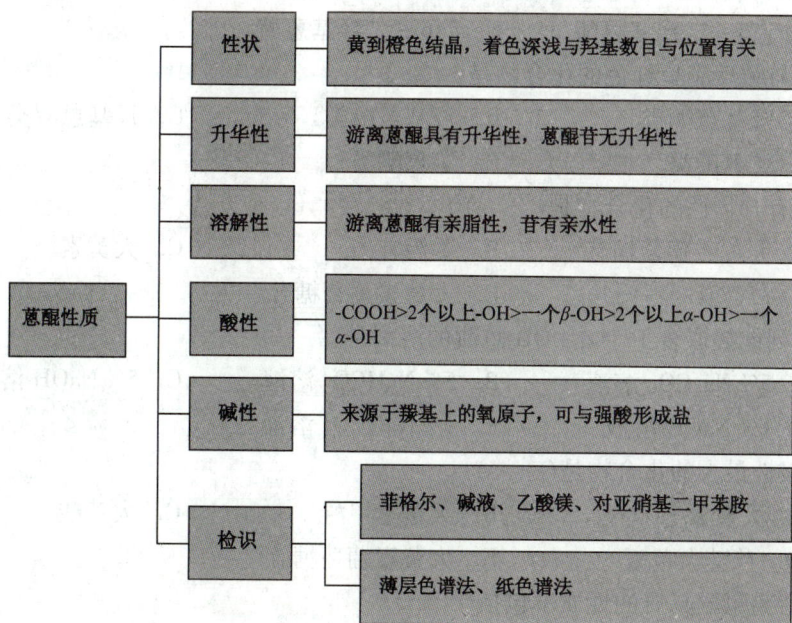

同步训练

一、最佳选择题

1. 下列类型化合物中，大多数具有颜色和升华性质的是（　　）
   A. 黄酮苷元　　　　B. 蒽醌苷元　　　　C. 强心苷元
   D. 三萜皂苷元　　　E. 甾体皂苷元

2. 下列有关大黄素型蒽醌的论述，错误的是（　　）
   A. 羟基分布在两侧苯环上　B. 羟基分布在一侧苯环上　C. 多数呈黄色
   D. 具有不同程度酸性　　　E. 加碱显红色

3. 能发生 Borntrager's 反应的化合物是（　　）
   A. 生物碱　　　　　B. 皂苷　　　　　　C. 强心苷
   D. 蒽醌　　　　　　E. 香豆素

4. 若羟基蒽醌对乙酸镁试剂呈蓝紫色，则其羟基位置可能是（　　）
   A. 1,8 - 二羟基　　B. 1,5 - 二羟基　　C. 1,2,3 - 三羟基
   D. 1,4,8 - 三羟基　E. 1,3 - 二羟基

5. 游离蒽醌衍生物酸性最弱的是（　　）
   A. 含 - COOH 者　　B. 含 2 个以上 β - OH 者　C. 含 1 个 β - OH 者
   D. 含 2 个以上 α - OH 者　E. 含 1 个 α - OH 者

6. 下列化合物酸性最弱的是（　　）
   A. 1,8 - 二羟基蒽醌　B. 1,4 - 二羟基蒽醌　C. 1,2 - 二羟基蒽醌
   D. 1,3 - 二羟基蒽醌　E. 2,6 - 二羟基蒽醌

7. 能与碱反应呈红色的化合物是（　　）
   A. 羟基蒽酮类　　　B. 羟基蒽酚类　　　C. 羟基蒽醌类
   D. 二蒽酚类　　　　E. 二蒽酮类

8. 具有升华性的化合物是（　　）
   A. 大黄酸葡萄糖苷　B. 番泻苷　　　　　C. 大黄素
   D. 芦荟苷　　　　　E. 大黄素葡萄糖苷

9. 下列能提取含 1 个 α - OH 蒽醌的溶剂是（　　）
   A. 5% Na_2CO_3 溶液　B. 5% $NaHCO_3$ 溶液　C. 5% NaOH 溶液
   D. 1% NaOH 溶液　　　E. 1% $NaHCO_3$ 溶液

10. 极性最大的化合物是（　　）
    A. 大黄素　　　　　B. 大黄素甲醚　　　C. 大黄酸
    D. 芦荟大黄素　　　E. 大黄素葡萄糖苷

11. 游离蒽醌具有的性质不包括（　　）
    A. 升华性　　　　　B. 酸性　　　　　　C. 有色

D. 亲脂性　　　　　　E. 亲水性

12. 由下列五种化合物组成的混合物的乙醚溶液用 5% $NaHCO_3$ 溶液萃取，主要可得到（　　）

A. 大黄酚　　　　　B. 大黄酸　　　　　C. 大黄素

D. 大黄素甲醚　　　E. 芦荟大黄素

13. 蒽醌类衍生物能溶于浓硫酸并伴有颜色的改变，是因为（　　）

A. 具有羰基　　　　B. 具有酚羟基　　　C. 具有苯环

D. 具有氧原子　　　E. 以上均不对

14. 可用于鉴别蒽醌类化合物中酚羟基取代的数目及取代位置的反应为（　　）

A. 菲格尔反应　　　B. 盐酸－镁粉反应　　C. 碱液反应

D. 对亚硝基二甲苯胺反应E. 乙酸镁反应

二、配伍选择题

A. 1,8－二羟基蒽醌　B. 1,4－二羟基蒽醌　C. 1,2－二羟基蒽醌

D. 1,3－二羟基蒽醌　E. 2,6－二羟基蒽醌

15. 酸性最强的是（　　）

16. 酸性第二强的是（　　）

17. 酸性第三强的是（　　）

18. 酸性第四强的是（　　）

19. 酸性最弱的是（　　）

A. 橙黄色～橙色　　B. 橙红～红色　　　C. 紫红～紫色

D. 蓝～蓝紫色　　　E. 墨绿～黑色

20. 1,8－二羟基蒽醌与乙酸镁络合后呈（　　）

21. 1,2－二羟基蒽醌与乙酸镁络合后呈（　　）

22. 1,3－二羟基蒽醌与乙酸镁络合后呈（　　）

23. 1,4－二羟基蒽醌与乙酸镁络合后呈（　　）

24. 1－羟基蒽醌与乙酸镁络合后呈（　　）

A. 番泻苷A　　　　B. 茜草苷　　　　　C. 芦荟大黄素葡萄糖苷

D. 大黄酚　　　　　E. 芦荟苷

25. 具有升华性的是（　　）

26. 易溶于亲脂性有机溶剂的是（　　）

27. 酸性最强的是（　　）

28. 泻下活性最强的是（　　）

29. Molish 反应阴性的是（　　）

A. 大黄酸　　　　　B. 大黄素　　　　　C. 芦荟大黄素

D. 大黄酚　　　　　E. 大黄素葡萄糖苷

30. 易溶于热水的是（　　）

31. 乙醚提取液能用 5% $NaHCO_3$ 或 5% Na_2CO_3 或各种浓度 NaOH 溶液萃取的是(　　)

32. 乙醚提取液能用 0.5% KOH 或各种浓度 NaOH 溶液萃取的是(　　)

三、多项选择题

33. 下列有关游离蒽醌类化合物的论述，正确的是(　　)

  A. 多为有色固体   B. 多有荧光   C. 具有升华性

  D. 具有酸性   E. 具有水溶性

34. 遇碱液先呈黄色，氧化后呈红色的是(　　)

  A. 羟基蒽酚   B. 羟基蒽醌   C. 羟基蒽酮

  D. 羟基蒽醌苷   E. 二蒽酮

35. 能与氢氧化钠溶液反应呈红色的化合物是(　　)

  A. 大黄酚   B. 大黄酸   C. 大黄素

  D. 木犀草素   E. 芦荟大黄素

四、填空题

36. Borntrager's 反应主要用于检识药材中是否含_____及其_____化合物。

37. 对亚硝基二甲苯胺反应常用于检识植物中是否含_____的专属性反应。

38. 乙酸镁反应主要用于确定_____位置。

39. $\alpha-OH$ 蒽醌酸性弱于 $\beta-OH$，其原因是_____。

40. 用薄层色谱法检识羟基蒽醌及其苷类成分，不能选用的吸附剂是_____。

五、简答题

41. 蒽醌类化合物的酸性大小与结构中哪些因素有关？其酸性大小有何规律？

第三节　提取与分离

  游离蒽醌类成分抗菌作用强，蒽醌苷致泻作用强，针对两者生物活性的不同，如何将它们从药材中提取分离出来？提取时需要注意什么？不同结构游离蒽醌的酸碱性和极性相差较大，如何利用这些差异分离游离蒽醌混合物？

  ■ 知识要点

  掌握游离蒽醌常用的分离方法和大黄中五种主要游离蒽醌化合物的提取分离方法；熟悉大黄中五种主要游离蒽醌化合物的结构特点、酸性和极性大小顺序；熟悉蒽醌类化合物的提取方法；了解蒽醌苷类化合物常用的分离方法。

一、总蒽醌类化合物的提取与分离

蒽醌类化合物在药材中存在形式不同，结构不同，表现的性质不同，其提取分离方法也各不相同。

(一)总蒽醌类化合物的提取

根据蒽醌类化合物的苷和苷元均能溶于醇的性质，采用60%的乙醇进行回流或连续回流提取，可以把不同类型、不同存在状态、不同性质的蒽醌全部提取出来。

(二)总蒽醌类化合物中游离蒽醌和蒽醌苷的分离

1. 两相溶剂萃取法 利用苷及苷元极性的不同，用氯仿或苯等亲脂性有机溶剂将苷元从醇提取液中萃取出来，而苷仍留在母液中。此方法缺点是游离蒽醌提取率不高。

2. 葡聚糖凝胶柱色谱法 依据分子大小的不同，分子量大的先出柱，分子量小的后出柱。以大黄醇提取液为例：将大黄的70%甲醇提取液加到凝胶柱上，并用70%甲醇洗脱，分段收集，依次得到二蒽酮苷(番泻苷 B、A、D、C)，蒽醌二葡萄糖苷(大黄酸、芦荟大黄素、大黄酚的二葡萄糖苷)、蒽醌单糖苷(芦荟大黄素、大黄素、大黄素甲醚及大黄酚的葡萄糖苷)、游离苷元(大黄酸、大黄酚、大黄素甲醚、芦荟大黄素及大黄素)。

此外，应用正相硅胶柱色谱和反相硅胶柱色谱，也可获得满意的分离效果。

二、游离蒽醌的提取与分离

(一)游离蒽醌的提取

药材中的蒽醌主要以苷和苷元两种形式存在，若将药材中的苷也转变为苷元，必将提高游离蒽醌的提取率，为此常将药材用稀酸进行酸水解，再用氯仿或苯等亲脂性有机溶剂进行回流提取，亲脂性有机溶剂层中即为游离蒽醌类化合物。

(二)游离蒽醌的分离

具有羧基、酚羟基的蒽醌类化合物，因显酸性，用碱液使其成盐溶于碱水而得到提取，再加酸酸化后因游离而沉淀析出。

1. pH 梯度分离法 游离蒽醌结构中因含有酸性基团的种类、数量和位置不同，酸性强弱有明显差异，可溶于不同强度的碱溶液中而得以分离。一般将游离蒽醌类衍生物溶于氯仿、乙醚、苯等有机溶剂中，用不同浓度的碳酸氢钠、碳酸钠、氢氧化钠按 pH 值由低到高依次萃取，再将碱水萃取液酸化，即可得到酸性强弱不同的游离蒽醌类化合物，该方法称为 pH 梯度萃取法(见图 4 -1)。

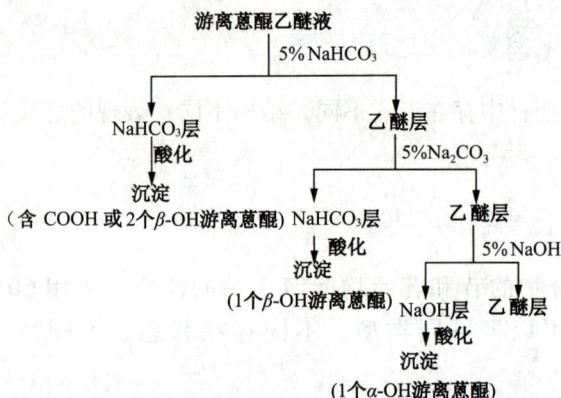

图4－1　pH梯度萃取法分离游离蒽醌提取流程图

2．色谱法　是分离羟基蒽醌类化合物最有效的方法，当蒽醌衍生物结构相近时，必须使用色谱方法才能得到彻底分离，而且经常需要多次色谱分离才能获得较好分离效果。对于直接用色谱法难以完全分离的混合物，可将其制备成乙酸酯衍生物后再进行分离。

一般采用硅胶吸附色谱法和聚酰胺色谱法分离游离蒽醌。

三、实例

（一）大黄中主要蒽醌类化合物的化学结构

大黄系蓼科植物掌叶大黄、药用大黄及唐古特大黄的根和根茎。具有泻热通便，凉血解毒，逐瘀痛经的作用。大黄的主要化学成分属于蒽醌类化合物。

1．游离蒽醌　主要有大黄酸、大黄素、大黄酚、大黄素甲醚、芦荟大黄素。2010版《中国药典》中含量测定项下就是对这五种成分进行质量控制。

2．蒽醌苷类　上述游离蒽醌均有葡萄糖苷。如：

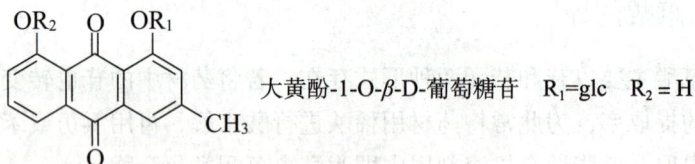

大黄酚-1-O-β-D-葡萄糖苷　R_1=glc　R_2 = H

此外，还有少量的番泻苷 A、B、C、D。

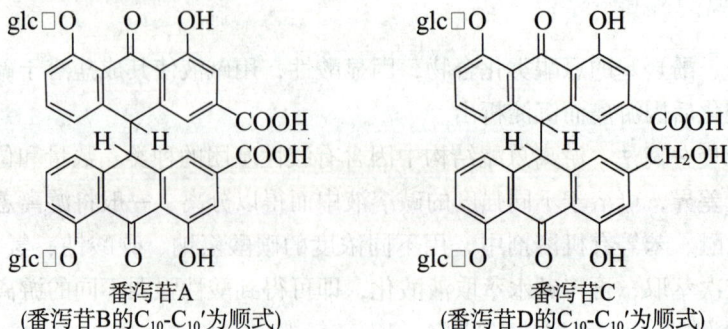

番泻苷A
(番泻苷B的C_{10}-C_{10}'为顺式)

番泻苷C
(番泻苷D的C_{10}-C_{10}'为顺式)

大黄中含有痕量的土大黄苷及其苷元、鞣质类等成分。

(二)大黄中主要蒽醌类化合物的提取分离方法

1. 游离蒽醌类成分的提取分离(图4-2)

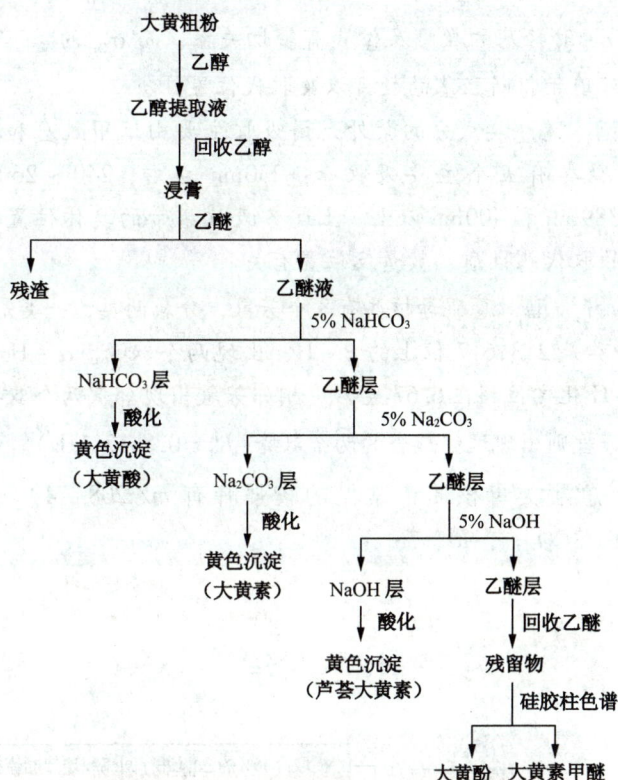

```
                        大黄粗粉
                          │乙醇
                       乙醇提取液
                          │回收乙醇
                        浸膏
                          │乙醚
        ┌─────────────────┴─────────────────┐
      残渣                              乙醚液
                                          │5% NaHCO₃
                        ┌─────────────────┴─────────────────┐
                     NaHCO₃层                           乙醚层
                        │酸化                              │5% Na₂CO₃
                    黄色沉淀              ┌─────────────────┴─────────────────┐
                    (大黄酸)          Na₂CO₃层                          乙醚层
                                         │酸化                             │5% NaOH
                                      黄色沉淀          ┌─────────────────┴─────────────────┐
                                      (大黄素)       NaOH层                          乙醚层
                                                        │酸化                            │回收乙醚
                                                     黄色沉淀                         残留物
                                                    (芦荟大黄素)                        │硅胶柱色谱
                                                                        ┌───────────────┴───────────────┐
                                                                      大黄酚                    大黄素甲醚
```

图4-2 游离蒽醌类成分的提取分离

2. 蒽醌苷类的提取分离(图4-3)

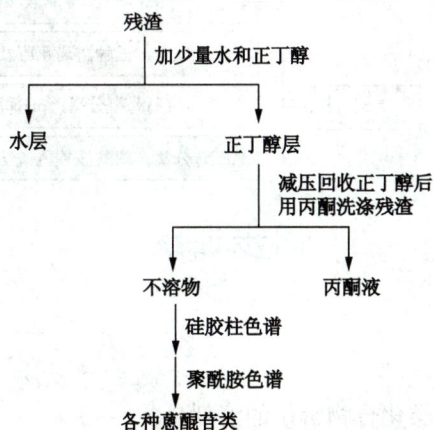

```
                    残渣
                     │加少量水和正丁醇
        ┌────────────┴────────────┐
      水层                      正丁醇层
                                  │减压回收正丁醇后
                                  │用丙酮洗涤残渣
                    ┌─────────────┴─────────────┐
                  不溶物                      丙酮液
                    │硅胶柱色谱
                    │聚酰胺色谱
                各种蒽醌苷类
```

图4-3 蒽醌苷类的提取分离流程图

蒽醌的相关谱学信息

1. IR 光谱 蒽醌类化合物红外光谱的主要特征是羰基吸收峰以及双键和苯环的吸收峰，即 $\sigma_{C=O}(1675\sim1653cm^{-1})$、$\sigma_{OH}(3600\sim3130cm^{-1})$、$\sigma_{芳环}(1600\sim1480cm^{-1})$。其中 $\sigma_{C=O}$ 吸收峰与分子中 α-酚羟基的数目及位置有密切关系，而 σ_{OH} 的伸缩振动谱带可用于推断羟基的数目以及取代位置。

2. UV 光谱 蒽醌类成分的紫外光谱吸收主要由苯甲酰基和苯醌样结构引起。羟基蒽醌类有五个主要吸收峰：230nm 左右、240～260nm、262～295nm、305～389nm 和 400nm 以上。上述各吸收谱带的具体位置与吸收强度与蒽醌母核上的取代基性质、数量及位置有关。

3. ^1H-NMR 波谱 蒽醌母核共有 8 个芳氢，分属两类，一类是 1,4,5,8 位上的 $\alpha-H$，一类是 2,3,6,7 位上的 $\beta-H$，出现两个双峰。$\alpha-H$ 化学位移在 8.07 左右；$\beta-H$ 化学位移在 6.67 左右。相邻芳氢出现邻偶两个双峰($J_{邻}=6\sim9.4Hz$)，间位芳氢则出现远程耦合的两个双峰($J_{间}=0.8\sim3.1Hz$)。

4. 质谱 蒽醌类母核质谱常见的较强峰有 $m/z208[M]^+$、$180[M-CO]^+$、$152[M-2CO]^+$、90、76。

小 结

提取与分离
- 总蒽醌
  - 提取：60%的乙醇进行回流或连续回流提取
  - 分离：两相溶剂萃取法和葡聚糖凝胶柱色谱
- 游离蒽醌
  - 提取：酸水解后采用有机溶剂回流提取
  - 分离：pH梯度萃取和柱色谱法
- 大黄
  - 成分：五种游离蒽醌及蒽醌苷类
  - 游离蒽醌分离：pH梯度萃取法
  - 蒽醌苷分离：聚酰胺柱色谱法和硅胶柱色谱法

同步训练

一、最佳选择题

1. 提取大黄中总蒽醌类化合物常用的溶剂是( )
  A. 水　　　　　　　B. 乙醇　　　　　　C. 乙醚
  D. 乙酸乙酯　　　　E. 石油醚

2. 采用柱色谱方法分离蒽醌类成分时，常不选用的吸附剂是( )
   A. 硅胶   B. 氧化铝   C. 聚酰胺
   D. 磷酸氢钙   E. 葡聚糖凝胶

3. 分离酸性差异较大的游离羟基蒽醌类化合物，首选方法是( )
   A. 沉淀法   B. 结晶法   C. pH 梯度萃取法
   D. 色谱法   E. 酸溶碱沉法

4. 从大黄中提取游离蒽醌化合物，最佳的方法是( )
   A. 乙醇加热回流   B. 碱溶酸沉法   C. 升华法
   D. 苯加热回流   E. 20% H_2SO_4、苯加热回流

5. 极性最大的化合物是( )
   A. 大黄素   B. 大黄素甲醚   C. 大黄酸
   D. 芦荟大黄素   E. 大黄素葡萄糖苷

二、配伍选择题

   A. 5% Na_2CO_3 B. 5% $NaHCO_3$ C. 5% NaOH
   D. 热的 5% NaOH   E. 1% NaOH

6. 从总游离蒽醌的苯液中分离出含一个 β-OH 的蒽醌，选用( )

7. 从总游离蒽醌的苯液中分离出含一个 α-OH 的蒽醌，选用( )

8. 从总游离蒽醌的苯液中分离出含一个 -COOH 的蒽醌，选用( )

   A. 大黄酸 > 大黄素 > 芦荟大黄素 > 大黄素甲醚 ≈ 大黄酚
   B. 大黄酚 ≈ 大黄素甲醚 < 芦荟大黄素 < 大黄素 < 大黄酸
   C. 大黄酸 > 大黄素 > 大黄素甲醚 > 芦荟大黄素 > 大黄酚
   D. 大黄酸 > 大黄素 > 芦荟大黄素 > 大黄素甲醚 ≈ 大黄酚
   E. 大黄酚 > 大黄素甲醚 > 芦荟大黄素 > 大黄素 > 大黄酸

9. 酸性强弱顺序正确的是( )

10. 用 pH 梯度萃取法分离，被萃取的先后顺序是( )

11. 用吸附薄层色谱法检识时，R_f 值大小顺序是( )

   A. 5% 碳酸氢钠萃取
   B. 5% 碳酸钠萃取
   C. 5% 氢氧化钠萃取，酸化后用异戊醇萃取
   D. 5% 氢氧化钠萃取，酸化后用硅胶柱色谱分离
   E. 1% 盐酸萃取，分离大黄中 5 种游离蒽醌类成分

12. 大黄酸应用( )

13. 大黄素应用( )

14. 芦荟大黄素应用( )

15. 大黄酚应用( )

16. 大黄素甲醚应用( )

  A. 1,8 – 二羟基 – 3 – 甲基蒽醌

  B. 1,8 – 二羟基 – 3 – 羟甲基蒽醌

  C. 1,8 – 二羟基 – 3 – 羧基蒽醌

  D. 1,6,8 – 三羟基 – 3 – 甲基蒽醌

  E. 1,8 – 二羟基蒽醌

17. 大黄素的结构是(　　　)

18. 大黄酚的结构是(　　　)

19. 芦荟大黄素的结构是(　　　)

20. 大黄酸的结构是(　　　)

三、多项选择题

21. 分离羟基蒽醌常用的吸附剂是(　　　)

  A. 硅胶　　　　　　　B. 聚酰胺　　　　　　C. 氧化铝

  D. 活性炭　　　　　　E. 葡聚糖凝胶

22. 欲同时提出游离蒽醌及蒽醌苷，可用溶剂(　　　)

  A. 石油醚　　　　　　B. 乙醇　　　　　　　C. 氯仿

  D. 氢氧化钠水溶液　　E. 盐酸水溶液

23. 在碳酸钠溶液中可溶解的化合物有(　　　)

  A. 番泻苷 A　　　　　B. 大黄酸　　　　　　C. 大黄素

  D. 大黄酚　　　　　　E. 大黄素甲醚

四、填空题

24. 游离蒽醌的分离常用_____和_____两种方法。

25. 用色谱法分离游离羟基蒽醌衍生物时常用的吸附剂为_____。

第五章　香豆素和木脂素

香豆素和木脂素是植物体内存在的具有 C_6-C_3 基本骨架的苯丙素类化合物，在植物体内是由酪氨酸衍生而来的。

第一节　香　豆　素

科学家 Vogel 于 1820 年从圭亚那的零陵香豆，即黄香草木犀中提取出一种具有芳香气味的化合物。后来人们发现在多数天然植物中都有类似化合物的存在，因最早是在香豆中发现，故取名香豆素类化合物。香豆素到底具有什么样的结构？有哪些类型？理化性质如何？这些理化性质对提取分离有何影响？

📘 知识要点

掌握基本母核的结构特点、溶解规律、荧光性、碱水解反应、化学检识反应和提取方法；熟悉香豆素的概念和存在形式；了解香豆素的一般生物活性、色谱鉴别和分离方法。

一、概述

（一）概念

香豆素在结构上可以被认为是顺式邻羟基桂皮酸脱水而形成的内酯，是以苯骈 α-吡喃酮为基本母核的天然化合物。

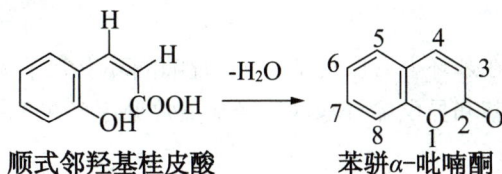

顺式邻羟基桂皮酸　　　苯骈α-吡喃酮

（二）结构类型特点

现已发现的天然香豆素类化合物有一千余种，是天然药物成分的一个重要分类。香豆素广泛分布于高等植物中，尤其以伞形科、芸香科、菊科、豆科、兰科、茄科、瑞香科、虎耳草科和木犀科等植物以及某些生物(如黄曲霉素、假密环素等)代谢物中含量较多。中药独活、白芷、前胡、蛇床子、九里香、茵陈、补骨脂、秦皮等都含有香豆素类成分。香豆素存在于植物体的各部位，例如花、叶、茎、果中存在，且往往是与桂皮酸、木脂素等共存。在植物体内，以游离状态或与糖结合成苷的形式存在。

(三)生物活性与分布

香豆素具有多方面的生物活性。例如豆科植物补骨脂中的补骨脂内酯具有光敏作用，可用于治疗白斑病；中药秦皮中的七叶内酯及其苷是治疗细菌性痢疾的有效成分；伞形科植物中许多香豆素具有血管扩张作用；双香豆素的某些类似物，是临床常用的抗凝血药物，用于防治血栓形成；祖师麻中分离的瑞香素有抗炎和止痛作用；蛇床子中分离出的蛇床子素具有杀虫止痒作用；茵陈蒿中的滨蒿内酯，假密环菌中的亮菌甲素，均具有利胆、解痉止痛和消炎作用；胡桐中吡喃型香豆素是强大的 HIV-1 逆转录酶抑制剂，作为抗艾滋病药物，美国 FDA 已经批准进入Ⅲ期临床试验。需要注意的是，某些香豆素可能对肝有一定的毒性，例如黄曲霉素在极低浓度就能引起动物肝脏损害并导致癌变。

> #### 香豆素的应用
>
> 香豆素，又名香豆精。香豆素具有香茅草的香气，是重要的香料，常用作定香剂、脱臭剂，配制香水和香料，也用作饮料、食品、香烟、塑料制品、橡胶制品等的增香剂。加入临床制剂中作为矫味剂。目前经动物实验，被证实具有致癌性，因此有些国家制定摄取的安全剂量。香豆素类通常具有较好的荧光性能，尤其在荧光增白剂、荧光染料及荧光探针等方面应用广泛，荧光性质还常用于香豆素的色谱检识。

二、结构与类型

香豆素类化合物的基本母核是苯骈 α-吡喃酮。90% 以上的香豆素 7 位有羟基或醚基，苯环或 α-吡喃酮环上常有羟基、苯基、烷氧基、异戊烯基等基团。根据 α-吡喃酮环上有无取代基，7 位羟基是否和邻位的取代基缩合成环，通常将香豆素类化合物分为简单香豆素类、呋喃香豆素类、吡喃香豆素类和其他香豆素类四大类。

(一)简单香豆素类

简单香豆素是指仅在苯环上有取代基，α-吡喃酮环上几乎无取代。取代基包括羟基、甲氧基、亚甲二氧基和异戊烯氧基等，羟基最常见，多在 7-位取代，且 7 位羟基未与邻位取代基缩合成环。

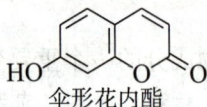

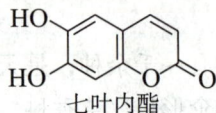

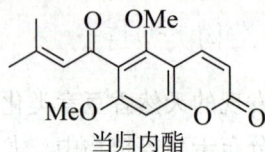

伞形花内酯　　　　七叶内酯　　　　当归内酯

（二）呋喃香豆素类

香豆素母核上的 C_7 位羟基和 C_6 或 C_8 位的异戊烯基缩合形成呋喃环者称为呋喃香豆素类。根据呋喃环的相对位置又可分为 6,7 - 呋喃香豆素（三个环在一条直线上，又称为线型）、7,8 - 呋喃香豆素（三个环处在一折角线上，又称为角型）。

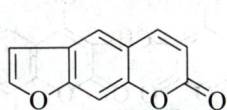
补骨脂内酯

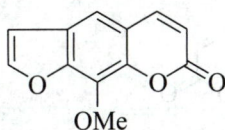
花椒毒内酯

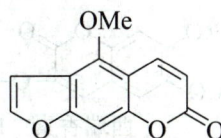
佛手内酯

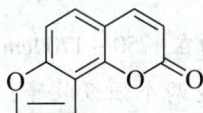
异补骨脂内酯

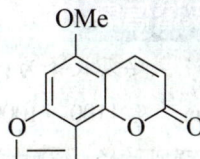
异佛手内酯

（三）吡喃香豆素类

若香豆素母核上的 C_7 位羟基和 C_6 或 C_8 位的异戊烯基缩合形成 2,2 - 二甲基吡喃环结构，则称为吡喃香豆素类，也可分为 6,7 - 吡喃香豆素（线型）和 7,8 - 吡喃香豆素（角型）。

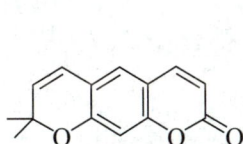
花椒内酯

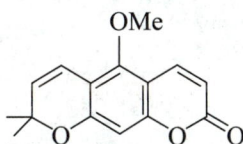
美花椒内酯

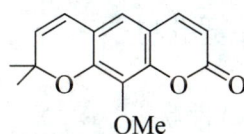
鲁望桔内酯

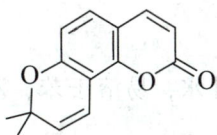
邪蒿内酯

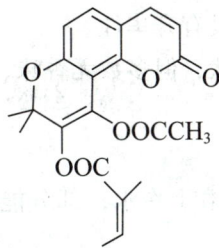
白花前胡丙素

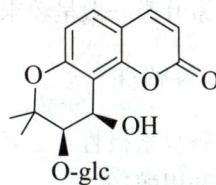
白花前胡苷Ⅱ

（四）其他香豆素类

某些香豆素类不仅在苯环上有取代基，在 α - 吡喃酮环上也有取代基，如黄檀内酯；若 1 位氧和 2 位羰基互换位置，又可称为异香豆素类，如茵陈炔内酯；还有香豆素的二聚体或三聚体，如西瑞香素、紫苜蓿酚。

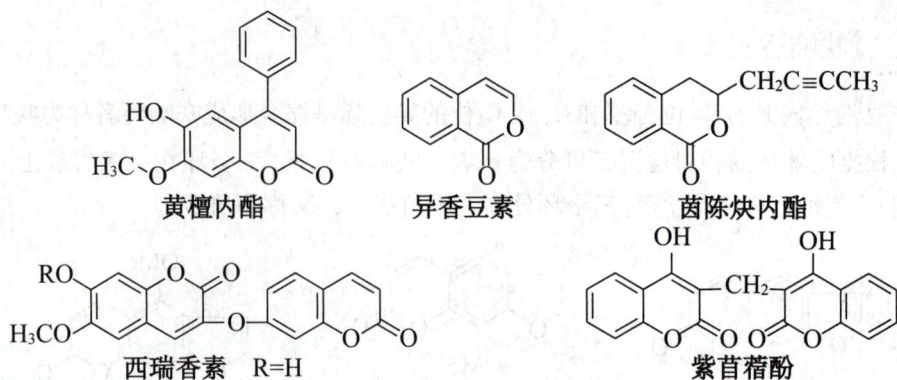

黄檀内酯　　　　　异香豆素　　　　　茵陈炔内酯

西瑞香素　R=H　　　　　　　　紫苜蓿酚

香豆素的相关波谱信息

1. IR 光谱　主要吸收峰为：①内酯结构在 1750～1700cm^{-1} 处出现最强峰，在 1270～1220cm^{-1} 及 1100～1000cm^{-1} 处出现两个强吸收峰；②芳环在 1660～1600cm^{-1} 处出现强吸收峰；③呋喃环在 3175～3025cm^{-1} 处出现弱小、尖锐的双峰。

2. UV 光谱　主要有苯环和 α-吡喃酮结构的吸收。未取代的香豆素在 274nm 和 311nm 处分别有最大吸收，前者是含有苯环的表现，后者由 α-吡喃酮所致。当香豆素母核上引入取代基时，常引起吸收峰位置的变化。

3. ^{1}H-NMR 光谱　香豆素母核上的质子，由于受内酯羰基吸电子共轭效应的影响，C_3、C_6 和 C_8 的质子信号在较高场，C_4、C_5 和 C_7 上的质子信号在较低场。

三、理化性质

(一)性状

大多数游离香豆素类为无色或浅黄色的结晶性物质，多具有香味。分子量较小的还具有挥发性，可随水蒸气蒸馏，且具有升华性。

香豆素苷类一般呈粉末或结晶状，但多数无香味、无挥发性和升华性。

(二)溶解性

游离香豆素极性小，不溶或难溶于冷水，部分能溶于沸水，易溶于苯、乙醚、氯仿、乙醇和甲醇。

香豆素苷极性大，可溶于水、甲醇、乙醇，难溶于乙醚、氯仿、苯等极性小的溶剂。

(三)荧光性

香豆素母体本身即无取代基的香豆素并无荧光，羟基香豆素类化合物在紫外光下（365nm）大多显蓝色或蓝绿色荧光，在碱液中更加显著。在 C_7 位引入羟基后，可使荧光加强，即使在可见光下，也能观察到荧光，羟基醚化后则荧光减弱；若在 C_7 的邻位

C_8 或 C_6 位再引入羟基，则荧光减弱。导入非羟基的取代基也会使荧光减弱，呋喃香豆素荧光较弱。

（四）内酯的碱水解

游离香豆素及其苷类因分子中具有内酯结构，与稀碱溶液作用可水解开环，生成能溶于水的顺式邻羟基桂皮酸盐。该盐不稳定，经酸化至酸性又立即环合成脂溶性的内酯而沉淀析出。此性质常用于香豆素类化合物的提取分离和纯化。但香豆素若经紫外线照射或与碱液长时间加热，则水解生成的顺式邻羟基桂皮酸盐会发生双键构型异构化，转变为稳定的反式邻羟基桂皮酸盐，失去可逆性，经酸化不能环合成内酯。

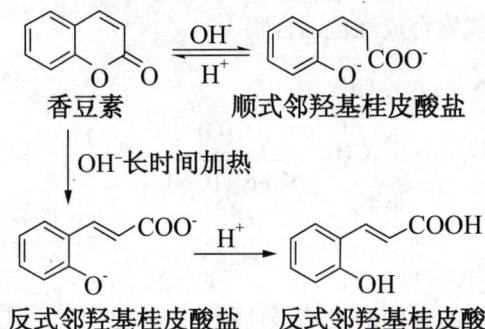

香豆素　　　　顺式邻羟基桂皮酸盐

反式邻羟基桂皮酸盐　　反式邻羟基桂皮酸

香豆素与浓碱共沸，内酯环破裂，往往得到的是裂解产物——酚类或酚酸类。因此用碱液提取香豆素时，必须注意碱液的浓度，还应避免长时间加热，以防破坏内酯环。

四、检识

（一）理化检识

1. 异羟肟酸铁反应　主要是其内酯结构发生的反应。香豆素类成分具有内酯结构，在碱性条件下内酯开环，与盐酸羟胺缩合成异羟肟酸，再在酸性条件下与 Fe^{3+} 络合成盐而显红色。

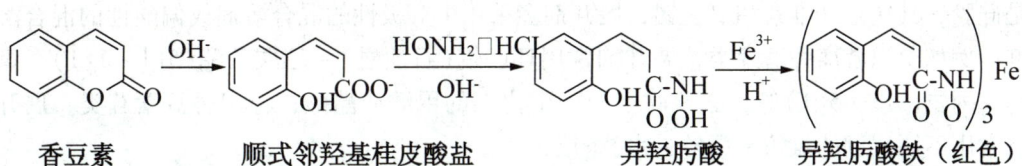

香豆素　　　　顺式邻羟基桂皮酸盐　　　　异羟肟酸　　　　异羟肟酸铁（红色）

2. 酚羟基反应

（1）三氯化铁反应　香豆素类成分多具有酚羟基，可与三氯化铁溶液反应生成绿色至墨绿色沉淀。一般酚羟基数目越多，颜色越深。

（2）重氮化反应　香豆素结构中酚羟基的邻位或对位若无取代基时，则能与重氮化试剂反应而显红色或紫红色。

（3）Gibb's 反应　Gibb's 试剂是 2,6-二氯（溴）苯醌氯亚胺，它在弱碱性条件下可与酚羟基对位的活泼氢缩合成蓝色化合物。

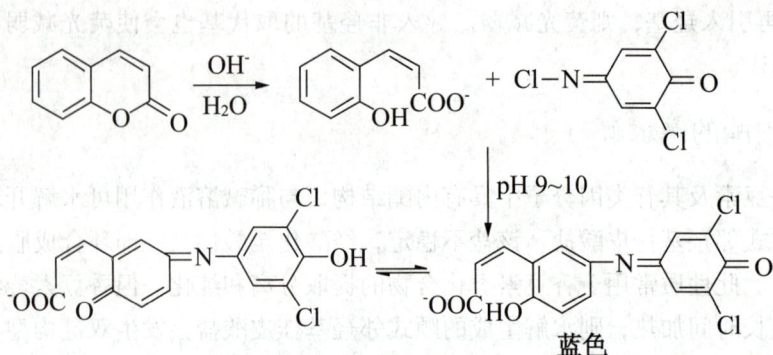

蓝色

（4）Emerson 反应　Emerson 试剂是 4 - 氨基安替比林和铁氰化钾，它在碱性条件下可与酚羟基对位的活泼氢缩合成红色缩合物。

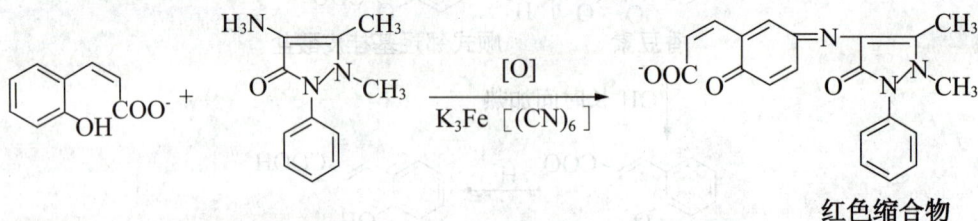

红色缩合物

当香豆素结构中含有游离的酚羟基，且酚羟基的对位无取代时，Gibb's 反应和 Emerson 反应都显阳性。此性质还可用于判断香豆素的 C_6 位是否有取代基的存在，即先将香豆素水解，使其内酯环打开生成一个新的酚羟基，然后再用 Gibb's 或 Emerson 反应加以鉴别，如为阳性反应表示 C_6 无取代基。

3. 荧光检识　在 365nm 紫外光下观察，羟基香豆素常显蓝色或紫色的荧光；7 - OH 香豆素常显天蓝色荧光；多烷氧基呋喃香豆素常显黄绿褐色荧光。在碱性环境中，荧光会加强，7 - OH 香豆素的荧光还会从天蓝色变为绿色。

（二）色谱检识

1. 薄层色谱法　香豆素及其苷多呈中性或弱酸性。薄层色谱检识最常用的吸附剂是硅胶，其次是纤维素和氧化铝，展开剂多采用中等极性的混合溶剂或偏酸性的混合溶剂。例如检识游离香豆素类，展开剂常用环己烷（石油醚）- 乙酸乙酯（5:1 ~ 1:1）、氯仿 - 丙酮（9:1 ~ 5:1）等，必要时混合一定比例的甲酸或醋酸；检识香豆素苷类，展开剂常用不同比例的氯仿 - 甲醇 - 水（下层）。

一般来说，其 R_f 值大小与香豆素母核上羟基数目有关，羟基数目越多，吸附剂对其吸附力越强，R_f 值越小。若羟基被甲基化，则吸附力减弱，R_f 值会增大。

2. 纸色谱法　香豆素多有酚羟基取代，常显弱酸性。进行纸色谱时，常常采用正丁醇 - 醋酸 - 水（4:1:5，上层 BAW）酸性溶剂系统为展开剂进行展开。

多数羟基香豆素在紫外灯下有较强的荧光，故薄层色谱或纸色谱展开后，均可首选荧光观察（365nm）。还可采用喷洒显色剂进行显色，常用的显色剂有：三氯化铁试剂、异羟肟酸铁试剂、重氮化试剂、Gibb's 或 Emerson 试剂等。

课常互动

1. 比较薄层色谱中苷与苷元，呋喃香豆素和简单香豆素的 R_f 值大小。
2. 如何证明药材中含有香豆素类成分。
3. 如何区分6,7-二羟基香豆素和7-羟基-8-甲氧基香豆素。

五、提取与分离

（一）提取

1. 溶剂提取法 是提取香豆素类成分的常用方法。根据欲提取香豆素类成分的性质和不同的提取目的，选择适当的溶剂和工艺。

欲提取游离香豆素类，常采用亲脂性有机溶剂，如苯、乙醚、乙酸乙酯等回流提取。若提取香豆素苷类，则常采用水、醇等溶剂加热提取。当一种药材中同时存在多种香豆素时，可先采用亲脂性溶剂提出极性小的成分，再用醇或水提出极性大的成分，即用石油醚、苯、乙酸乙酯、丙酮和甲醇顺次提取，其中乙醚是多数香豆素的良好溶剂。也可先用醇或水提取，然后再用溶剂或大孔吸附树脂分离脂溶性和水溶性成分。

2. 碱溶酸沉法 利用香豆素及其苷类具有内酯结构，且多数有酚羟基，能溶于稀碱液而和其他中性成分分离，加酸酸化后又环合为内酯而游离析出的性质进行提取。常用0.5%氢氧化钠水溶液加热提取，提取液冷却后先用乙醚等亲脂性有机溶剂萃取除去杂质，然后浓缩，再酸化，则游离香豆素类及其苷即可析出。

采用此方法时需注意必须控制碱液的浓度和加热时间，且温度不宜过高，以免破坏内酯环。此外，一些对酸、碱敏感的香豆素类成分则不能用碱溶酸沉法提取。

3. 水蒸气蒸馏法 小分子游离香豆素类成分因具有挥发性，可采用水蒸气蒸馏法进行提取。该法受热温度高、时间长，有时可引起结构变化，现已少用。

知识要点

用流程图表示碱溶酸沉法提取香豆素类成分的工艺流程。

（二）分离

可利用不同香豆素类成分溶解性、酸性的差异进行分离。如香豆素苷和苷元的分离就可根据其在亲水性和亲脂性溶剂中溶解度的不同而分离。含有酚羟基的香豆素类具有酸性，可与其他香豆素分离。

但中药中的香豆素类成分往往是结构相似、极性相近的一种或多种类型化合物共存。用上述方法难以分离，一般采用色谱法进行分离纯化。如柱色谱法、薄层色谱法、高效液相色谱法等，其中柱色谱法最为常用。柱色谱法中吸附剂可用硅胶、中性或酸性氧化铝、聚酰胺，洗脱剂则可用石油醚、乙酸乙酯等溶剂。

六、实例

（一）秦皮

秦皮为木犀科植物苦枥白蜡树、白蜡树、尖叶白蜡树或宿柱白蜡树的干燥枝皮或干皮。用热水浸泡，其浸出液在日光下可见碧蓝色荧光。秦皮为常用天然药物，具有清热燥湿、收敛、明目等功效，临床上治疗慢性菌痢，对慢性支气管炎亦有一定的疗效。秦皮中主要的化学成分是香豆素类，目前已从中分离到 5 种香豆素类成分，并进行了结构鉴定，它们分别是七叶内酯（秦皮乙素）、秦皮素、6,7 – 二甲氧基 – 8 – 羟基香豆素、秦皮苷、七叶苷（秦皮甲素）。七叶内酯和七叶苷是其治疗细菌性痢疾的主要有效成分，亦是现行药典中测定秦皮含量的指标。本品按干燥品计算，含秦皮甲素（$C_{15}H_{16}O_9$）和秦皮乙素（$C_9H_6O_4$）的总量，不得少于 1.0%。

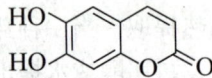
七叶内酯

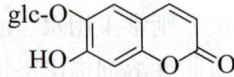
七叶苷

七叶内酯为无色或浅黄色结晶，熔点 276℃，易溶于乙醇、乙酸乙酯碱水，略溶于水；七叶苷为白色或无色结晶，熔点 206℃，溶于乙醇、水或碱水，难溶于乙酸乙酯，不溶于氯仿。

七叶内酯和七叶苷均能溶于乙醇，可用乙醇将二者提取出来，再利用它们在乙酸乙酯中溶解度的差异而分离。工艺流程，见图 5 – 1。

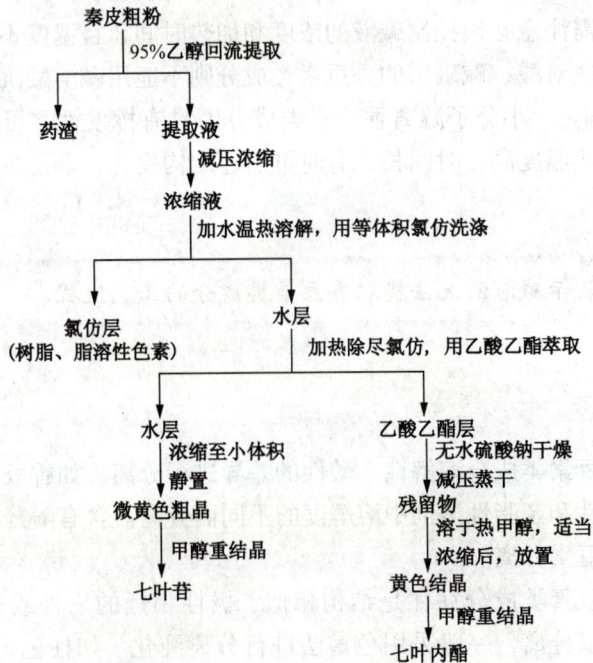

图 5 – 1　七叶内酯和七叶苷的提取流程图

（二）补骨脂

补骨脂是豆科植物补骨脂的干燥成熟果实，有温肾助阳、纳气平喘、止泻等功效。含有香豆素类化合物、黄酮类化合物、挥发油、油脂等多种成分。补骨脂具有光敏性质，外用可治疗白癜风、斑秃等疾病，其中有效成分主要是补骨脂素和异补骨脂素。《中国药典》采用 HPLC 法测定药材中补骨脂素和异补骨脂素含量，两者总量不得少于 0.70%。

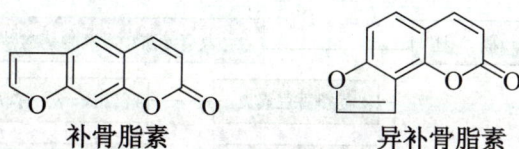

补骨脂素　　　　　　　　异补骨脂素

补骨脂素熔点 189℃ ~190℃，异补骨脂素熔点 138℃ ~139℃，均为白色细针状结晶，有升华性和蓝色荧光。均能溶于氯仿、苯、丙酮，微溶于水、乙醚，难溶于冷石油醚、四氯化碳。

常采用 50% 的乙醇溶液浸渍提取，既可提出所需的有效成分，又可减少杂质的提出。提取物为补骨脂素和异补骨脂素的混合物，两者含量接近 1:1，临床上常用其混合物，若需进一步分离，常采用中性氧化铝为吸附剂的干柱色谱分离法。提取流程，见图 5 -2。

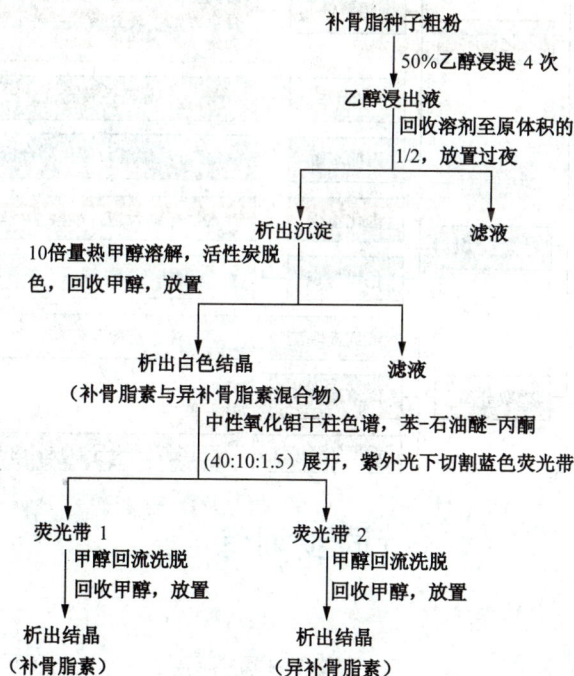

补骨脂种子粗粉

50%乙醇浸提 4 次

乙醇浸出液
回收溶剂至原体积的
1/2，放置过夜

析出沉淀　　　　　滤液

10倍量热甲醇溶解，活性炭脱色，回收甲醇，放置

析出白色结晶　　　　　滤液
（补骨脂素与异补骨脂素混合物）

中性氧化铝干柱色谱，苯-石油醚-丙酮
(40:10:1.5) 展开，紫外光下切割蓝色荧光带

荧光带 1　　　　　　荧光带 2
甲醇回流洗脱　　　　甲醇回流洗脱
回收甲醇，放置　　　回收甲醇，放置

析出结晶　　　　　　析出结晶
（补骨脂素）　　　　（异补骨脂素）

图 5 -2　补骨脂素和异补骨脂素提取分离流程图

（三）前胡

前胡为白花前胡和紫花前胡的根，为常用天然药物，具有宣散风热，降气化痰的功

效，可用于风热感冒、咳嗽痰多等症。白花前胡主要含有角型二氢吡喃香豆素类，紫花前胡主要含有线型二氢呋喃以及线型二氢吡喃香豆素类。2010年版《中国药典》中规定：本品按干燥品计算，含白花前胡甲素（$C_{21}H_{22}O_7$）不得少于0.90%，含白花前胡乙素（$C_{24}H_{26}O_7$）不得少于0.24%。

小　结

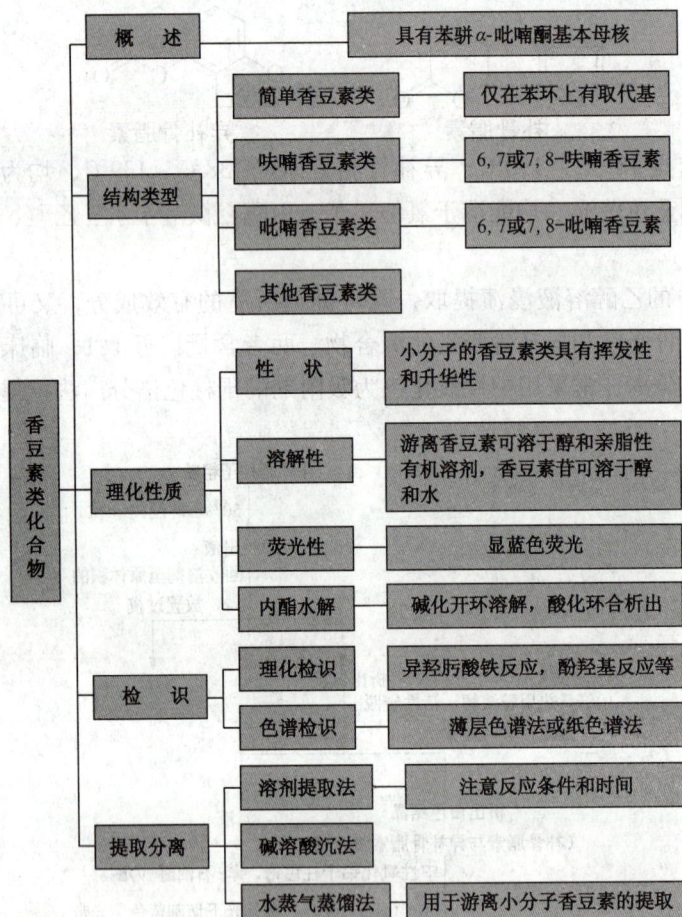

同步训练

一、最佳选择题

1. 香豆素的基本母核是（　　）
   A. 苯骈 α – 吡喃酮环　　B. 苯骈 β – 吡喃酮环　　C. 苯骈 γ – 吡喃酮环
   D. 苯骈 α – 呋喃酮环　　E. 苯骈 β – 呋喃酮环
2. 香豆素类化合物的基本碳架为（　　）

A. $C_6 - C_3 - C_6$　　　　B. $C_6 - C_6$　　　　C. $C_6 - C_1 - C_6$

D. $C_6 - C_2 - C_6$　　　　E. $C_6 - C_3$

3. 下列化合物属于香豆素的是(　　　)

A. 槲皮素　　　　　　B. 七叶内酯　　　　　C. 大黄酸

D. 花色素　　　　　　E. 芸香糖

4. 下列化合物脱水后能生成香豆素的是(　　　)

A. 桂皮酸衍生物　　　B. 苯骈 α - 吡喃酮　　C. 顺式邻羟基桂皮酸

D. 苯丙素　　　　　　E. 反式邻羟基桂皮酸

5. 区分 7,8 - 呋喃香豆素和 6,7 - 呋喃香豆素，可用热的氢氧化钠水溶液水解后用(　　　)

A. 醋酐 - 浓硫酸反应　　B. 三氯化铁反应　　　C. Emerson 反应

D. Molish 反应　　　　　E. 茚三酮反应

6. 一般天然香豆素类成分在其 7 位常有取代基是(　　　)

A. $-OCH_3$　　　　　B. $-CH_3$　　　　　C. $-OH$

D. $-COOH$　　　　　E. $-CH_2 - CH_3$

7. 游离香豆素在下列何种溶剂中溶解度最小(　　　)

A. 甲醇　　　　　　　B. 乙醇　　　　　　　C. 氯仿

D. 乙醚　　　　　　　E. 冷水

8. 香豆素苷不溶于下列何种溶剂(　　　)

A. 热乙醇　　　　　　B. 乙酸乙酯　　　　　C. 氯仿

D. 水　　　　　　　　E. 稀碱溶液

9. 呋喃香豆素在 UV 下多显何种颜色荧光，通常以此检识香豆素(　　　)

A. 蓝色　　　　　　　B. 绿色　　　　　　　C. 黄色

D. 紫色　　　　　　　E. 橙色

10. 香豆素类化合物的何位引入羟基，会使荧光增强(　　　)

A. C_3　　　　　　　B. C_5　　　　　　　C. C_6

D. C_7　　　　　　　E. C_8

11. 下列香豆素在紫外光下荧光最显著的是(　　　)

A. 5,6 - 二羟基香豆素　B. 7,8 - 二羟基香豆素　C. 6,7 - 二羟基香豆素

D. 七叶内酯二甲醚　　E. 5,7 - 二羟基香豆素

12. 游离香豆素可与稀碱反应，是由于其结构中存在(　　　)

A. 甲氧基　　　　　　B. 亚甲二氧基　　　　C. 内酯环

D. 酮基　　　　　　　E. 酚羟基对位的活泼氢

13. 香豆素经紫外线照射或在碱液中长时间加热，会生成(　　　)

A. 脱水化合物　　　　B. 顺式邻羟基桂皮酸　C. 醌式结构

D. 反式邻羟基桂皮酸　E. 脱羧基产物

14. $FeCl_3$ 反应的部位是(　　　)

A.　芳环上的氢原子　　　　B.　内酯环　　　　　　　C.　蒽环

D.　酚羟基　　　　　　　　E.　羟基

15.　异羟肟酸铁反应是用于鉴别香豆素的(　　　)

A.　母核　　　　　　　　　B.　酚羟基　　　　　　　C.　醇羟基

D.　内酯环　　　　　　　　E.　氧环

16.　香豆素与 Emerson 试剂反应显(　　　)

A.　红色　　　　　　　　　B.　黄色　　　　　　　　C.　蓝色

D.　紫色　　　　　　　　　E.　白色

二、多项选择题

17.　提取游离香豆素常用的方法有(　　　)

A.　酸溶碱沉法　　　　　　B.　乙醚提取法　　　　　C.　碱溶酸沉法

D.　热水提取法　　　　　　E.　乙醇提取法

18.　含有香豆素的中药有(　　　)

A.　秦皮　　　　　　　　　B.　厚朴　　　　　　　　C.　五味子

D.　补骨脂　　　　　　　　E.　大黄

19.　小分子香豆素类化合物具有(　　　)

A.　挥发性　　　　　　　　B.　碱性　　　　　　　　C.　升华性

D.　香味　　　　　　　　　E.　水溶性

20.　香豆素苷难溶于(　　　)

A.　氯仿　　　　　　　　　B.　甲醇　　　　　　　　C.　乙醚

D.　水　　　　　　　　　　E.　苯

21.　常用于香豆素的检识方法有(　　　)

A.　异羟肟酸铁反应　　　　B.　荧光检识　　　　　　C.　Emerson 反应

D.　醋酸镁反应　　　　　　E.　盐酸镁粉反应

22.　7 - 羟基香豆素可有如下哪些反应(　　　)

A.　Emerson 反应　　　　　B.　Gibb's 反应　　　　　C.　FeCl$_3$ 反应

D.　异羟肟酸铁反应　　　　E.　紫外光下有荧光

23.　有 Emerson 反应的物质是(　　　)

A.　6,7 - 二羟基香豆素　B.　5,8 - 二羟基香豆素　C.　5,7 - 二羟基香豆素

D.　6,7,8 - 三羟基香豆素　E.　7 - 甲氧基香豆素

24.　游离的小分子香豆素提取可用(　　　)

A.　碱溶酸沉法　　　　　　B.　水蒸气蒸馏法　　　　C.　色谱法

D.　升华法　　　　　　　　E.　有机溶剂提取法

25.　提取游离香豆素的方法有(　　　)

A.　酸溶碱沉法　　　　　　B.　乙醚提取法　　　　　C.　碱溶酸沉法

D.　热水提取法　　　　　　E.　乙醇提取法

三、填空题

26. 香豆素类成分具有内酯结构，发生异羟肟酸铁反应显_____；具有酚羟基，可发生三氯化铁反应，生成_____；酚羟基对位或邻位无取代基时，与重氮化试剂反应显_____；酚羟基对位无取代基时，与 Gibb's 反应生成_____化合物，与 Emerson 反应生成_____缩合物。

27. 提取香豆素类成分的常用方法是_____，_____是多数香豆素的良好溶剂；利用香豆素及其苷类具有内酯结构还可采用_____，但需注意_____，以免破坏内酯环；小分子游离香豆素类成分因具有_____，可采用_____。

四、简答题

28. 香豆素的母核结构特征是什么？常见的香豆素结构类型有哪些？

29. 简述香豆素类化合物的一般性质。

30. 香豆素有哪些鉴别反应？其鉴别意义如何？

31. 采用碱溶酸沉法提取香豆素类化合物时应注意什么问题？

32. 香豆素类化合物常用的提取分离方法有哪些？

第二节　木　脂　素

什么叫木脂素？其具有什么样的结构和理化性质？如何证明植物中存在木脂素？

📘 知识要点

掌握基本母核的结构特点、溶解规律、化学检识反应；熟悉木脂素的概念和存在形式；了解木脂素的一般生物活性和色谱鉴别。

一、概述

(一)概念

木脂素是一类由苯丙素单元($C_6 - C_3$)氧化聚合而成的天然化合物，通常指其二聚物，少数为三聚物和四聚物，主要存在于植物的木质部和树脂中，故称木脂素。

(二)生物活性与分布

木脂素在动植物中多呈游离状态，少量以与糖结合成苷的形式存在。结构中多具羟基、甲氧基或亚甲二氧基、羧基、内酯等取代基，多数还具有旋光性。

木脂素类在自然界中分布较广，而且有着多方面的生物活性，如小檗科鬼臼属八角莲所含的鬼臼毒素类木脂素具有很强的抑制癌细胞增殖作用；瑞香狼毒中总木脂素的体外抗肿瘤活性高于长春新碱；五味子科木脂素具有抗病毒、保护肝脏和抗氧化等作用。

二、理化性质

(一)性状及溶解度

木脂素多数呈无色或白色结晶，少数可升华。游离木脂素多具有亲脂性，一般难溶于水，能溶于苯、氯仿、乙醚、乙醇等。具有酚羟基的木脂素类可溶于碱性水溶液中，木脂素苷类水溶性增大。

(二)旋光性

木脂素常有多个手性碳原子或手性中心，大部分具有光学活性，遇酸易异构化。

由于木脂素的生理活性常与手性碳原子构型有关，因此在提取分离过程中应注意操作条件，尽量避免与酸、碱接触以防止其构型的改变。

三、检识

(一)化学检识

木脂素分子结构中常含有酚羟基、醇羟基、甲氧基、亚甲二氧基、羧基和内酯环等，因此分别呈现各官能团所具有的化学性质，可用于化学检识，详见表 5-1。

表 5-1　木脂素化学检识常见反应

反　　应	反应试剂	现　　象	检识结构
三氯化铁反应	三氯化铁	绿色、墨绿色	酚羟基
Labet 反应	浓硫酸、没食子酸	蓝绿色	亚甲二氧基
Ecgrine 反应	浓硫酸、变色酸	蓝紫色	亚甲二氧基
异羟肟酸铁反应	盐酸羟胺、三氯化铁、酸、碱试剂	红色	酯、内酯、酰胺、酸酐

(二)色谱检识

木脂素的色谱分离常用的吸附剂为硅胶，根据被分离物质的性质可用苯、氯仿、氯仿-甲醇(9:1)、氯仿-乙酸乙酯(9:1)、乙酸乙酯-甲醇(95:5)等溶剂展开。显色剂可用 1% 香草醛浓硫酸试剂、5% 或 10% 磷钼酸乙醇液、10% 硫酸乙醇溶液、三氯化锑试剂和碘蒸气等。

▮ 课堂互动

列表比较香豆素类和木脂素类化学检识的异同点。

四、实例

(一)五味子

五味子具有收敛固涩、益气生津、补肾宁心之功效。用于久嗽虚喘，梦遗滑精，遗尿尿频，久泻不止，自汗，盗汗，津伤口渴，短气脉虚，内热消渴，心悸失眠等症。

五味子果实及种子中含多种联苯环辛烯型木脂素成分，以及挥发油、三萜类、甾醇及游离脂肪酸类等成分。五味子在 2010 年版《中国药典》中的质量标准为：定性鉴别：采用硅胶 GF_{254} 薄层板，以五味子为对照药材，五味子甲素为对照品，石油醚(30℃~60℃) – 甲酸乙酯 – 甲酸(15∶5∶1)的上层溶液为展开剂，置紫外灯(254nm)下检视。供试品、对照药材和对照品色谱相应的位置上，显相同颜色的斑点。

(二)厚朴

厚朴为木兰科植物，有祛痰、利尿、镇痛等作用，用于腹痛、咳喘等症。厚朴主要成分为厚朴酚及和厚朴酚，2010 年版《中国药典》采用 HPLC 法测定药材中二者含量，总量不得少于 2.0%。药材储藏于通风干燥处。

小　　结

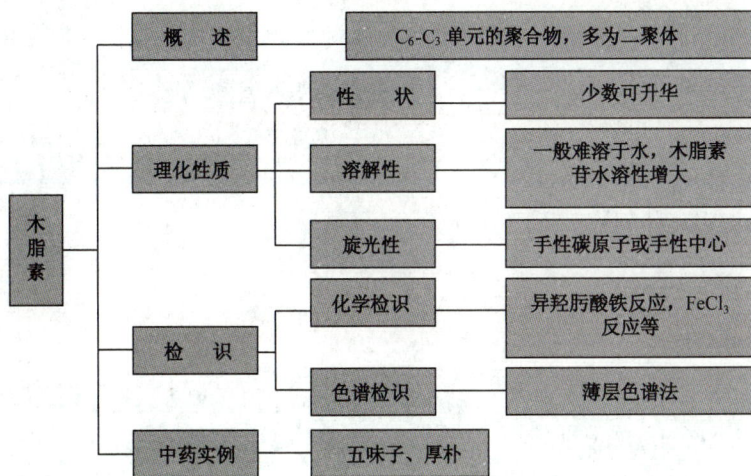

同步训练

一、配伍选择题

A. 香豆素类成分　　　　B. 木脂素类成分　　　　C. 生物碱类成分
D. 黄酮类成分　　　　　E. 蒽醌类成分

1. 前胡主要含（　　　）
2. 厚朴主要含（　　　）
3. 秦皮主要含（　　　）
4. 补骨脂主要含（　　　）
5. 五味子主要含（　　　）

二、填空题

6. 木脂素类具有_____可溶于_____水溶液中，木脂素苷类水溶性增大。木脂素常有多个_____，大部分具有_____，遇酸易异构化。

7. 组成木脂素类化合物的基本碳架是_____。

第六章 生 物 碱

1803 年 Derosne 首先从阿片（鸦片）中分离得到生物碱那可丁；1806 年德国学者又从阿片中分出吗啡碱。此后，随着天然产物分离与结构测定新方法、新技术的出现，尤其以现代色谱分离和波谱技术的应用，大大加速了生物碱的研究进程，相继发现了一些新的生物碱，至 2001 年，从自然界（植物、动物、霉菌、细菌、海洋生物和微生物等）中分离得到 26 900 多种生物碱。生物碱具有多种生物活性，目前已有百余种作为药物用于临床，在临床用药中占有重要地位。那么什么是生物碱？生物碱是如何分类的？各类生物碱有何结构特征？

第一节 概 述

知识要点

掌握生物碱概念及吡啶类、莨菪烷类、异喹啉类、吲哚类生物碱的结构特征；熟悉生物碱的存在形式；了解生物碱在自然界中的分布。

一、生物碱的定义

生物碱是指来源于生物界（主要是植物界）、具有较复杂的氮杂环结构，通常具有生物活性和碱性的一类含氮有机化合物（蛋白质、肽类、氨基酸及维生素 B 除外）。

二、在自然界的分布和存在情况

生物碱在植物中的分布较广，在动物界中少有发现。其中双子叶植物中以豆科、茄科、防己科、罂粟科、毛茛科和小檗科等科属含生物碱较多。

通常，同科同属的植物常含有相同结构的生物碱。且在同一植物中结构相似的多种生物碱共存，但其中多以一种或两种含量较高。生物碱极少与萜类和挥发油共存于同一植物中。

生物碱在植物体内，少数碱性极弱的以游离态存在，如酰胺类生物碱。有一定碱性的多以有机酸盐形式存在，如柠檬酸盐、草酸盐、酒石酸盐、琥珀酸盐等。另有少数以无机酸盐形式存在，如盐酸小檗碱、硫酸吗啡等。尚有极少数以 N - 氧化物、生物碱苷等形式存在。

生物碱在其他植物中的分布

　　单子叶植物也有少数科属存在生物碱，如石蒜科、百合科、兰科等，裸子植物中，仅紫杉科红豆杉属、松柏科松属、云杉属、油杉属、麻黄科麻黄属、三尖杉科三尖杉属等植物含有生物碱。另外，羊齿植物中石松科、木贼科、卷柏科的一些植物中也有生物碱，甚至少数菌类植物亦含有生物碱。有的生物碱在根皮或根茎中含量较高，有的则主要集中于种子或果实。生物碱在植物中的含量高低不一，如金鸡纳树皮中含生物碱高达 1.5% 以上，而长春花中的长春新碱含量仅为百万分之一，美登木中美登素含量更微，仅千万分之二。

三、结构分类及结构特征

　　生物碱的分类方法主要有 2 种：①按植物来源分类，这种分类多应用于生物碱研究的早期阶段，如黄连生物碱、鸦片生物碱、乌头生物碱等；②按生物碱结构中氮原子存在的主要基本母核类型进行分类即化学分类，如吡啶类生物碱、异喹啉类生物碱、吲哚类生物碱等。

生物碱生源结合化学分类方法

　　生物碱的生源途径主要有两方面，一方面来源于氨基酸途径，如来源于鸟氨酸的托品烷生物碱；另一方面是来源于甲戊二羟酸途径，如萜类生物碱和甾体生物碱。

　　生物碱的种类繁多，分类依据不同，各有利弊，但以化学结构分类为主，本节对主要类型生物碱的结构特征做简要介绍。

（一）吡啶或哌啶类生物碱

　　由吡啶或哌啶衍生的生物碱，主要包括简单吡啶类和双稠哌啶类 2 种。

　　1. 简单吡啶类　此类生物碱分子较小，结构简单，很多呈液态。如槟榔中的槟榔碱、槟榔次碱，烟草中的烟碱，胡椒中的胡椒碱等。

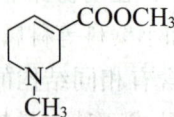
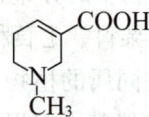

吡啶　　　哌啶　　　槟榔碱　　　槟榔次碱

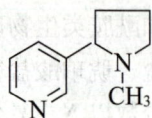
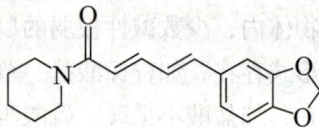

烟碱　　　　　　　　　　胡椒碱

2. 双稠哌啶类 由两个哌啶环共用一个氮原子稠合而成的杂环，具有喹诺里西啶的基本母核。主要分布于豆科、石松科和千屈菜科。如苦参中的苦参碱、氧化苦参碱，野决明中的金雀儿碱等。

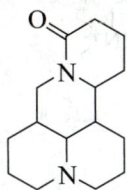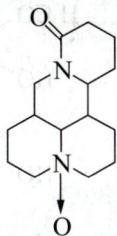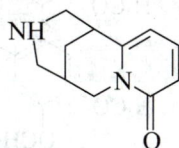

喹诺里西啶　　　　苦参碱　　　　氧化苦参碱　　　　金雀儿碱

（二）莨菪烷类生物碱

该类生物碱具有四氢吡咯和哌啶骈合而成的莨菪烷基本骨架，常以有机酸酯的形式存在，易被碱和酸水解，得到莨菪醇与有机酸。如从颠茄中分离到的莨菪碱、阿托品、东莨菪碱以及从唐古特山莨菪中分离到的山莨菪碱和樟柳碱，均为 M 胆碱受体拮抗剂，临床上用于胃肠道解痉、抑制分泌、镇静和扩瞳等。

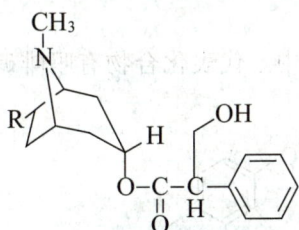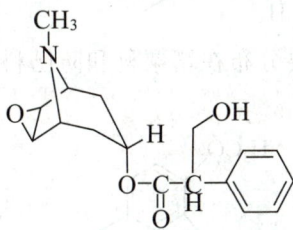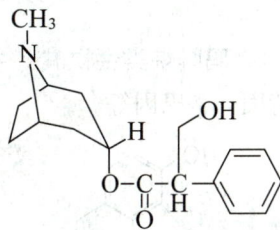

莨菪碱 R=H(L-)　　　　东莨菪碱　　　　樟柳碱
阿托品R=H(DL-)
山莨菪碱R=OH

（三）异喹啉类生物碱

这类生物碱具有异喹啉或四氢异喹啉的基本母核，数量多（有1200余种）、分布广泛、生物活性多种多样、结构类型复杂。主要分为简单异喹啉类生物碱、苄基异喹啉类生物碱、原小檗碱类生物碱和吗啡烷类生物碱。

1. 简单异喹啉类生物碱 此类生物碱较少，结构简单，散在分布。如从鹿尾草中得到的降血压成分萨苏林，是四氢异喹啉的衍生物。

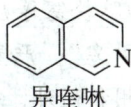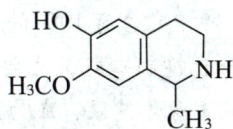

异喹啉　　　　萨苏林

2. 苄基异喹啉类生物碱 此类生物碱是异喹啉类生物碱中很重要的一类生物碱，数量多，结构类型复杂，又分为1-苄基异喹啉类和双苄基异喹啉类。主要分布于木兰科、防己科、大戟科、樟科、马钱科、番荔枝科、马兜铃科、小檗科、罂粟科、芸香科、毛茛科等植物中。

（1）1-苄基异喹啉类生物碱　为异喹啉母核 1 位连有苄基的一类生物碱。代表化合物有具有解痉作用的罂粟碱、厚朴碱及具有强心作用的去甲乌药碱等。

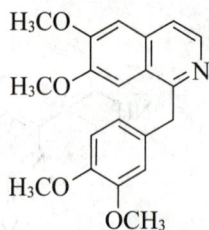
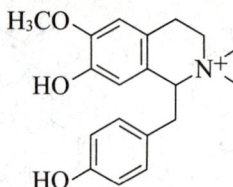
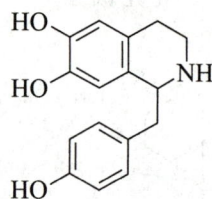

罂粟碱　　　　　　　　　　厚朴碱　　　　　　　　去甲乌药碱

（2）双苄基异喹啉类生物碱　为两个苄基异喹啉通过 1~3 个醚键相连接的一类生物碱。如防己中的汉防己甲素和乙素。

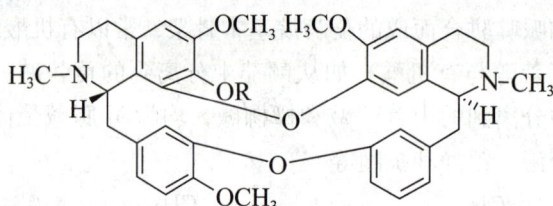

汉防己甲素R=CH$_3$

汉防己乙素R=H

3. 吗啡烷类生物碱　主要分布在罂粟科和防己科植物中。代表化合物有吗啡碱、可待因、蒂巴因等。

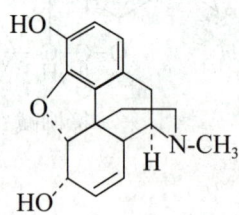
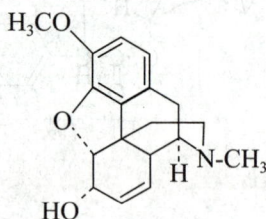
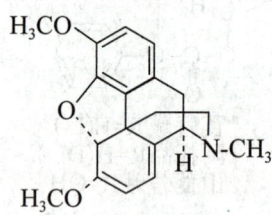

吗啡碱　　　　　　　　　可待因　　　　　　　　　蒂巴因

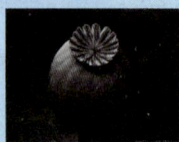
罂粟果

　　　　　　　　　罂粟果是罂粟科草本植物，夏季开花，花瓣脱落后露出成熟果实。用刀割开果实外壳，有乳白色汁液流出，在空气中氧化成棕褐色或黑色膏状物，这就是生阿片（鸦片），可用于麻醉。它含有 10% 的吗啡等生物碱，能解除平滑肌特别是血管平滑肌的痉挛，并能抑制心肌，主要用于心绞痛、动脉栓塞等症。但长期应用容易成瘾，严重危害身体健康，成为民间常说的"鸦片鬼"。严重的还会因呼吸困难而送命。所以，我国对罂粟种植严加控制，除药用科研外，一律禁植。

4. 原小檗碱和小檗碱类生物碱　二者区别在于 D 环氢化程度不同。原小檗碱类如四氢黄连碱、1-四氢巴马汀（颅痛定）、延胡索乙素，小檗碱类如小檗碱、药根碱、巴马汀等。

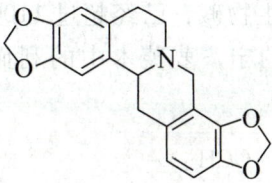
四氢黄连碱

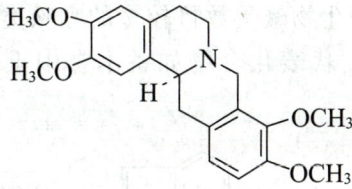
1-四氢巴马汀

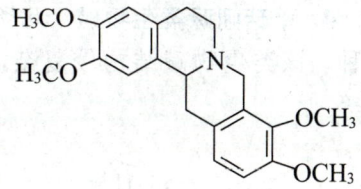
延胡索乙素

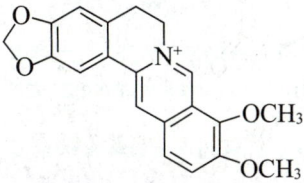
小檗碱（黄连素）

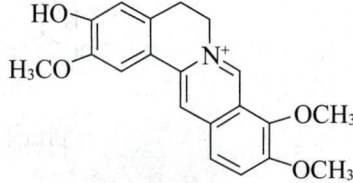
药根碱

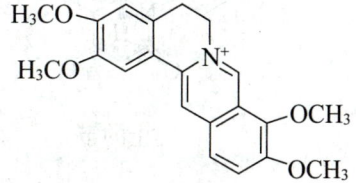
巴马汀

（四）吲哚类生物碱

此类生物碱是数量最多的一类生物碱，约占已知生物碱的1/4。主要分为四大类：简单吲哚类、色胺吲哚类、双吲哚类和单萜吲哚类生物碱。

1. 简单吲哚类生物碱 该类生物碱结构中除了吲哚母核，没有其他杂环结构。主要分布在豆科和禾本科植物中。如相思豆碱、靛青苷等。

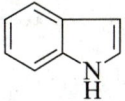
吲哚

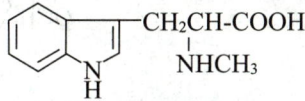
相思豆碱

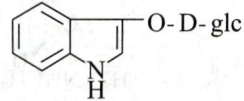
靛青苷

2. 色胺吲哚类 此类化合物中含有色胺部分，结构简单。如吴茱萸中的吴茱萸碱。

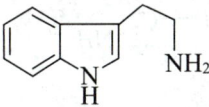

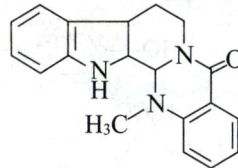

3. 双萜吲哚类 是由两分子单萜吲哚类生物碱聚合而成的衍生物，如长春花中具有抗癌作用的长春碱和长春新碱。

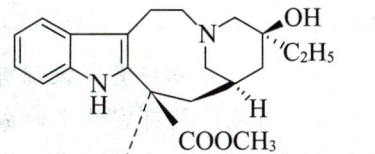
长春碱

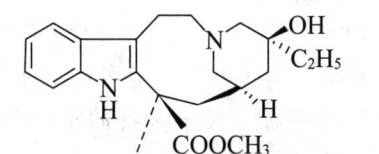
长春新碱

4. 单萜吲哚类生物碱 此类生物碱是数目较多的吲哚类生物碱，已经超过1100多种。该类生物碱结构较复杂。代表化合物如番木鳖中士的宁，萝芙木中的利血平等。

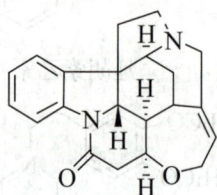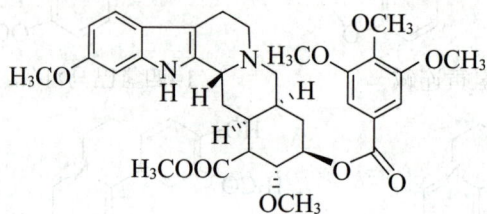

士的宁　　　　　　　　　　　利血平

（五）有机胺类生物碱

这类生物碱结构特点是氮原子不在环状结构内，如麻黄中的麻黄碱，秋水仙中的秋水仙碱，益母草中的益母草碱等。

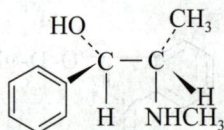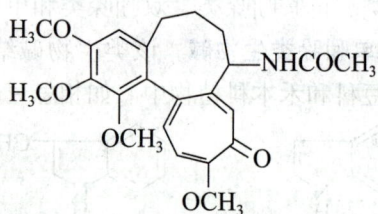

麻黄碱　　　　　　　　　　　秋水仙碱

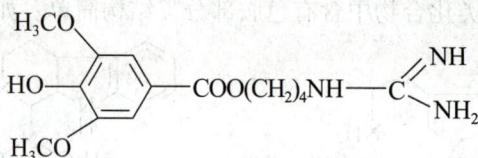

益母草碱

📘 课堂互动

香烟是烟草制品的一种。在市售香烟的包装上，一般都印有"吸烟有害健康"的字样。其中含有的生物碱尼古丁（也称烟碱）是有害健康的成分之一，同时，尼古丁会使人成瘾，从而使吸烟者难以戒除。尼古丁进入人体后，会导致血管收缩、心跳加快、血压升高、精神兴奋等，其化学结构见本节。

请结合本节知识，回答尼古丁在化学分类上可归为哪一类生物碱？其来源植物烟草的药物价值是什么？

小 结

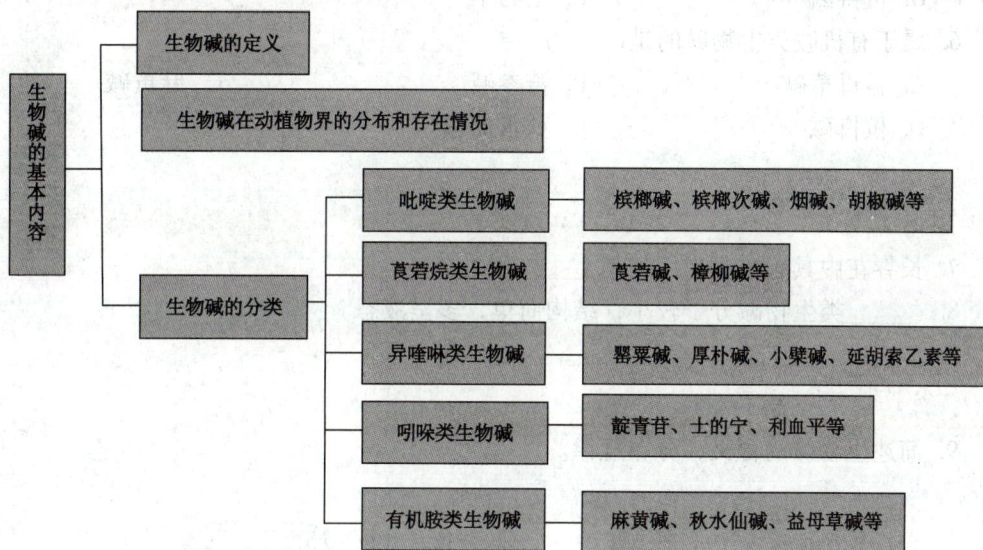

同步训练

一、最佳选择题

1. 下列有关生物碱在植物界的分布规律，错误的是（ ）
   A. 生物碱大多数存在于高等植物中
   B. 生物碱在植物体内多数集中分布于某一部分或某些器官
   C. 同属植物常含有相同结构类型的生物碱
   D. 同种植物中常常是结构相似的多种生物碱共存
   E. 生物碱多与萜类和挥发油共存于同一植物中

2. 益母草碱的结构类型属于（ ）
   A. 喹啉类   B. 异喹啉类   C. 吲哚类
   D. 莨菪烷类   E. 有机胺类

3. 属于莨菪烷类生物碱的是（ ）
   A. 麻黄碱   B. 小檗碱   C. 樟柳碱
   D. 苦参碱   E. 乌头碱

二、多项选择题

4. 生物碱在植物体内的存在形式有（ ）
   A. 无机酸盐   B. 有机酸盐   C. 游离状态

D. 酯   E. 苷

5. 属于异喹啉类生物碱的是(   )

 A. 去甲乌药碱   B. 小檗碱   C. 莨菪碱

 D. 可待因   E. 士的宁

6. 属于有机胺类生物碱的是(   )

 A. 益母草碱   B. 苦参碱   C. 麻黄碱

 D. 槟榔碱   E. 秋水仙碱

三、填空题

7. 长春花中具有抗癌作用的是_____和_____。

8. _____类生物碱分子较小，结构简单，多呈液态。

四、简答题

9. 简述生物碱的含义，分布规律。

第二节　理化性质

  天然药物治疗疾病的物质基础是其所含有的生物活性成分。天然药物在制剂成型前，需经过炮制加工，但由于受加热温度、加热时间、辅料及水处理等因素的影响，其理化性质会发生不同程度的改变，成分组成及成分含量或物理性状会有所改变，由此导致中药功效的改变，或增效，或降毒，或产生新的作用，以适应中医临床的需要。所以了解活性成分理化性质，对探讨天然药物制剂工艺具有重要意义。生物碱的理化性质如何？在本节进行介绍。

▊ 知识要点

  掌握游离生物碱和生物碱盐的溶解性，影响碱性强弱的因素及提取分离方法；熟悉生物碱的旋光性及常用生物碱沉淀试剂；了解生物碱的性状和显色反应。

一、性状

  大多数生物碱为结晶形固体，少数为无定形粉末；固体生物碱多数具有确定的熔点，极个别有双熔点如防己诺林碱、浙贝乙素等；有的生物碱具有升华性，如咖啡因等；有的生物碱为液态，液态生物碱分子中一般不含有氧原子如烟碱、毒芹碱，或氧原子以酯键形式存在如槟榔碱等，液体生物碱（除槟榔碱外）以及某些生物碱如麻黄碱等，常压下可以随水蒸气蒸馏而逸出。

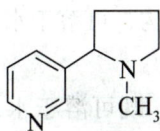
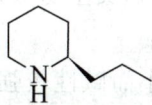
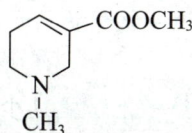

烟碱   毒芹碱   槟榔碱

生物碱多数具有苦味，有些味极苦如盐酸小檗碱，有些具有辣味如胡椒碱，有些具有甜味如甜菜碱。

绝大多数生物碱为无色，少数生物碱分子结构中具有共轭体系，尤其具有较长共轭体系并有助色团等功能基时，在可见光下呈现出各种颜色，如小檗碱（黄色）、小檗红碱（红色）、尼泊尔碱（宝石红色）、南天竹灵碱（深蓝色）、甜菜花色苷碱（红至紫色）等。当生物碱结构中共轭系统发生变化，颜色也会随之发生改变。如小檗碱为黄色，当被还原成四氢小檗碱时，因共轭系统减小而变为无色。有的生物碱在可见光下无色，而在紫外光下显荧光，如利血平。

二、旋光性

具有手性碳原子或本身为手性分子的生物碱，都具有旋光性，大多数为左旋光性。生物碱的旋光性除了受手性碳原子的构型影响外，还易受 pH 值、溶剂和生物碱存在形式等因素影响。如烟碱在中性条件下呈左旋光性，在酸性条件下呈右旋光性。麻黄碱在氯仿溶液中呈左旋光性，在水溶液中则为右旋光性。游离土根碱在氯仿中为左旋光性，其盐酸盐则为右旋光性。长春碱为右旋光性，而其硫酸盐则呈左旋光性。

生物碱的生物活性与旋光性密切相关。通常左旋光体的生物活性强于右旋光体，如左旋莨菪碱的散瞳作用约为右旋莨菪碱的 100 倍。但也有少数生物碱的右旋体生理活性强于左旋体，如右旋古柯碱的局部麻醉作用强于左旋古柯碱。

三、溶解性

生物碱的溶解性与生物碱分子结构中氮原子的存在状态、分子大小、分子中极性基团的种类和数目以及溶剂的种类有关。大多数生物碱的溶解性符合一般规律，也有一些生物碱的溶解性较特殊。

（一）游离生物碱

1. 亲脂性生物碱 大多数叔胺碱和仲胺碱属于亲脂性生物碱，易溶于亲脂性有机溶剂，如乙醚和苯，特别易溶于氯仿等。可溶于甲醇、乙醇、丙酮，溶于酸水，不溶或难溶于水或碱水。

2. 亲水性生物碱

（1）季铵型生物碱 这类生物碱为离子型化合物，易溶于水和酸水，可溶于甲醇、乙醇、正丁醇等极性较大的有机溶剂，难溶于亲脂性有机溶剂。

（2）**含N－氧化物结构的生物碱**　这类生物碱具配位键结构，可溶于水，如氧化苦参碱。

（3）**小分子生物碱**　少数分子较小而碱性较强的生物碱，既可溶于水，也可溶于氯仿，如麻黄碱、烟碱等。

（4）**酰胺类生物碱**　由于酰胺在水中可形成氢键，所以在水中有一定的溶解度，如秋水仙碱、咖啡碱。

3. 具有特殊官能团的生物碱

（1）**具有酚羟基或羧基的两性生物碱**　既可溶于酸水，也可溶于碱水溶液。含酚羟基的生物碱（常称为酚性生物碱）性质类似于亲脂性生物碱，可溶于碱水溶液，如药根碱、吗啡等；含羧基的生物碱可溶于碳酸氢钠溶液，如槟榔次碱。

（2）**具有内酯或内酰胺结构的生物碱**　这类生物碱在强碱性溶液中加热，其内酯（或内酰胺）结构可开环形成羧酸盐而溶于水中，酸化后环合析出。如喜树碱、苦参碱等。

生物碱溶解性特例

　　某些生物碱溶解性不符合上述规律。如吗啡为酚性生物碱，但难溶于氯仿、乙醚；石蒜碱难溶于有机溶剂，而溶于水；喜树碱不溶于一般有机溶剂，而溶于酸性氯仿等。

（二）生物碱盐

生物碱盐一般易溶于水，可溶于甲醇、乙醇，难溶或不溶于亲脂性有机溶剂。生物碱在酸水中成盐溶解，调碱性后又游离析出沉淀，可利用此性质进行提取分离。

生物碱盐在水中的溶解性因其成盐的种类不同而有差异。一般生物碱无机酸盐的水溶性大于有机酸盐，含氧酸盐的无机酸盐水溶性大于卤代酸盐；小分子有机酸盐或多羟基酸盐（如酒石酸盐）水溶性大于大分子有机酸盐。

某些生物碱盐难溶于水，如小檗碱盐酸盐、麻黄碱草酸盐等。

课堂互动

　　毛茛科植物黄连、三角叶黄连或云连的干燥根茎，临床上主要用于治疗急性细菌性痢疾、急性肠胃炎、急性结膜炎、口疮等疾病。其根茎中主要有效成分多为异喹啉类生物碱，以小檗碱含量最高（俗称黄连素）。

　　问题：盐酸小檗碱片剂在临床上效果较好，而盐酸小檗碱注射液疗效较差，结合本节生物碱的理化性质（溶解性），试分析其可能原因。

四、碱性

(一) 碱性的产生及其强度的表示方法

生物碱分子中的氮原子具有孤电子对，根据酸碱电子理论和质子理论，凡能给出电子或接受质子而显碱性。

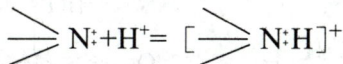

$$\geqslant N\!:\!+H^+ = [\geqslant N\!:\!H]^+$$

生物碱的碱性强度可用酸式解离常数 pK_a 表示。pK_a 越大，碱性越强。可根据 pK_a 值将生物碱分为：弱碱性生物碱（$pK_a 2 \sim 7$），中强碱性生物碱（$pK_a 7 \sim 11$）和强碱性生物碱（$pK_a > 11$）。不同结构生物碱碱性由大到小顺序一般是：胍基 > 季铵碱 > N – 烷杂环 > 脂肪胺 > 芳香胺 ≈ N – 芳杂环 > 酰胺基 ≈ 吡咯。

(二) 碱性强弱与分子结构的关系

生物碱的碱性强弱和氮原子的杂化方式、诱导效应、共轭效应、空间效应以及分子内氢键形成等因素有关。

1. **氮原子的杂化方式** 生物碱分子中氮原子上孤电子对的杂化方式有 sp^3、sp^2 和 sp。在这三种杂化方式中，生物碱碱性强度由强到弱的顺序是：$sp^3 > sp^2 > sp$。如腈类 $RC \equiv N$ 分子中氮原子（sp 杂化）则呈中性；异喹啉（sp^2）和四氢异喹啉（sp^3），后者碱性增强；小檗碱为季铵碱而呈强碱性。

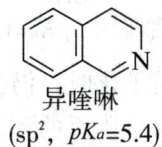

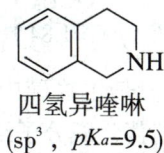

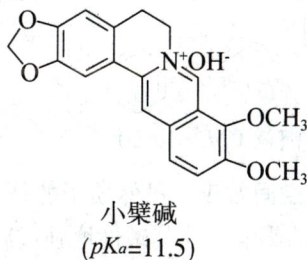

异喹啉
(sp^2, $pK_a=5.4$)

四氢异喹啉
(sp^3, $pK_a=9.5$)

小檗碱
($pK_a=11.5$)

2. **诱导效应** 如果生物碱分子结构中氮原子附近存在供电子基团（如烷基），能使氮原子电子云密度增加，给出电子的能力增强，而使其碱性增强。如碱性由弱到强是氨 < 伯胺 < 仲胺，但是叔胺碱性弱于仲胺，其原因是叔胺结构中的三个甲基阻碍了氮原子接受质子的能力，因而使其碱性降低。

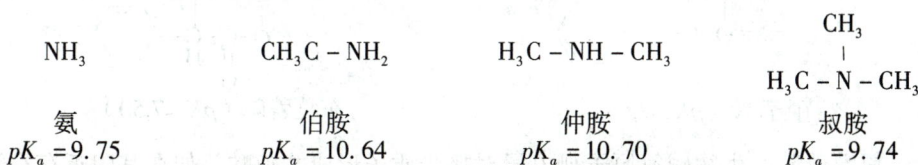

NH_3	CH_3C-NH_2	$H_3C-NH-CH_3$	$H_3C-\underset{\underset{CH_3}{\vert}}{\overset{\overset{CH_3}{\vert}}{N}}-CH_3$
氨	伯胺	仲胺	叔胺
$pK_a = 9.75$	$pK_a = 10.64$	$pK_a = 10.70$	$pK_a = 9.74$

如果生物碱分子结构中氮原子附近存在吸电子基团（如苯基、羰基、酯基、醚基、羟基、双键等），能使氮原子电子云密度降低，而使其碱性减弱，如去甲麻黄碱的碱性

小于苯异丙胺，而二氢石蒜碱的碱性大于石蒜碱。

3. 共轭效应　若生物碱分子中氮原子孤电子对处于 p－π 共轭体系时，可使其碱性减弱。如苯胺氮原子处于 p 轨道上的孤电子对与苯环 π－电子形成 p－π 共轭体系，而使碱性比环己胺弱得多。再如毒扁豆碱分子中，N_1 原子由于与苯环形成 p－π 共轭体系，碱性很弱，pK_a 仅为 1.76，而 N_2 原子未处于 p－π 共轭体系中，pK_a 为 7.88，二者相差悬殊。

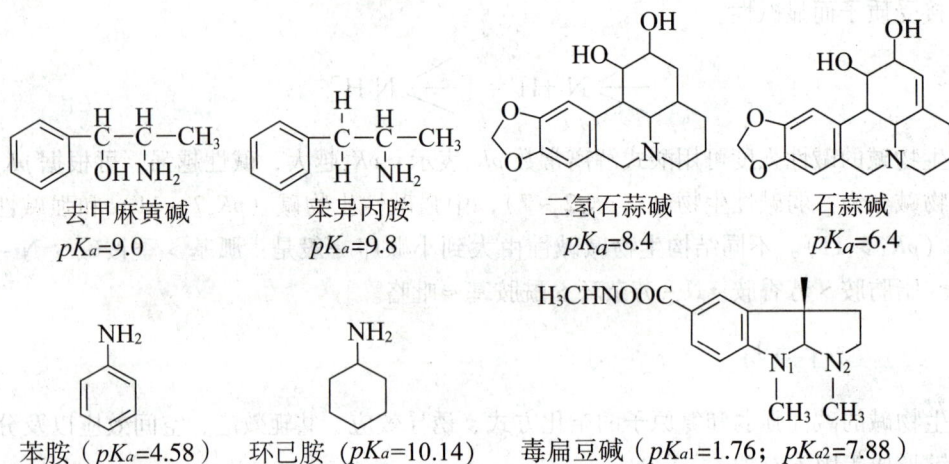

去甲麻黄碱
pK_a=9.0

苯异丙胺
pK_a=9.8

二氢石蒜碱
pK_a=8.4

石蒜碱
pK_a=6.4

苯胺（pK_a=4.58）　　环己胺（pK_a=10.14）　　毒扁豆碱（pK_{a1}=1.76；pK_{a2}=7.88）

若氮原子处于酰胺结构中，其孤电子对与羰基的 π－电子形成 p－π 共轭，碱性很弱，如胡椒碱、秋水仙碱和咖啡因。

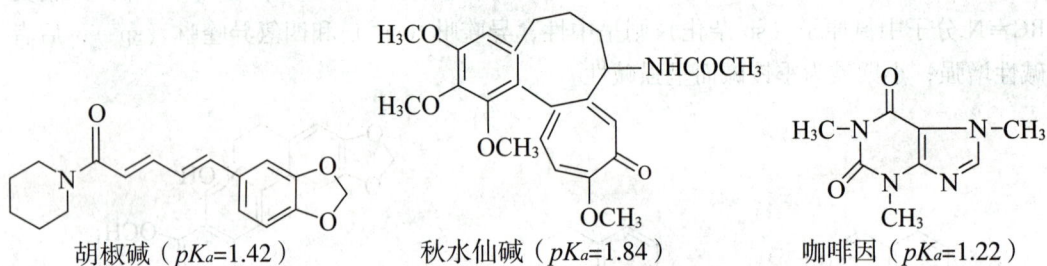

胡椒碱（pK_a=1.42）　　　秋水仙碱（pK_a=1.84）　　　咖啡因（pK_a=1.22）

4. 空间效应　虽然质子的体积较小，但是生物碱中的氮原子质子化时，仍受到空间效应的影响，使其碱性增强或减弱。如东莨菪碱分子结构中，氮原子附近的环氧结构形成空间位阻，阻碍氮原子接受质子，使其碱性弱于莨菪碱。

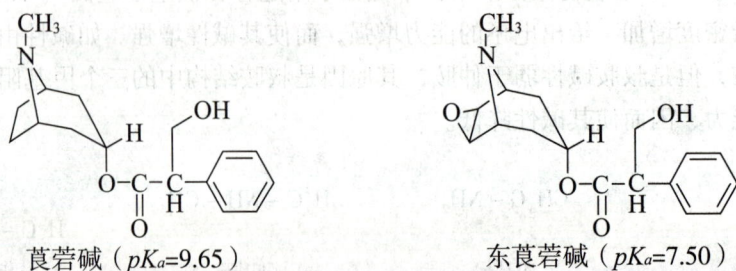

莨菪碱（pK_a=9.65）　　　　　　　东莨菪碱（pK_a=7.50）

5. 氢键效应　生物碱氮原子孤电子对接受质子形成共轭酸，如在其附近存在羟基、羰基等取代基团时，则有利于和生物碱共轭酸分子中的质子形成氢键缔合，从而减弱共轭酸的酸性，而与共轭酸对应的共轭碱即生物碱的碱性增强。例如，10－羟基二氢去氧可待因，有顺反两种异构体，顺式羟基与共轭酸形成分子内氢键缔合强于反式，因此顺式碱性大于反式。

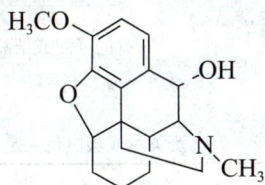

10-羟基二氢去氧可待因

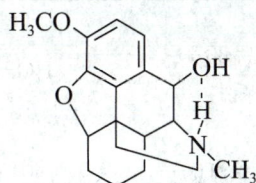

共轭酸分子内氢键缔合
顺式 pK_a=9.41　反式 pK_a=7.71

又如和钩藤碱氮上的氢可与酮基形成分子内氢键，碱性相对较强；而异和钩藤碱的盐没有形成类似的氢键，碱性相对较弱。

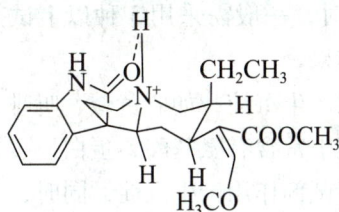

和钩藤碱(pK_a=6.32)

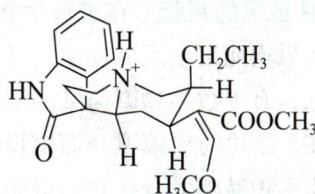

异和钩藤碱(pK_a=5.20)

在比较生物碱碱性强弱时，对于具体化合物，要综合考虑上述几种影响碱性强度的因素，往往是多因素协同作用。一般来说，当空间效应和诱导效应共存时，前者影响较大；当诱导效应和共轭效应共存时，共轭效应居于主导地位。此外，溶剂、温度等外界因素对生物碱的碱性也有一定的影响。

五、检识

判断天然药物中是否含有生物碱，以及对生物碱类成分的提取分离和结构测定中，常需要一些简便的检识方法，常用的是生物碱的沉淀反应、显色反应及色谱检识。

（一）沉淀反应

大多数生物碱在酸性条件下，能与某些试剂反应生成不溶性复盐或络合物沉淀等，这种反应称为生物碱沉淀反应，这些试剂被称为生物碱沉淀试剂。

1. 常用的生物碱沉淀试剂　生物碱沉淀试剂的种类很多，常用生物碱沉淀试剂名称、组成及反应结果见表6-1。

表6-1　常用的生物碱沉淀试剂

试剂名称	组　成	反应结果
碘-碘化钾（Wagner 试剂）	$KI - I_2$	红棕色无定形沉淀
碘化铋钾（Dragendoff 试剂）	$BiI_3 \cdot KI$	橘红色至黄色无定形沉淀
碘化汞钾（Mayer 试剂）	$HgI_2 \cdot 2KI$	类白色沉淀
雷氏铵盐（硫氰酸铬铵试剂）	$NH_4^+ \left[Cr\,(NH_3)_2\,(SCN)_4 \right]^-$	红色沉淀或结晶

试剂名称	组　　成	反应结果
苦味酸（Hager 试剂或 2,4,6–三硝基苯酚）	O_2N 　NO_2 　HO 　O_2N	黄色沉淀或结晶
硅钨酸（Bertrand 试剂）	$SiO_2 \cdot 12WO_3 \cdot nH_2O$	淡黄色或灰白色无定形沉淀

2. 反应条件　生物碱沉淀反应要在酸性水溶液中进行（苦味酸试剂可在中性条件下进行）。原因是生物碱与酸成盐，易溶于水，生物碱沉淀试剂也易溶于水，且在酸水中较稳定，而反应产物难溶于水，因而有利于反应的进行和反应结果的观察。

3. 阳性结果的判断　在进行生物碱沉淀反应时，一般需采用 3 种以上试剂分别进行反应，如果均能发生沉淀反应，可判断为阳性结果。

应注意，有少数生物碱与某些沉淀试剂并不能产生沉淀，如麻黄碱、吗啡、咖啡碱等，因此在下结论时要慎重。而植物的酸水提取液中常含有氨基酸、蛋白质、多糖、鞣质等一些非生物碱类成分，它们也能与生物碱沉淀试剂作用产生沉淀，同时，大多数中药的提取液颜色较深，影响结果观察。为避免此类干扰，提高检测的准确性，可将酸水液碱化后以氯仿萃取出游离生物碱，使之与蛋白质等水溶性杂质分离，然后再用酸水自氯仿溶液中萃取出生物碱，以此酸水液进行沉淀反应。

4. 沉淀反应的应用　生物碱沉淀反应可检测生物碱的存在；检查提取分离是否完全；也可用于生物碱的精制和鉴定；或作为薄层色谱和纸色谱的显色剂（常用改良碘化铋钾试剂）。另外，在生物碱的提取分离中还可作为追踪、指示终点。个别沉淀试剂可用于分离、纯化某类生物碱，如雷氏铵盐可用于沉淀、分离季铵碱。某些能产生恒定沉淀物的生物碱沉淀反应，还可用于生物碱的定量分析，如生物碱与硅钨酸试剂能生成稳定的沉淀，可用于含量测定。

（二）显色反应

一些生物碱单体能与某些试剂反应，生成具有特殊颜色的产物，不同结构的生物碱产生不同的颜色，这种试剂称为生物碱的显色试剂。因为显色反应对生物碱的纯度要求较高，所以显色反应主要用于检识个别生物碱。常用的生物碱显色试剂见表 6–2。

表 6–2　常用的生物碱显色反应

试剂名称	生物碱及反应结果
Mandelin 试剂（1% 钒酸铵的浓硫酸溶液）	阿托品呈红色，奎宁呈淡橙色，吗啡呈蓝紫色，可待因呈蓝色，士的宁呈蓝紫色到红色
Fröhde 试剂（1% 钼酸钠或 5% 钼酸铵的浓硫酸溶液）	乌头碱呈黄棕色，秋水仙碱呈黄色，小檗碱呈棕绿色，吗啡呈紫色转棕色，可待因呈暗绿色至淡黄色，阿托品和士的宁不显色
Marquis 试剂（30% 甲醛溶液 0.2ml 与 10ml 浓硫酸混合液）	吗啡呈橙色至紫色，可待因呈蓝色，古柯碱和咖啡因不显色

（三）色谱检识

生物碱的色谱检识方法在天然药物研究和实际工作中应用很广泛，常用的有薄层色谱法、纸色谱法、高效液相色谱法和气相色谱法等。

1. 吸附薄层色谱法

（1）吸附剂　常用的吸附剂有硅胶和氧化铝。硅胶本身显弱酸性，若直接用于分离和检识生物碱，因与碱性强的生物碱可形成盐而使斑点的 R_f 值很小，或出现拖尾，或形成复斑，影响检识效果。因此为避免此类情况，在涂铺硅胶薄层时可加 $0.1 \sim 0.5$ mol/L的氢氧化钠或缓冲液制成碱性硅胶薄层板；或者使色谱过程在碱性条件下进行，即在展开剂中加入少量碱性试剂（如二乙胺、氨水等），或在展开槽中放一盛有氨水的小杯，使中性展开剂在氨蒸汽中进行展开。氧化铝本身显弱碱性，且吸附性能较硅胶强，不经处理便可直接用于分离和检识生物碱。

通常认为，硅胶和氧化铝薄层色谱适合于分离和检识脂溶性生物碱。尤其氧化铝更适合于分离亲脂性较强的生物碱。

（2）展开剂　生物碱薄层色谱所用展开剂系统多以亲脂性溶剂为主，一般以氯仿为基本溶剂，根据色谱结果调整展开剂的极性。但常常加入适量的碱性溶剂，如二乙胺、氨水等，可达到较好的分离效果。至于展开剂中各溶剂的比例则需通过实验进行摸索或参考文献资料。

2. 分配薄层色谱法

当用硅胶或氧化铝吸附薄层色谱法检识生物碱效果不理想时，可考虑用分配薄层色谱法。特别是用于分离和检识结构十分相近的生物碱，可获得满意的效果。

（1）支持剂与固定相　通常选用硅胶或纤维素作支持剂，以甲酰胺或水为固定相。操作方法是将硅胶或纤维素粉的薄层板浸于甲酰胺－丙酮混合溶剂中片刻，或将薄层板用此溶液展开一次，取出薄层板，于空气中挥干丙酮后点样，用适当展开剂展开。

（2）展开剂　分离脂溶性生物碱，应以亲脂性有机溶剂作展开剂，如氯仿－苯（1：1）等；分离水溶性生物碱，则应以亲水性溶剂作展开剂，如正丁醇－乙酸－水（4：1：5，上层）。在配制流动相时，需用固定相饱和。

与吸附薄层色谱比较，分配薄层色谱一般用于分离检识极性较大的生物碱。以甲酰胺为固定相的薄层色谱，适于分离和检识弱极性或中等极性的生物碱，展开剂（流动相）的选择应根据被分离生物碱的极性不同而异；以水为固定液的薄层色谱，用于分离水溶性生物碱，可获得较好的分离效果。

薄层展开后，有色生物碱可直接观察斑点；具有荧光的生物碱在紫外光下显示荧光斑点；绝大多数生物碱的薄层色谱可用改良碘化铋钾试剂显示，呈橘红色斑点。应注意有些生物碱与改良碘化铋钾试剂不显色，可选择某些特殊显色剂。

3. 纸色谱

纸色谱属于分配色谱，生物碱的纸色谱多为正相分配色谱。其色谱条件亦类似于薄层正相分配色谱，常用于水溶性生物碱、生物碱盐和亲脂性生物碱的分离检识。

（1）**固定相** 纸色谱的固定相液有 3 种：①水：滤纸本身含有 6% ~ 7% 水分，也可用水浸润滤纸；②甲酰胺：将甲酰胺溶于丙酮，再将滤纸置于其中浸湿片刻，取出，挥去丙酮即可；③酸性缓冲液（也称多缓冲纸色谱）：自起始线将不同 pH 值的酸性缓冲液由高到低间隔涂布若干缓冲带中，晾干即可使用。

（2）**展开剂** 以水作固定液的纸色谱，宜用亲水性溶剂系统作展开剂，如 BAW 系统。以甲酰胺和酸性缓冲液作固定液的纸色谱，多以苯、氯仿、乙酸乙酯等亲脂性有机溶剂为主组成的溶剂系统作展开剂。展开剂在使用前也需用固定液饱和。

（3）**显色剂** 纸色谱所用的显色剂与薄层色谱法基本相同，但含腐蚀性硫酸的显色剂不宜使用。

高效液相色谱法在生物碱分离中的应用

高效液相色谱法广泛用于生物碱的分离检识。特别是对结构十分相似的生物碱，能够通过高效液相色谱法获得满意的分离效果。

生物碱的高效液相分析可采用分配色谱法、吸附色谱法、离子交换色谱法等。其中以分配色谱法中的反相色谱法应用较多。

根据生物碱的性质和不同的色谱方法可选择相应的固定相。由于生物碱具碱性，使用的流动相以偏碱性为好。如用 HPLC 法分离分析罂粟壳中的吗啡、可待因和罂粟碱时，采用 Watersu – BondapakC$_{18}$ 色谱柱，流动相为 0.5% 乙酸铵 –1% 三乙胺 – 甲醇（49：1：50），检测波长 230nm，柱温 25℃。用流动相为偏碱性系统，分离效果良好。分离度均大于 1.5，峰形对称。

小　　结

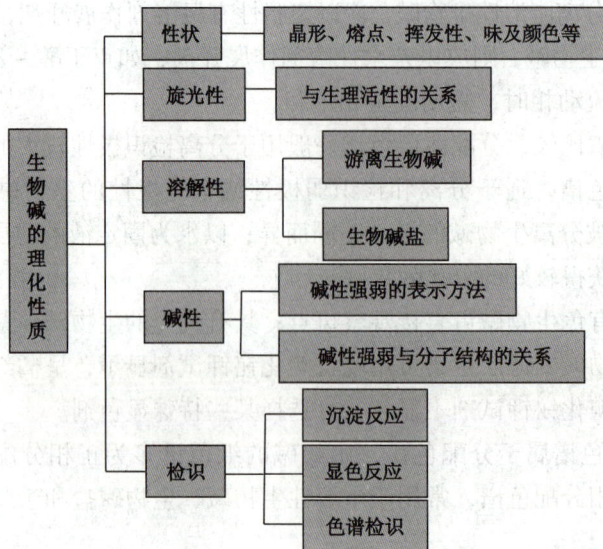

同步训练

一、最佳选择题

1. 无苦味的生物碱是（　　　）
   - A. 阿托品
   - B. 甜菜碱
   - C. 苦参碱
   - D. 小檗碱
   - E. 麻黄碱

2. 在常温下为液态的生物碱是（　　　）
   - A. 槟榔碱
   - B. 麻黄碱
   - C. 乌头碱
   - D. 马钱子碱
   - E. 小檗碱

3. 具有挥发性的生物碱是（　　　）
   - A. 苦参碱
   - B. 莨菪碱
   - C. 麻黄碱
   - D. 小檗碱
   - E. 乌头碱

4. 在紫外光下显荧光的生物碱是（　　　）
   - A. 利血平
   - B. 莨菪碱
   - C. 秋水仙碱
   - D. 小檗碱
   - E. 药根碱

5. 显黄色的生物碱是（　　　）
   - A. 苦参碱
   - B. 莨菪碱
   - C. 吴茱萸碱
   - D. 小檗碱
   - E. 药根碱

6. 具有水溶性的生物碱是（　　　）
   - A. 小檗碱
   - B. 马钱子碱
   - C. 莨菪碱
   - D. 吴茱萸碱
   - E. 吗啡

7. 可溶于氢氧化钠水溶液的是（　　　）
   - A. 吗啡
   - B. 可待因
   - C. 樟柳碱
   - D. 汉防己甲素
   - E. 汉防己乙素

8. 属于酸碱两性的生物碱是（　　　）
   - A. 可待因
   - B. 吗啡
   - C. 莨菪碱
   - D. 秋水仙碱
   - E. 麻黄碱

9. 某生物碱的碱性强，则它的（　　　）
   - A. K_b 大
   - B. K_b 小
   - C. pK_b 大
   - D. pK_a 大
   - E. pK_a 小

10. 进行生物碱沉淀反应的介质是（　　　）
   - A. 酸水
   - B. 乙醇
   - C. 碱水
   - D. 氯仿
   - E. 水

11. 在酸水溶液中可直接被氯仿提取出来的生物碱是（　　　）
   - A. 强碱
   - B. 中强碱
   - C. 弱碱

    D. 酚性碱   E. 季铵碱

12. 就生物碱分子中 N 原子未共用电子对杂化方式而论，其碱性顺序为（   ）

    A. $sp^3 > sp^2 > sp$ B. $sp > sp^2 > sp^3$ C. $sp^2 > sp > sp^3$

    D. $sp^2 > sp^3 > sp$ E. $sp^3 > sp > sp^2$

13. pK_a 的含义是（   ）

    A. 生物碱的溶解度   B. 生物碱的解离度

    C. 生物碱共轭酸的溶解度   D. 生物碱共轭酸的解离度

    E. 生物碱共轭酸解离常数的负对数

14. 甲基麻黄碱的碱性弱于麻黄碱，是因为（   ）

    A. 吸电子诱导效应   B. 吸电子共轭效应   C. 供电子诱导效应

    D. 氢键效应   E. 空间效应

15. 分离水溶性生物碱时，多采用（   ）

    A. 乙醇沉淀法   B. 碘化铋钾沉淀法   C. 铅盐沉淀法

    D. 雷氏铵盐沉淀法   E. 乙醚沉淀法

二、配伍选择题

    A. 苦参碱和氧化苦参碱   B. 麻黄碱和伪麻黄碱   C. 士的宁和马钱子碱

    D. 莨菪碱和东莨菪碱   E. 吗啡和可待因

16. 利用极性差异进行分离的是（   ）

17. 利用草酸盐溶解度差异进行分离的是（   ）

18. 利用碱性差异进行分离的是（   ）

三、多项选择题

19. 一般属于弱碱（ pK_a 为 3 ~ 7 ）的是（   ）

    A. 脂杂环类生物碱   B. 脂肪胺类生物碱   C. 芳香胺类生物碱

    D. 酰胺类生物碱   E. 六元芳氮杂环类生物碱

20. 使生物碱碱性减弱的基团是（   ）

    A. 烷基   B. 羰基   C. 醚基

    D. 酯基   E. 苯基

21. 能溶于氢氧化钠溶液的生物碱是（   ）

    A. 季铵碱   B. 酰胺类生物碱   C. 酚性叔胺碱

    D. 酚性弱碱性生物碱   E. 非酚性生物碱

22. 可溶于水的生物碱多为（   ）

    A. 季铵型生物碱   B. 生物碱 N – 氧化物   C. 小分子生物碱

    D. 酰胺类生物碱   E. 生物碱盐

23. 使生物碱碱性减弱的因素有（   ）

    A. 吸电子诱导效应   B. 供电子诱导效应   C. 吸电子共轭效应

D. 供电子共轭效应　　E. 立体效应

四、填空题

24. 生物碱分子结构中氮原子附近存在羰基或酯基，使其碱性_____。

25. 喜树碱在强碱性溶液中加热，其内酯（或内酰胺）结构可_____形成羧酸盐而溶于水中，酸化后环合析出。

五、简答题

26. 简述生物碱、生物碱盐的溶解性。
27. 生物碱沉淀反应有何用途？如何进行生物碱的沉淀反应？

第三节　提取与分离

前面章节介绍了天然药物提取与分离的一般方法，具体到生物碱类成分应该如何提取和分离呢？

知识要点

掌握总生物碱提取与分离方法。

一、总生物碱的提取

除个别具有挥发性的生物碱（如麻黄碱）可用水蒸气蒸馏法进行提取，个别有升华性的生物碱（如咖啡碱）可用升华法提取外，从天然药物中提取亲脂性生物碱，常用溶剂法提取，所用溶剂包括水、酸水、醇类溶剂和亲脂性有机溶剂。水溶性生物碱通常在提取脂溶性生物碱后的碱液中用沉淀法或溶剂法进行提取。

（一）酸水提取法

根据生物碱盐易溶于水，难溶于有机溶剂的性质，将生物体内多种形式的生物碱转变为在水中溶解度较大的盐而被提出。酸水提取法常用 0.1% ~ 1% 的硫酸或盐酸等为溶剂，选用浸渍法或渗漉法提取，酸水提取法简单易行，其缺点是提取液体积较大，浓缩困难，提取出来的水溶液杂质多，回收后处理较麻烦，不适宜含有大量淀粉或蛋白质的植物。一般酸水提取后，再采用以下三种方法做进一步处理（图 6 - 1）。

1. 离子交换色谱法　将酸水提取液上强酸型阳离子树脂柱，酸水中生物碱阳离子通过与树脂上的阳离子进行交换而被吸附到树脂上，而酸水中的杂质随溶液流出树脂柱；树脂用氨水碱化，使生物碱从树脂上游离出来，再将树脂用有机溶剂回流洗脱；洗脱液浓缩后即可得到游离的总生物碱。

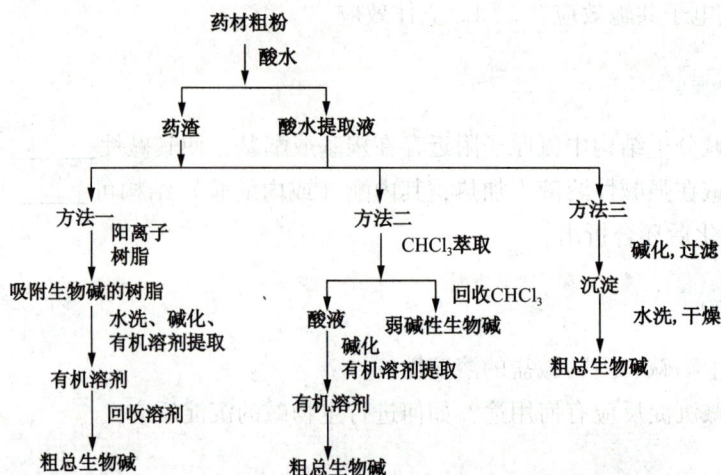

图 6-1　三种方法纯化酸水提取法提取总生物碱流程图

2. **萃取法**　酸水提取液用碱液（氨水或石灰水等）碱化，使生物碱盐转变为生物碱，再用亲脂性有机溶剂（氯仿和乙醚等）萃取，合并萃取液，回收有机溶剂即可得到总生物碱。

3. **酸溶碱沉淀法**　利用游离生物碱难溶于水的性质使其在水中产生沉淀进行提取。例如在葛根茎的酸水提取液中加碳酸钠碱化，水中不溶或难溶性生物碱即沉淀析出，可与水溶性生物碱及杂质分离。对于中等极性的生物碱，将酸水提取液碱化后，经盐析法析出沉淀而与其他生物碱分离。如黄藤 1% 的酸水提取液，碱化至 pH = 9，再加入 NaCl 使溶液达到饱和，静置，即可析出掌叶防己碱的沉淀。

（二）醇类溶剂提取法

利用游离生物碱及其盐都能溶于乙醇和甲醇的性质，以醇为溶剂采用浸渍、渗漉或回流提取，提取液回收溶剂后即得粗总生物碱。此法提取液易浓缩，水溶性杂质少（无多糖和蛋白质等），但往往存在其他亲脂性杂质，这时可利用生物碱能溶于酸的性质，将粗总生物碱以 2% 左右稀酸水溶解，滤去不溶于水的亲脂性杂质，再将酸水碱化使生物碱游离，用氯仿等有机溶剂萃取即得较纯的总生物碱。

甲醇的溶解性能好于乙醇，但毒性较大，往往仅限于实验室中使用。从安全、经济角度出发，生产多数采用乙醇作为生物碱的提取溶剂。

（三）亲脂性有机溶剂提取法

多数游离生物碱都是脂溶性生物碱，故可用亲脂性有机溶剂如氯仿、乙醚等采用回流或连续回流法提取。但提取前应先将生物碱盐转化为游离生物碱，再用亲脂性有机溶剂提取，以提高提取效率。

操作步骤：药材先用碱水（如石灰乳、碳酸钠或稀氨水）润湿，使生物碱充分游离，再用氯仿、乙醚、甲苯等有机溶剂提取。

亲脂性有机溶剂提取所得总生物碱一般为亲脂性生物碱，不含水溶性生物碱，杂质较少，容易进一步纯化。对于含油脂较多的药材，应先用石油醚等溶剂脱脂后再进行提取。

（四）水溶性生物碱的提取

经上述溶剂法提取的生物碱，脂溶性生物碱从碱水中沉淀或者转溶至有机溶剂中，水溶性生物碱（季铵碱等）仍留在碱水中，常采用下列方法处理即得到水溶性生物碱。

1. 沉淀法　利用水溶性生物碱可与生物碱沉淀试剂反应，生成难溶于水的复合物而从水中沉淀析出，与留在滤液中的水溶性杂质分离，以获得纯度较高的水溶性生物碱或其盐。实验室中常用雷氏铵盐。

雷氏铵盐提取水溶性生物碱的操作步骤

1. 将含季铵碱的水溶液调 pH2～3，加入新配制的雷氏铵盐饱和水溶液，生物碱的雷氏铵盐即沉淀析出，沉淀完全后滤过，用少量水洗涤沉淀，至洗涤液不呈红色为止。

2. 生物碱的雷氏铵盐用丙酮溶解后，滤除不溶物。将滤液通过氧化铝柱，以丙酮洗脱并收集洗脱液。生物碱雷氏铵盐被丙酮洗脱下来，一些极性杂质被氧化铝柱吸附而除去。

3. 向上述洗脱液中加入硫酸银饱和水溶液，使生物碱的雷氏铵盐分解为生物碱的硫酸盐和雷氏银盐沉淀，滤除沉淀，生物碱硫酸盐留在溶液中。在滤液中加入与硫酸盐摩尔数相等的氯化钡溶液（剧毒），生成生物碱盐酸盐和硫酸钡沉淀，滤除沉淀后将滤液浓缩至干，可得到较纯的季铵碱盐酸盐。

2. 溶剂法　利用水溶性生物碱能够溶于极性较大而又能与水分层的有机溶剂（如正丁醇、异戊醇或氯仿－甲醇的混合溶剂等）的性质，用这类溶剂对含水溶性生物碱的碱水液反复萃取，使水溶性生物碱与强亲水性的杂质得以分离。

二、生物碱的分离

经提取和精制后所得的生物碱，仍可能是含有多种结构相似成分的混合物，称为总生物碱。虽然总碱也应用于临床（如萝芙木中的降压灵），但有时为了进一步提高疗效、降低副作用或探讨其作用原理，需要根据溶解性、碱性和极性等差异对总碱进一步分离。常用以下几种方法：

（一）初步分离

将总生物碱一般分离流程如图 6－2。

```
                          总生物碱
                            │ 以酸水溶解, 滤过
                          酸水溶液
                            │ CHCl₃(或C₆H₆等)萃取
        ┌───────────────────┴───────────────────┐
     CHCl₃层                                    酸水层
   (弱碱性生物碱)                            (中、强碱性生物碱)
        │ 1%~2%NaOH萃取                          │ 氨水调pH9~10CHCl₃萃取
    ┌───┴────┐                         ┌─────────┴─────────┐
 CHCl₃层    碱水层                    CHCl₃层              碱水层
(非酚性弱碱性生物碱)  │ NH₄Cl处理       │ 1%~2%NaOH萃取    (水溶性生物碱)
            │ CHCl₃萃取         ┌──────┴──────┐
         CHCl₃层             CHCl₃层        碱水层
      (酚性弱碱性生物碱)     (非酚性中强碱)    │ NH₄Cl处理
                                           │ CHCl₃萃取
                                        CHCl₃层
                                       (酚性中强碱)
```

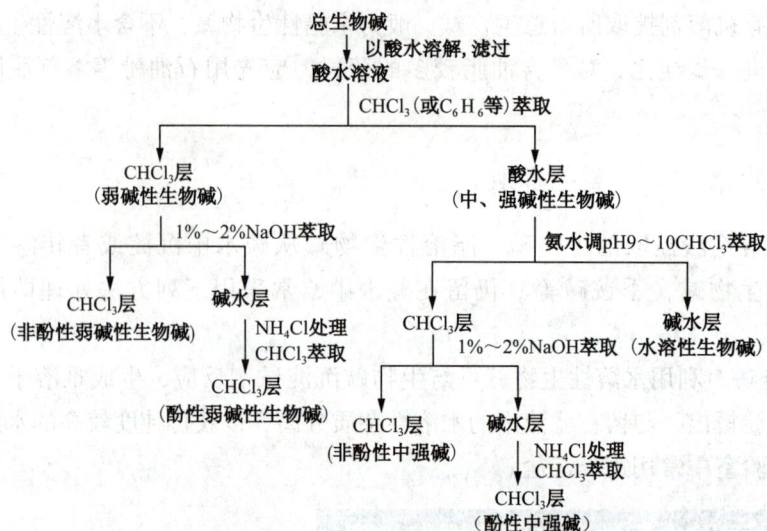

图 6-2   生物碱的初步分离流程图

(二) 单体的分离

1. 利用生物碱的碱性差异进行分离   总生物碱中各单体生物碱的碱性之间存在着一定的差异，可用 pH 梯度萃取法分离。具体操作有两种：

一种是将总生物碱溶于酸水溶液中，按 pH 值由低到高（即碱性由弱到强）逐渐加碱（如氨水），每调节一次 pH 值，用氯仿等有机溶剂萃取一次，生物碱即按碱性由弱到强逐渐游离出来并转溶于氯仿等有机溶剂中而得以分离。

另一种是将总生物碱溶于氯仿等有机溶剂中，用 pH 值由高到低即酸性由弱到强的酸性缓冲溶液顺次萃取，碱性由强到弱的生物碱逐渐成盐；再将酸水溶液碱化，使生物碱游离同时转溶于有机溶剂中，即可获得碱性由强到弱的各种生物碱单体。

未知 pK_a 值生物碱的 pH 梯度萃取法分离

分离未知碱性的生物碱，可采用缓冲纸色谱对总生物碱中生物碱的数目及碱性进行初步了解，以确定用不同 pH 值的缓冲溶液萃取分离。缓冲纸色谱可以选择不同酸性缓冲液作为固定液。操作时，可将不同 pH 值的酸性缓冲液自起始线起，以 pH 值由高到低，间隔 2cm 左右的距离涂布若干缓冲带，晾干即可点样，以水饱和的亲脂性有机溶剂组成的溶剂系统为展开剂，混合物在展开的过程中由于碱性不同，碱性强的生物碱在弱酸条件下先成盐，极性变大，斑点不动，其他生物碱同理依碱性由强至弱依次分开。如果在原点处显示没有被展开的生物碱可能是水溶性生物碱。上述纸色谱称为缓冲纸色谱，

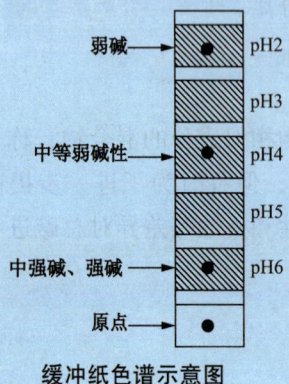

```
弱碱          ■● pH2
              ▨ pH3
中等弱碱性     ■● pH4
              ▨ pH5
中强碱、强碱   ■● pH6
原点          ● 
```
缓冲纸色谱示意图

各斑点所对应的 pH 值就是该生物碱成盐的 pH 值,该方法为 pH 梯度萃取生物碱条件选择的依据。

2. 利用生物碱及其盐的溶解度差异进行分离 由于结构的差异,使生物碱在有机溶剂中溶解度不同,可利用此性质对生物碱进行分离。例如从苦参总碱中分离氧化苦参碱。氧化苦参碱为苦参碱的氮氧化物,亲水性强,在乙醚中的溶解度很小,向苦参总碱的氯仿溶液中加入大约 10 倍量乙醚,可使氧化苦参碱沉淀析出。

有些生物碱盐比生物碱易于结晶,可利用不同生物碱与酸生成的盐在溶剂中溶解度的差异进行分离。例如士的宁和马钱子碱的分离。盐酸士的宁在水中的溶解度小于盐酸马钱子碱,可先析出结晶,而与盐酸马钱子碱分离;而硫酸士的宁在水中的溶解度大于硫酸马钱子碱,则硫酸马钱子碱先析出结晶,而与硫酸士的宁分离。

3. 利用生物碱所含特殊官能团进行分离 生物碱除具有碱性基团外,还含有其他特殊官能团,可利用这些官能团的特性进行分离。①具有羧基或酚羟基的两性生物碱,除有碱性外还具有酸性,可分别溶于 $NaHCO_3$ 或 NaOH 溶液中生成羧酸盐或酚盐而溶于水,而非酸性生物碱不溶于碱水,可利用此性质将两者分离。如吗啡和可待因的分离,利用吗啡结构中具有酚羟基,而可待因没有,用 NaOH 溶液萃取将两者分离;②具有内酯或内酰胺结构的生物碱,可与 NaOH 溶液在加热条件下开环,生成溶于水的羧酸盐,酸化后环合而从溶液中析出,与不具有这种结构的生物碱分离,如苦参碱和喜树碱的分离。

4. 利用色谱法分离 中药中所含生物碱往往比较复杂,且结构相近,用上述分离方法常不能达到完全分离的目的,此时需要采用色谱法进一步分离而获得生物碱单体。

(1) 吸附柱色谱:利用总生物碱各组分极性存在差异,被吸附剂吸附的强弱不同达到分离。吸附剂多采用硅胶、氧化铝和聚酰胺等;其中硅胶应用最广,但是硅胶显弱酸性,强碱能与其形成强的吸附而较难洗脱下来,常在洗脱液中加入适量的二乙胺。

(2) 分配柱色谱:利用各生物碱在两相中的分配系数不同而达到分离的目的。如高三尖杉酯碱在结构上比三尖杉酯仅多一个亚甲基,亲脂性稍强。二者用吸附色谱分离效果不佳,而分配色谱能将其分离。具体方法,采用正相分配色谱法,以硅胶为支持剂,以 pH5.0 缓冲溶液饱和的氯仿溶液洗脱,首先洗脱的是高三尖杉酯碱,中间部分是二者的混合物,最后部分是三尖杉酯碱。

其他色谱分离方法

高效液相色谱法具有分离效能好、灵敏度高、分析速度快的优点,能使很多其他色谱法难分离的混合生物碱得到分离。HPLC 法分离生物碱时,可用硅胶吸附色谱柱,也可用 C_{18} 反相色谱柱。

此外,制备性薄层色谱、中压或低压柱色谱等也常用于分离生物碱。

对于某些生物碱种类较多、结构相似的植物，仅靠其中一种方法很难分离出生物碱纯品，一般需要多种分离方法配合应用。

小 结

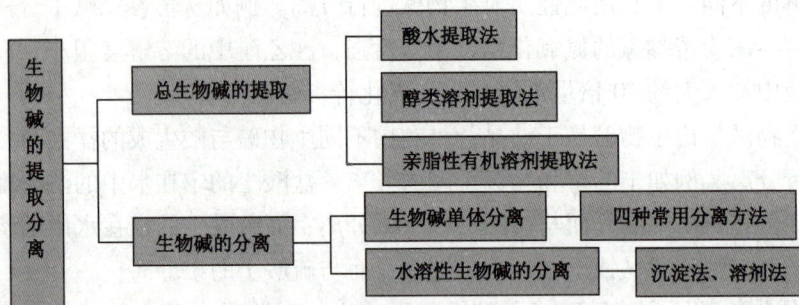

同 步 训 练

一、最佳选择题

1. 用离子交换色谱法纯化总生物碱时，所选择的树脂类型是(   )
   A. 弱酸性　　　　　　　　B. 强酸性　　　　　　　　C. 中性
   D. 强碱性　　　　　　　　E. 弱碱性

2. 用酸水提取生物碱时，一般采用(   )
   A. 渗漉法　　　　　　　　B. 回流法　　　　　　　　C. 煎煮法
   D. 连续回流法　　　　　　E. 沉淀法

3. 在生物碱酸水提取液中，加碱调 pH 由低至高，每调一次用氯仿萃取一次，首先得到(   )
   A. 强碱性生物碱　　　　　B. 弱碱性生物碱　　　　　C. 季铵碱
   D. 酸碱两性生物碱　　　　E. 生物碱苷

4. 自混合生物碱的氯仿溶液中分离酚性生物碱，用(   )
   A. 氢氧化铵　　　　　　　B. 氢氧化钠　　　　　　　C. 碳酸钠
   D. 碳酸氢钠　　　　　　　E. 氢氧化钙

5. 采用硅胶分配柱色谱分离三尖杉生物碱时，固定相多选用(   )
   A. 酸水　　　　　　　　　B. 碱水　　　　　　　　　C. 酸性缓冲溶液
   D. 碱性缓冲溶液　　　　　E. 水

6. 采用分配薄层色谱方法分离弱极性生物碱，选用的固定液是(   )
   A. 氨水　　　　　　　　　B. 石灰水　　　　　　　　C. 水
   D. 甲酰胺　　　　　　　　E. 二乙胺

二、配伍选择题

A. 麻黄碱   B. 咖啡因   C. 小檗碱

D. 氧化苦参碱   E. 粉防己碱

7. 上述生物碱的混合物，可用水蒸气蒸馏法提取的是( )

8. 上述生物碱的混合物，可用升华法提取的是( )

9. 碱化的水溶液加盐酸调 pH2 ~ 3，加饱和氯化钠放置，沉淀物是( )

10. 滤去沉淀的母液含( )

A. 苦参碱和氧化苦参碱 B. 麻黄碱和伪麻黄碱   C. 士的宁和马钱子碱

D. 莨菪碱和东莨菪碱   E. 吗啡和可待因

11. 利用极性差异进行分离的是( )

12. 利用草酸盐溶解度差异进行分离的是( )

13. 利用碱性差异进行分离的是( )

三、多项选择题

14. 分离生物碱单体成分时，可利用( )

A. 生物碱碱性的差异   B. 生物碱溶解性的差异

C. 生物碱盐溶解性的差异   D. 生物碱特殊官能团的差异

E. 生物碱极性的差异

15. 分离汉防己甲素和汉防己乙素，可利用( )

A. 乙醇中溶解度的差异   B. 冷苯中溶解度的差异

C. 热苯中溶解度的差异   D. 是否含有酚羟基的差异

E. 和氧化铝吸附性的差异

16. 硅胶色谱分离检识生物碱，若使用碱性展开剂，常用的碱是( )

A. 二乙胺   B. 氨水   C. 碳酸氢钠

D. 碳酸钠   E. 氢氧化钠

17. 下列有关生物碱纸色谱的论述，正确的是( )

A. 用水作固定液，宜用亲水性的系统作展开剂

B. 用水作固定液，宜用亲脂性的溶剂系统作展开剂

C. 用甲酰胺作固定液，宜用亲水性的溶剂系统作展开剂

D. 用甲酰胺作固定液，宜用亲脂性的溶剂系统作展开剂

E. 用酸性缓冲液作固定液，宜用亲水性的溶剂系统作展开剂

四、填空题

18. 总生物碱溶于氯仿中，用 pH 值由高到低的酸性缓冲溶液顺次萃取，碱性由
_____的生物碱逐渐成盐。

五、简答题

19. 简述生物碱的提取方法。
20. 简述生物碱总碱初步分离的依据。

第四节　含生物碱的中药实例

知识要点

　　了解粉防己苦参、麻黄、黄连、乌头、洋金花和马钱子中所含主要生物碱的化学结构类型、理化性质、提取分离方法。

一、粉防己

　　粉防己亦称汉防己，为防己科植物粉防己的干燥根，是临床常用中药。粉防己味苦、辛，性寒；具有祛风除湿、止痛、利水消肿、泻下焦湿热等功效。现代药理实验研究表明，粉防己总生物碱具有镇痛、消炎、降压、松弛肌肉以及抗菌、抗肿瘤作用。其中粉防己碱（汉防己甲素）镇痛作用是防己诺林碱（又称汉防己乙素）的两倍。研究表明，汉防己甲素对肺纤维化及高血压、心绞痛等病症有良好疗效。

（一）化学成分

　　防己中生物碱含量高达 2.3% ～5%，其中主要为汉防己甲素和汉防己乙素（结构式见本章第一节），还含有少量的轮环藤酚碱。汉防己甲素和汉防己乙素均为双苄基异喹啉衍生物，氮原子呈叔胺状态；轮环藤酚碱为季铵型生物碱。汉防己甲素和汉防己乙素在碱性条件下与碘甲烷反应生成具有肌肉松弛作用的碘化二甲汉防己碱。

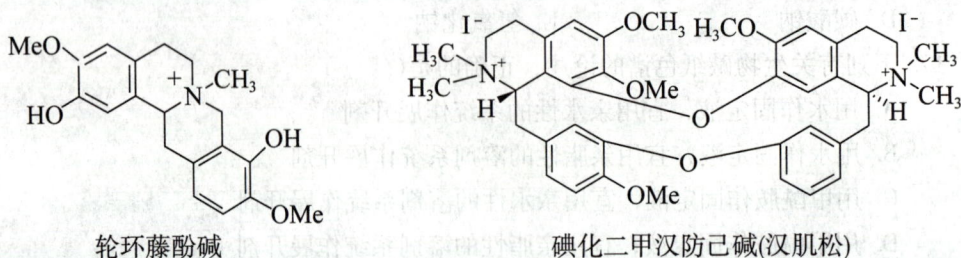

轮环藤酚碱　　　　　　　　　碘化二甲汉防己碱(汉肌松)

（二）防己生物碱的理化性质

1. **性状**　汉防己甲素和汉防己乙素均为白色结晶。汉防己甲素熔点在丙酮溶剂中 217℃～218℃；汉防己乙素在丙酮中结晶具有双熔点，126℃～177℃熔融，200℃固化，继续加热至 237℃～238℃再熔融。轮环藤酚碱的氯化物为无色结晶，熔点 214℃。

2. 碱性 汉防己甲素和汉防己乙素分子结构中均具有两个叔胺氮原子，碱性较强。轮环藤酚碱属原小檗碱型季铵碱，具强碱性。

3. 溶解性 汉防己甲素和汉防己乙素化学结构相似，均为双苄基异喹啉的衍生物，亲脂性较强，具有脂溶性生物碱的一般溶解性。但由于两者分子结构中 7 位取代基的差异，前者为甲氧基，后者为酚羟基，故汉防己甲素的极性较小，能溶于冷苯；汉防己乙素极性较大，难溶于冷苯。利用这一性质差异可将两者分离。汉防己乙素虽然有酚羟基，但因处于两个含氧基团之间，由于空间位阻等原因无酚羟基的通性，难溶于氢氧化钠溶液，因而称为隐性酚羟基。轮环藤酚碱为水溶性生物碱，可溶于水、甲醇、乙醇，难溶于亲脂性有机溶剂。

二、苦参

苦参为豆科植物苦参的干燥根，具有清热燥湿、杀虫、利尿的功效。现代临床及药理学研究表明，苦参总生物碱具有消肿利尿、抗肿瘤、抗病原体、抗心律失常、正性肌力、抗缺氧、扩张血管、降血脂、调节免疫等作用。

（一）苦参中主要生物碱及其化学结构

苦参中主要含有苦参碱和氧化苦参碱，还含有羟基苦参碱、N – 甲基金雀花碱、巴普叶碱和安那吉碱等。

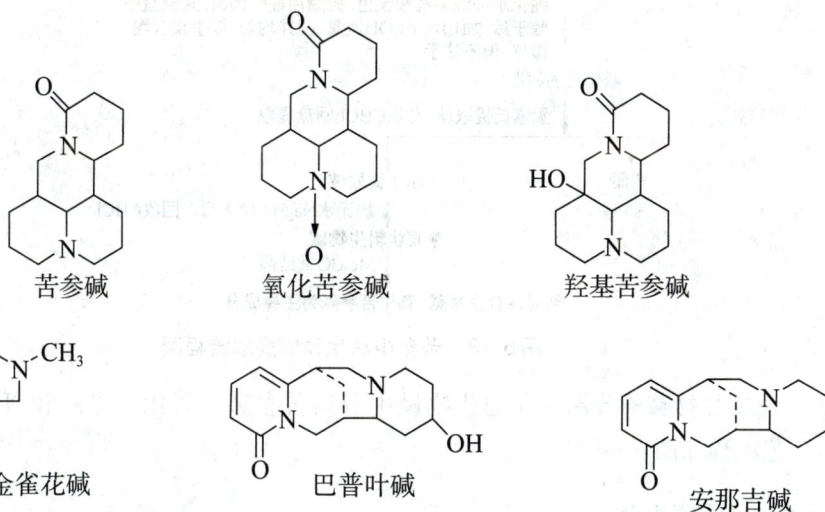

苦参碱　　　　　氧化苦参碱　　　　　羟基苦参碱

N–甲基金雀花碱　　　　巴普叶碱　　　　　安那吉碱

（二）苦参生物碱的理化性质

1. 性状 苦参碱有 α、β、γ、δ 四种异构体。其中 α –、β –、δ – 苦参碱为结晶体，常见的是 α – 苦参碱，为针状或棱柱状结晶，熔点 76℃。氧化苦参碱为无色正方体状结晶（丙酮），熔点 207℃ ~ 208℃（分解），含一分子结晶水的氧化苦参碱的熔点为 77℃ ~ 78℃。

2. 碱性　苦参中所含生物碱均有两个氮原子，一个为叔胺氮（1 位氮），呈碱性；另一个为酰胺氮（16 位氮），几乎不显碱性，叔胺氮原子处于骈合环之间，立体效应影响较小，所以苦参碱和氧化苦参碱的碱性较强。

3. 溶解性　苦参碱的溶解性比较特殊，既可溶于水，又能溶于氯仿、乙醚、苯等亲脂性溶剂。氧化苦参碱是苦参碱的 N - 氧化物，具有半极性配位键，其亲水性比苦参碱强，易溶于水，可溶于氯仿，但难溶于乙醚。可利用两者溶解性的差异将其分离。苦参碱、氧化苦参碱和羟基苦参碱具内酰胺结构，可在碱性溶液中加热水解成羧酸衍生物，酸化后又环合析出。

苦参碱的极性大小顺序是：氧化苦参碱 > 羟基苦参碱 > 苦参碱。

（三）苦参生物碱的提取分离

苦参以稀酸水渗漉，通过阳离子交换树脂提取总生物碱，然后利用总碱中各成分极性的差异，采用溶剂法和色谱法进行分离。

1. 苦参总生物碱的提取　苦参总生物碱的提取工艺流程如图 6 - 3。

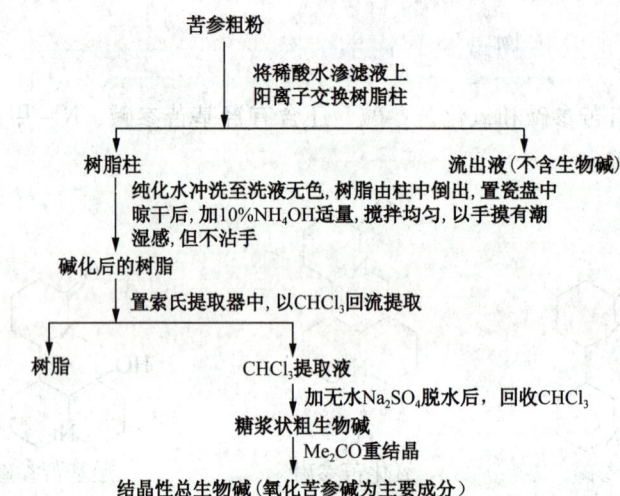

苦参粗粉
│　将稀酸水渗滤液上
│　阳离子交换树脂柱
├──────────────────────────┐
树脂柱　　　　　　　　　　　　　流出液(不含生物碱)
│　纯化水冲洗至洗液无色,树脂由柱中倒出,置瓷盘中
│　晾干后,加10%NH₄OH适量,搅拌均匀,以手摸有潮
│　湿感,但不沾手
碱化后的树脂
│　置索氏提取器中,以CHCl₃回流提取
├──────────────────────────┐
树脂　　　　　　　　　CHCl₃提取液
　　　　　　　　　　　│　加无水Na₂SO₄脱水后,回收CHCl₃
　　　　　　　　　　糖浆状粗生物碱
　　　　　　　　　　　│　Me₂CO重结晶
　　　　　　　　结晶性总生物碱(氧化苦参碱为主要成分)

图 6 - 3　苦参中总生物碱提取流程图

2. 主要生物碱的分离　从总生物碱中分离苦参碱、氧化苦参碱和 N - 甲基金雀花碱的工艺流程如图 6 - 4。

（四）苦参生物碱的生物活性

现代临床及药理学研究表明，苦参总生物碱具有消肿利尿、抗肿瘤、抗病原体、抗心律失常、正性肌力、抗缺氧、扩张血管、降血脂、调节免疫等作用。药理实验表明，麻黄碱有收缩血管、兴奋中枢神经作用，能兴奋大脑、中脑、延髓和呼吸循环中枢；有类似肾上腺素样作用，能增加汗腺及唾液腺分泌，缓解平滑肌痉挛。伪麻黄碱有升压、利尿作用；甲基麻黄碱有舒张支气管平滑肌等作用。

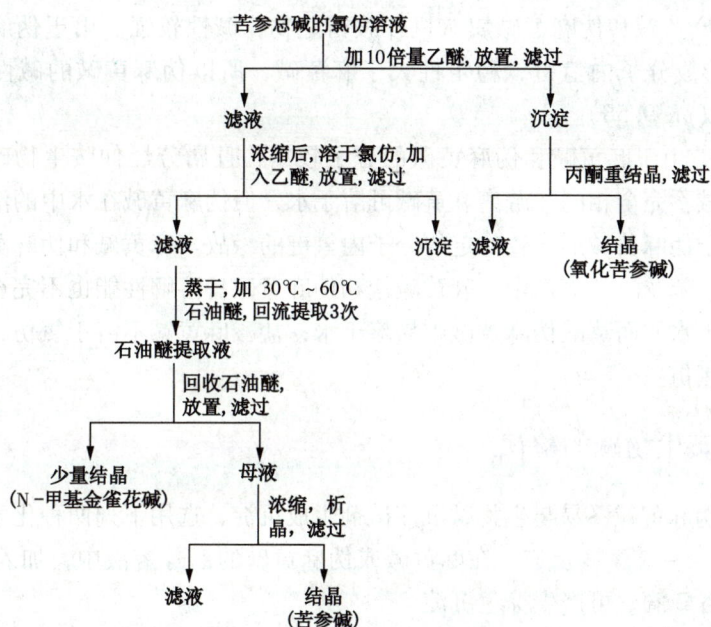

图6-4　苦参中各生物碱分离流程图

（五）苦参的质量控制

2010版《中国药典》一部规定，用高效液相色谱法测定，药材按干燥品计算，含苦参碱和氧化苦参碱的总量不得少于1.2%。

三、麻黄

麻黄为麻黄科植物草麻黄、中麻黄或木贼麻黄的干燥草质茎。麻黄具有发汗散寒、宣肺平喘、利水消肿的功效，用于治疗风寒感冒、胸闷喘咳、风水浮肿、支气管哮喘。

（一）麻黄中主要生物碱及其化学结构

麻黄中含有多种生物碱，以麻黄碱和伪麻黄碱为主，前者约占总生物碱的40%～90%，具有收缩血管、兴奋中枢作用；其次是伪麻黄碱，具有升压、利尿作用。结构如下：

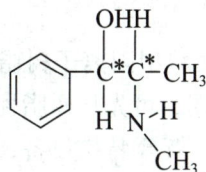

l-麻黄碱(1R,2S)

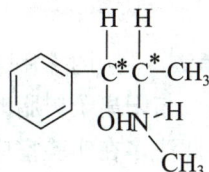

d-麻黄碱(1R,2S)

麻黄生物碱分子中的氮原子均在侧链上，为有机胺类。麻黄碱和伪麻黄碱属仲胺衍生物，且互为立体异构体，它们的结构区别在于C_1的构型不同。

（二）麻黄生物碱的理化性质

1. 性状　麻黄碱和伪麻黄碱为无色结晶，两者均具有挥发性。

2. 碱性　麻黄碱和伪麻黄碱属有机仲胺衍生物，碱性较强。由于伪麻黄碱的共轭酸与 C_1 – OH 形成分子内氢键，稳定性大于麻黄碱，所以伪麻黄碱的碱性（pK_a 9.74）稍强于麻黄碱（pK_a 9.58）。

3. 溶解性　由于麻黄碱和伪麻黄碱的分子较小，且属芳烃仲胺生物碱，其溶解性与一般的生物碱不完全相同。游离麻黄碱可溶于水，但伪麻黄碱在水中的溶解度较麻黄碱小。这是由于伪麻黄碱形成较稳定的分子内氢键的缘故。麻黄碱和伪麻黄碱也能溶解于氯仿、乙醚、苯及醇类溶剂中。麻黄碱盐和伪麻黄碱盐溶解性能也不完全相同，如草酸麻黄碱难溶于水，而草酸伪麻黄碱则易溶于水；盐酸麻黄碱不溶于氯仿，而盐酸伪麻黄碱则可溶于氯仿。

（三）麻黄生物碱的检识反应

麻黄碱和伪麻黄碱不易与生物碱沉淀试剂生成沉淀，选用下列两种化学方法检识：

1. 二硫化碳 – 硫酸铜反应　在麻黄碱或伪麻黄碱的乙醇溶液中，加入 CS_2、$CuSO_4$ 和 NaOH 试剂各 2 滴，可产生棕色沉淀。

2. 铜络盐反应　在麻黄碱或伪麻黄碱的水溶液中加 $CuSO_4$ 试剂和 NaOH 试剂，溶液成蓝紫色。加入乙醚振摇放置后，乙醚层显紫红色，水层变蓝色。

（四）麻黄碱和伪麻黄碱的提取分离

1. 溶剂法　利用麻黄碱和伪麻黄碱既能溶于热水，又能溶于亲脂性有机溶剂的性质，将麻黄水浸液用甲苯萃取，使甲苯萃取液流经草酸溶液，使两种生物碱均转化为草酸盐，因两者的草酸盐在水中溶解度不同而分离（图 6 – 5）。

2. 水蒸气蒸馏法　利用麻黄碱和伪麻黄碱在游离状态时具有挥发性，可用水蒸气蒸馏法从麻黄中提取。在蒸馏液中加入适量草酸溶液，使其转变成麻黄碱草酸盐和伪麻黄碱草酸盐。由于两者的草酸盐在水中溶解度不同，麻黄碱草酸盐从水溶液中析出，伪麻黄碱草酸盐仍留在水中，两者得以分离。然后再按溶剂提取法操作，将其精制成盐酸麻黄碱和盐酸伪麻黄碱。此法具有设备简单、操作方便且安全、不需要使用有机溶剂等优点。该法的缺点是提取过程加热时间较长，部分麻黄碱被分解，从而影响产品的质量和收率。

3. 离子交换树脂法　利用生物碱盐能够交换到强酸型阳离子树脂柱上，而麻黄碱的碱性较伪麻黄碱弱，与阳离子树脂的交换能力也较弱，可先从树脂柱上洗脱下来，从而使两者达到分离。此法多在实验室应用，比较简单，无需特殊设备，只需控制好洗脱液的用量即可使麻黄碱和伪麻黄碱分离。

（五）麻黄生物碱的生物活性

药理实验表明，麻黄碱有收缩血管、兴奋中枢神经作用，能兴奋大脑、中脑、延髓和呼吸循环中枢；有类似肾上腺素样作用，能增加汗腺及唾液腺分泌，缓解平滑肌痉挛。伪麻黄碱有升压、利尿作用；甲基麻黄碱有舒张支气管平滑肌等作用。

易制毒化学品管理办法

《易制毒化学品管理条例》（国务院令 445 号）中，将易制毒化学品分为三类。第一类是可以用于制毒的主要原料；第二类、第三类是可以用于制毒的化学配剂。麻黄碱类是该条例附表《易制毒化学品的分类和品种目录》第一类的第 12 项，包括麻黄素、伪麻黄素、消旋麻黄素、去甲麻黄素、甲基麻黄素、麻黄浸膏、麻黄浸膏粉等麻黄素类物质。该条例中规定：国家对易制毒化学品的生产、经营、购买、运输和进口、出口实行分类管理和许可制度。禁止走私或者非法生产、经营、购买、转让、运输易制毒化学品。禁止使用现金或者实物进行易制毒化学品交易。但是，个人合法购买第一类中的药品类易制毒化学品药品制剂和第三类易制毒化学品的除外。

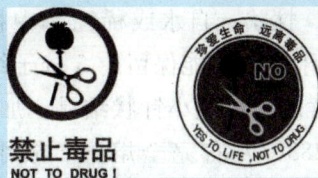

禁止毒品 NOT TO DRUG !

（六）麻黄的质量控制

2010 版《中国药典》一部规定，用高效液相色谱法测定，药材按干燥品计算，含盐酸麻黄碱和盐酸伪麻黄碱的总量不得少于 0.80% 。

四、黄连

黄连为毛茛科植物黄连的根茎，为临床常用的重要中药。黄连味苦，性寒；具有清热燥湿、泻火解毒的功效。

（一）黄连中主要生物碱及其化学结构

黄连的有效成分主要是生物碱，已经分离出来的生物碱有小檗碱、巴马丁、黄连碱、甲基黄连碱、药根碱、木兰碱等。其中以小檗碱含量最高（可达 10%）。这些生物碱都属苄基异喹啉类衍生物，除木兰碱为阿朴啡型外，其他都属于原小檗碱型，且都是季铵型生物碱。

	R_1	R_2	R_3	R_4	R_5
小檗碱	—CH₂—		CH₃	CH₃	H
巴马丁	CH₃	CH₃	CH₃	CH₃	H
黄连碱	—CH₂—		—CH₂—		H
甲基黄连碱	—CH₂—		—CH₂—		CH₃
药根碱	H	CH₃	CH₃	CH₃	H
表小檗碱	CH₃	CH₃	—CH₂—		H

（二）小檗碱的理化性质

1. 性状 自水或稀乙醇中析出的小檗碱为黄色针状结晶，含 5.5 分子结晶水，100℃干燥后仍能保留 2.5 分子结晶水，加热至 110℃变为黄棕色，于 160℃分解。盐酸小檗碱为黄色小针状结晶，加热至 220℃左右分解，生成红棕色小檗红碱，继续加热至 285℃左右完全熔融。故小檗碱及其盐类干燥时，温度不宜过高，一般不超过 80℃。

2. 碱性 小檗碱属季铵型生物碱，可离子化而呈强碱性，其 pK_a 值为 11.5。

3. 溶解性 游离小檗碱能缓缓溶解于水中，易溶于热水或热乙醇，在冷乙醇中溶解度不大，难溶于苯、氯仿、丙酮等有机溶剂。小檗碱盐酸盐在水中溶解度较小，为 1：500，较易溶于沸水，难溶于乙醇；而硫酸盐和磷酸盐在水中的溶解度较大，分别为 1：30 和 1：15。

（三）小檗碱的检识方法

小檗碱除了能与一般生物碱沉淀试剂产生沉淀反应外，还具有以下特征性检识反应。

1. 丙酮加成反应 在盐酸小檗碱水溶液中，加入氢氧化钠使呈强碱性，然后加丙酮数滴，即生成黄色结晶性小檗碱丙酮加成物，有一定熔点，可供检识。

2. 漂白粉显色反应 在小檗碱的酸性水溶液中加入适量的漂白粉（或通入氯气），小檗碱水溶液即由黄色变为樱红色。

（四）小檗碱的提取

利用黄连中小檗碱等生物碱盐的溶解度差异进行提取分离，其提取分离流程如图 6-5。

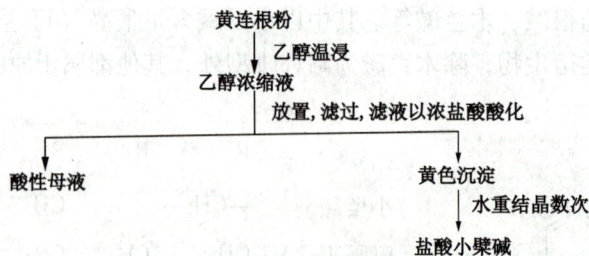

图 6-5 盐酸小檗碱提取流程图

（五）生物碱的生物活性

药理实验表明，黄连的主要成分小檗碱有明显的抗菌、抗病毒作用，小檗碱、黄连碱、巴马丁、药根碱等原小檗碱型生物碱还具有明显的抗炎、镇痉、抗溃疡、免疫调节及抗癌等作用。

（六）质量控制

2010 版《中国药典》一部规定，用高效液相色谱法测定，药材含小檗碱以盐酸小檗碱计，不得少于 5.5%。

五、乌头（附子）

乌头为毛茛科植物乌头的干燥母根，附子则为乌头的子根加工品，同属植物北乌头的块根为草乌，均是临床常用的重要中药。乌头味辛，性苦、热，有大毒，具有祛风除湿、温经止痛功效；附子味辛，性甘、大热，有毒，具有回阳救逆、补火助阳、逐风寒湿邪的功效。现代药理学研究表明，乌头和附子的提取物具有镇痛、消炎、麻醉、降压及对心脏产生刺激等作用，其有效成分为生物碱。附子具有升压、扩张冠状动脉等作用，中医用于回阳救逆。从日本附子中分离出 d - 去甲乌药碱，含量甚少，但有强心作用。

（一）主要毒性生物碱在炮制过程中的变化

乌头和附子主要含二萜类生物碱，属于四环或五环二萜类衍生物。据报道，从各种乌头中分离出的生物碱已达 400 多种。乌头生物碱的结构复杂、结构类型多。其中重要和含量较高的有乌头碱、次乌头碱和美沙乌头碱。它们为双酯型生物碱，具有麻辣味，毒性极强，是乌头的主要毒性成分。若将双酯型生物碱在碱水中加热，或将乌头直接浸泡于水中加热，或不加热仅在水中长时间浸泡，都可水解酯基，生成单酯型生物碱或无酯键的醇胺型生物碱，则无毒性。如乌头碱水解后生成的单酯型生物碱为乌头次碱，无酯键的醇胺型生物碱为乌头原碱。单酯型生物碱的毒性小于双酯型生物碱，而醇胺型生物碱几乎无毒性，但他们均不减低原双酯型生物碱的临床疗效。这就是乌头及附子经水浸、加热等炮制后毒性变小的化学原理。

（二）质量控制

2010 版《中国药典》一部规定，用高效液相色谱法测定，药材按干燥品计算，含乌头碱、次乌头碱和新乌头碱的总量应为 0.05% ~ 0.17%。

洋金花

洋金花为茄科植物白花曼陀罗的干燥花，为重要中药。以洋金花为主药的中药麻醉剂自古以来就在中国应用。洋金花味辛，性温，有毒；具有平喘止咳、镇痛、解痉的功效。

1. 主要生物碱成分

洋金花主要化学成分为莨菪烷类生物碱，是由莨菪醇类和芳香族有机酸结合生成的一元酯类化合物。主要有莨菪碱（阿托品）、山莨菪碱、东莨菪碱、樟柳碱和 N–去甲莨菪碱。

2. 莨菪烷类生物碱的理化性质

(1) 性状：莨菪碱为细针状结晶（乙醇），mp111℃，其外消旋体阿托品是长柱状结晶，mp118℃，加热易升华。医用阿托品为硫酸盐（$B_2 \cdot H_2SO_4 \cdot H_2O$），mp195℃～196℃。东莨菪碱为黏稠状液体，但形成一水化物为结晶体，mp59℃。山莨菪碱为无色针状结晶，自苯中结晶含一分子苯，mp62℃～64℃。樟柳碱的物理性状与东莨菪碱相似，但其氢溴酸盐为白色针状结晶，mp162℃～165℃。

(2) 旋光性：这些生物碱除阿托品无旋光性外，其他均具有左旋光性。除山莨菪碱所表现的左旋性是几个手性碳原子的总和外，其他3个生物碱的旋光性均来自莨菪酸部分。

阿托品是莨菪碱的外消旋体，这是由于莨菪碱莨菪酸部分的手性碳原子上的氢位于羧基的 α 位，容易烯醇化产生互变异构。在酸碱接触下或加热时，可通过烯醇化起外消旋作用而成为阿托品。

(3) 碱性：这几种生物碱由于氮原子周围化学环境、立体效应等因素不同，使得它们的碱性强弱有较大差异。东莨菪碱和樟柳碱由于6、7位氧环立体效应和诱导效应的影响，碱性较弱（$pK_a 7.5$）。莨菪碱无立体效应障碍，碱性较强（$pK_a 9.65$）。山莨菪碱分子中6位羟基的立体效应影响较东莨菪碱小，故碱性介于莨菪碱和东莨菪碱之间。

(4) 溶解性：莨菪碱（或阿托品）亲脂性较弱，易溶于乙醇、氯仿，可溶于四氯化碳、苯，难溶于水。东莨菪碱有较强的亲水性，可溶于水，易溶于乙醇、丙酮、乙醚、氯仿等溶剂，难溶于苯、四氯化碳等强亲脂性溶剂。樟柳碱的溶解性与东莨菪碱相似，也具较强的亲水性。山莨菪碱由于多一个羟基，亲脂性较莨菪碱弱，能溶于水和乙醇。

(5) 水解性：莨菪烷类生物碱都是氨基醇的酯类，易水解，尤其在碱性水溶液中更易进行。如莨菪碱（阿托品）水解生成莨菪醇和莨菪酸。

3. 莨菪烷类生物碱的鉴别反应

莨菪烷类生物碱具有一般生物碱的通性，能与多种生物碱沉淀试剂产生沉淀反应。除此之外，还可以用以下鉴别方法进行检识。

(1) 氯化汞沉淀反应：莨菪碱（或阿托品）在氯化汞的乙醇溶液中发生反应生成黄色沉淀，加热后沉淀变为红色。在同样条件下，东莨菪碱则生成白色沉淀。

(2) Vitali 反应：莨菪碱（或阿托品）、东莨菪碱等莨菪烷类生物碱分子结构中具有莨菪酸部分者，当用发烟硝酸处理时，发生硝基化反应，生成三硝基衍生物，此物再与苛性碱醇溶液反应，分子内双键重排，生成醌样结构的衍生物而呈深紫色，渐转暗红色，最后颜色消失。

（3）过碘酸氧化乙酰丙酮缩合反应：樟柳碱分子的羟基莨菪酸具有邻二羟基结构，可被过碘酸氧化生成甲醛，然后甲醛与乙酰丙酮在乙酰胺溶液中加热，缩合成二乙酰基二甲基二氢吡啶（DDL）而显黄色，故又称DDL反应。

4. 生物碱的生物活性

现代药理研究表明，莨菪碱及其外消旋体阿托品有解痉镇痛、解有机磷中毒和散瞳作用；东莨菪碱除具有莨菪碱的生理活性外，还有镇痉、麻醉作用。

5. 质量控制

2010 版《中国药典》一部规定，用高效液相色谱法测定，药材按干燥品计算，含东莨菪碱不得少于 0.15%。

马钱子

马钱子为马钱科植物马钱的干燥成熟种子，为剧毒性中药。马钱子性温，味苦，有大毒；具有通络止痛、散结消肿、凉血散热等功效。

1. 主要生物碱与毒性

马钱子成熟种子中生物碱含量为 1.5%～5%，主要生物碱是士的宁（又称番木鳖碱）和马钱子碱，还含少量的其他吲哚类生物碱。士的宁和马钱子碱具有相似的结构骨架，属于吲哚类衍生物。它们的分子结构中均有两个氮原子，其中吲哚环上的氮原子呈内酰胺结构，几无碱性，另一个氮原子为叔胺状态，故它们只相当于一元碱，呈中等强度碱性。

士的宁为单斜柱状结晶（乙醇液中），mp286℃～289℃，味极苦，毒性极强。马钱子碱为针状结晶（丙酮－水），mp178℃，味极苦，有强毒性。

2. 生物碱的检识方法

（1）与硝酸作用：士的宁与硝酸作用显淡黄色，再于100℃加热蒸干，残渣遇氨气转变为紫红色。马钱子碱与浓硝酸接触即显深红色，再加氯化亚锡溶液，则由红色转变为紫色。

（2）与浓硫酸/重铬酸钾作用：士的宁加浓硫酸1ml，加少许重铬酸钾晶体，最初显蓝紫色，渐变为紫堇色、紫红色，最后为橙黄色。马钱子碱在此条件下不能产生相似的显色反应。

3. 质量控制

2010 版《中国药典》一部规定，用高效液相色谱法测定，药材按干燥品计算，士的宁应为 1.20%～2.20%，马钱子碱不得少于 0.80%。

小　　结

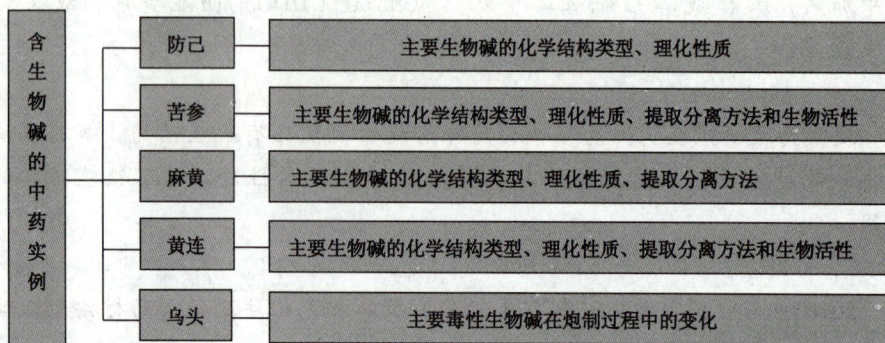

同步训练

一、最佳选择题

1. 苦参生物碱的极性大小顺序为(　　)
   A. 苦参碱 > 羟基苦参碱 > 氧化苦参碱　　B. 氧化苦参碱 > 羟基苦参碱 > 苦参碱
   C. 羟基苦参碱 > 苦参碱 > 氧化苦参碱　　D. 氧化苦参碱 > 苦参碱 > 羟基苦参碱
   E. 羟基苦参碱 > 氧化苦参碱 > 苦参碱

2. 下列化合物中，毒性最强的萜类生物碱是(　　)
   A. 乌头原碱　　　　　　B. 乌头次碱　　　　　　C. 乌头碱
   D. 去甲乌药碱　　　　　E. 去甲萨苏林碱

3. 降低乌头毒性，主要应(　　)
   A. 加酸水使其生物碱成盐　　　　　　　　B. 加碱水使其生物碱水解
   C. 加酸使其生物碱羟基酯化　　　　　　　D. 加酶使其生物碱水解
   E. 加水使其生物碱流失

4. 麻黄碱可与以下何种试剂发生颜色反应(　　)。
   A. 二硫化碳碱性硫酸铜试剂　　　　　　　B. 碘化铋钾试剂
   C. 硅钨酸试剂　　　　　　　　　　　　　D. 含氯石灰
   E. 以上均不是

5. 下列哪种生物碱能与盐酸生成难溶于水的盐(　　)
   A. 吗啡　　　　　　　B. 可待因　　　　　　C. 咖啡因
   D. 小檗碱　　　　　　E. 防己碱

6. 盐酸小檗碱可与以下何种试剂发生加成反应(　　)。
   A. 甲醇　　　　　　　B. 乙醚　　　　　　　C. 丙酮

D. 氯仿　　　　　　　　E. 四氯化碳

7. 溶剂法分离汉防己甲素和汉防己乙素时，常用(　　)

A. 乙醚　　　　　　　B. 氯仿　　　　　　　C. 冷苯

D. 盐酸　　　　　　　E. 氢氧化钠

8. 具有双熔点的化合物是(　　)

A. 五味子甲素　　　　B. 汉防己甲素　　　　C. 汉防己乙素

D. 延胡索乙素　　　　E. 五味子乙素

9. 属于季铵碱的是(　　)

A. 轮环藤酚碱　　　　B. 汉防己甲素　　　　C. 汉防己乙素

D. 延胡索乙素　　　　E. 五味子乙素

第七章 萜和挥发油

萜和挥发油广泛存在于植物体内，是中药材中重要的有效成分，萜类中的单萜和倍半萜还是构成挥发油的主要成分。常见的含有萜类成分的中药有穿心莲、薄荷、龙胆、青蒿、紫杉等。含挥发油的中药有菊科的木香、苍术、佩兰等；唇形科的薄荷、藿香、紫苏等；木兰科的八角茴香、五味子等；伞形科的川芎、柴胡、当归等。

萜类在植物体中多数是以醇、醛、酮、羧酸、酯和苷等形式存在，少数是以含氮、硫衍生物形式存在。

挥发油是一类有挥发性的油状液体，多以油滴状存在于植物的油管、油室、腺毛、分泌细胞或树脂道等各种组织和器官中，也有与树脂、黏液质共存，少数以苷的形式存在。

第一节 萜 类

萜类数量繁多、结构复杂，是具有广泛生物活性的一类重要的天然药物化学成分。因此萜类成为我们必须要了解的有效成分之一。那么什么是萜？萜的生物活性和理化性质如何？

知识要点

掌握萜类化合物的概念、结构特点及分类方法；熟悉萜类化合物的理化性质；了解主要萜类化合物的生物活性。

一、结构与分类

（一）萜的分类

凡由甲戊二羟酸衍生而来，且分子式符合 $(C_5H_8)_n$ 通式的均称为萜类化合物。但目前仍沿用经典的异戊二烯法则，按异戊二烯单位的多少进行分类。萜类化合物的分类见表7-1。

甲戊二羟酸 　　　　　 异戊二烯

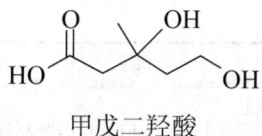

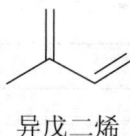

表 7-1　萜类化合物的分类

类　别	碳原子数	异戊二烯单位数	存在形式
半　萜	5	1	植物叶
单　萜	10	2	挥发油
倍半萜	15	3	挥发油
二　萜	20	4	树脂、苦味素、叶绿素
二倍半萜	25	5	海绵、植物病菌、昆虫代谢物
三　萜	30	6	皂苷、树脂、植物乳汁
四　萜	40	8	植物胡萝卜素
多　萜	> 40	>8	橡胶、硬橡胶

（二）单萜、倍半萜和二萜的结构特点

萜的主要类型、结构分类及特点和用途，见表 7-2。

表 7-2　萜的主要类型、结构分类、特点和用途

萜的类型	结构分类	举　例	特点及用途
单萜	链状单萜	月桂烯　α-柠檬醛	单萜是挥发油中较低沸点的主要组成部分，其含氧衍生物沸点较高，有些单萜成苷后则不具有挥发性。多具较强的香气和生物活性，是医药、食品和化妆品工业的重要原料。其中，月桂烯具有令人愉快的甜香脂气味，主要用于古龙香水和消臭剂；也是合成香料的重要原料。薄荷酮具有类似药材的香气，用作薄荷、薰衣草、玫瑰等香精的调合香料
	单环单萜	薄荷酮　柠檬烯	
	双环单萜（蒎烷型和坎烷型最稳定）	α-蒎烯　β-蒎烯	
	环烯醚萜	栀子苷	环烯醚萜是一类特殊的单萜，不具有挥发性，偏于亲水性，对酸很敏感，苷键容易被酸水解断裂，是中药显苦味的成分之一。栀子苷可以制成天然食用着色剂栀子蓝和栀子红，也是治疗心脑血管、肝胆疾病及糖尿病的原料药物

续表

萜的类型	结构分类	举 例	特点及用途
倍半萜	链状倍半萜	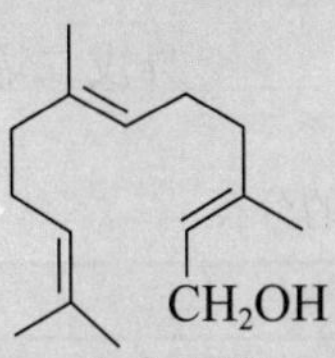 金合欢醇 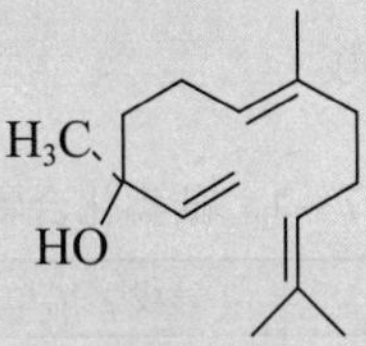　苦橙油醇	倍半萜的沸点较高，其含氧衍生物大多有较强的香气和生物活性。金合欢醇存在于橙花、玫瑰等多种芳香植物的挥发油中，为无色油状液体，是一种名贵香料
	环状倍半萜	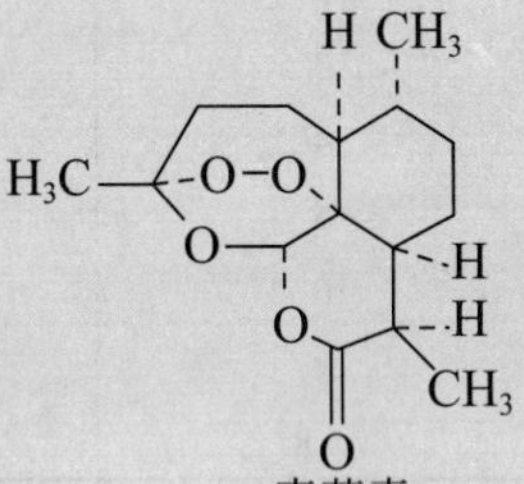 青蒿素	青蒿素有很好的抗恶性疟疾活性，其多种衍生物已用于临床
	薁类衍生物	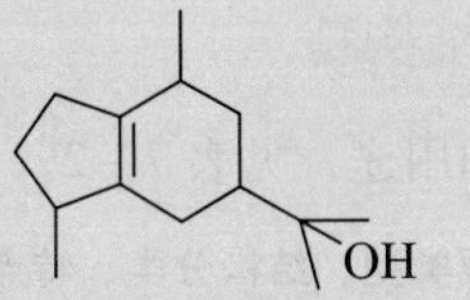 愈创木醇	薁是一种非苯型的芳烃类化合物，具有一定的芳香性，可用60%~65%硫酸或磷酸提取，能与苦味酸生成结晶，此结晶有敏锐熔点可借以鉴定。薁类衍生物多具有抑菌、抗肿瘤、杀虫等活性
二萜	链状二萜	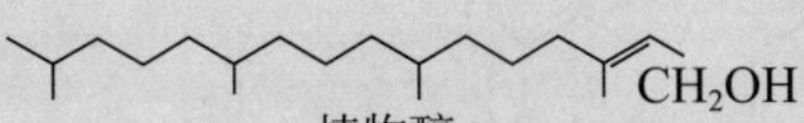 植物醇	链状二萜在自然界存在较少，常见的只有广泛存在于叶绿素中的植物醇，与叶绿素分子中的卟啉结合成酯的形式存在于植物中，曾作为合成维生素E、K的原料
	环状二萜	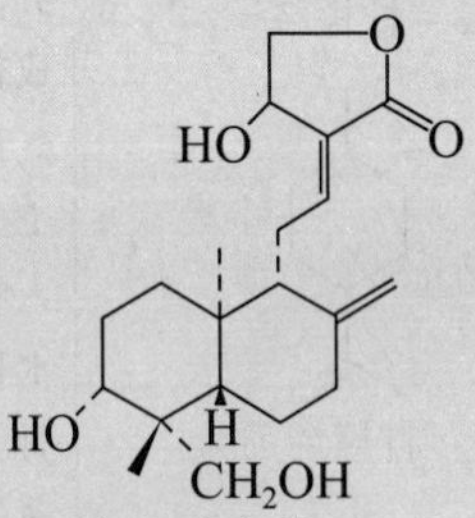 穿心莲内酯	二萜绝大多数不能随水蒸气蒸馏，多以树脂、内酯或苷等形式存在于自然界。穿心莲内酯具有抗菌、消炎作用，临床用于治疗急性菌痢、胃肠炎、咽喉炎、感冒发热等

课堂互动

青蒿素是中国发现的第一个被国际公认的天然药物，WHO评价青蒿素为继奎宁之后具有里程碑意义的又一个全新抗疟特效药，是目前世界范围内治疗恶性疟疾的唯一真正有效的药物。后经WHO批准开始在全世界广泛应用。

请结合本节知识，说出青蒿素在结构分类上可归为哪一种萜类？

二、理化性质

萜类的物理性质和部分化学性质，见表7-3。

表7-3 萜的理化性质

性　　质	特　　点
形　态	单萜、倍半萜类多为有特殊香气的油状液体；二萜和二倍半萜多为结晶性固体
味　道	多具苦味，故萜类化合物又称苦味素；偶有甜味，如甜菊苷
挥发性	单萜、倍半萜有挥发性，是挥发油的主要成分，能随水蒸气蒸馏
溶解性	大多数萜类成分具有亲脂性，难溶于水，易溶于有机溶剂，而与糖成苷后极性增大，亲水性增强，溶于水和醇，难溶于亲脂性有机溶剂
旋光性	多数具有旋光性
化学性质	具有双键和羰基的萜类成分，可与卤素、卤化氢、亚硫酸氢钠等试剂发生加成反应，多形成结晶，常应用此性质进行萜类成分的纯化和分离

紫杉

紫杉又名红豆杉，是世界珍稀濒危物种，国家一级保护植物。因其药用价值巨大，世界各国将其列为"国宝"，素有"植物黄金"之称。目前红豆杉属植物共11种，我国有4种及1变种，即云南红豆杉、西藏红豆杉、中国红豆杉、东北红豆杉、南方红豆杉（变种）。经权威部门鉴定，中国境内的红豆杉都具有一定含量的紫杉醇，尤其是东北红豆杉中紫杉醇含量最高。

紫杉醇是世界公认的一种高效（一般有效率可达75%以上）、广谱、低毒、作用机制独特的天然抗癌药物，尤其对晚期转移性卵巢癌、乳腺癌、非小细胞肺癌有十分显著的疗效。紫杉醇不仅对癌症有较好的作用，而且对其他疾病也有一定的治疗潜力，因此紫杉醇日益成为许多国家研究的热点，也一直是国际肿瘤医学界关注的焦点。

1995年中国医学科学院药物研究所研制的国产紫杉醇原料（从我国五种紫杉植物中提取，纯度达98%以上）、北京协和药厂研制的紫杉醇注射液（商品名为紫素）和海口市制药厂研制的紫杉醇注射液（商品名为特素）顺利通过卫生部二类新药审评，经京、津、豫等数十家医院临床研究证实，国产紫杉醇注射液对晚期卵巢癌、乳腺癌、食道癌和肺癌等均有明显疗效，总有效率为44.6%，与国外文献报道相当，其价格却比进口同类药品降低近50%。

现已证实在众多有抗癌活性的紫杉烷类化合物中，紫杉醇的抗癌性最强。紫杉类产品有紫杉醇、10-去乙酰—巴卡丁Ⅲ、巴卡丁Ⅲ、三尖杉宁碱、7-木糖-去乙酰基紫杉醇。

小　结

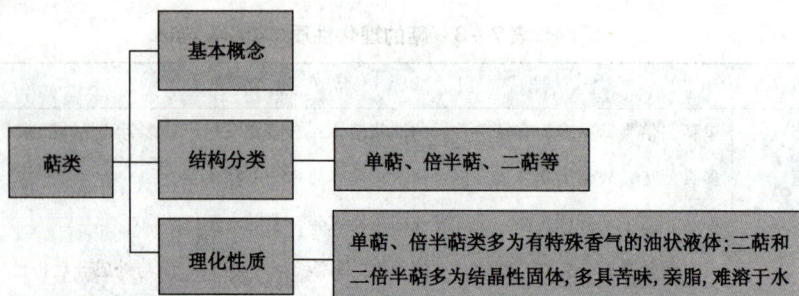

同步训练

一、最佳选择题

1. 薁类难溶于(　　)
   A. 水　　　　　　　B. 石油醚　　　　　　C. 乙醚
   D. 三氯甲烷　　　　E. 正丁醇

2. 具有抗疟作用的成分是(　　)
   A. 穿心莲内酯　　　B. 丁香酚　　　　　　C. 青蒿素
   D. 薄荷醇　　　　　E. 丹参酮

3. 二萜的异戊二烯单位有(　　)
   A. 5个　　　　　　B. 6个　　　　　　　C. 3个
   D. 4个　　　　　　E. 7个

4. 青蒿素属于(　　)
   A. 单萜　　　　　　B. 环烯醚萜　　　　　C. 环状倍半萜
   D. 二萜　　　　　　E. 三萜

5. 环烯醚萜苷只有下列何种性质(　　)
   A. 挥发性　　　　　B. 脂溶性　　　　　　C. 对酸不稳定
   D. 甜味　　　　　　E. 芳香性

6. 环烯醚萜类多以哪种形式存在(　　)
   A. 酯　　　　　　　B. 游离　　　　　　　C. 苷
   D. 萜源功能基　　　E. 酸

第二节　挥　发　油

挥发油又称精油，不仅在医疗上有着重要的用途，在美容行业、香料工业、食品工业及化工业等也是重要的原料。挥发油如此的重要，那么什么是挥发油？挥发油检识方法都有哪些？挥发油如何提取与分离？挥发油的理化性质如何？

知识要点

掌握挥发油的概念、理化性质、检识和提取方法；熟悉挥发油的化学组成；了解挥发油的生物活性及分离方法。

一、组成

挥发油是存在于植物体内的一类具有挥发性、可随水蒸气蒸馏出来的油状液体的总称，大多有香气，故也称芳香油。挥发油所含的成分比较多，是混合物，主要由萜类、芳香族、脂肪族三大类化合物构成，其中最多见的是萜类。挥发油的化学组成，见表7－4。

表7－4　挥发油的化学组成

成　分	组成及特点	实　例
萜　类	单萜、倍半萜及其含氧衍生物，生物活性较强或气味芳香，是挥发油的主要成分	薄荷醇、桉油精
芳香族化合物	多为小分子，有些是苯丙素类衍生物（多具有 $C_6 - C_3$ 骨架），多为酚性化合物或其酯类	桂皮醛、丁香酚
脂肪族化合物	多为小分子，含量较低，作用较小	正壬醇

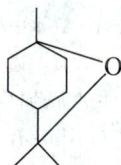

桉油精

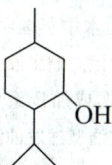

薄荷醇　　　　　　$CH_3(CH_2)_7CH_2OH$

正壬醇

二、理化性质

挥发油是一类生物活性多样的成分，多具有止咳、平喘、祛痰、消炎、祛风、健胃、解热、镇痛、解痉、杀虫、抗肿瘤、利尿、降压和强心等作用。挥发油的通性，见表7－5。

表7－5　挥发油的理化性质

性　质	特　点
性　状	多数为无色或淡黄色的透明液体，少数有其他颜色
味　道	多具有香气或特殊气味（中药品质优劣的重要标志），有辛辣灼烧感
挥发性	常温下可自然挥发，涂于纸上久置挥发后不留油迹（区别于脂肪油）

续表

性　质	特　点
溶　解　性	不溶于水，易溶于石油醚、乙醚、二硫化碳、油脂等有机溶剂，能溶于高浓度乙醇，微溶于低浓度乙醇
相对密度	一般在 0.85 ~ 1.065 之间；相对密度小于 1 的挥发油称为"轻油"，相对密度大于 1 的挥发油称为"重油"
光学活性	几乎均有光学活性，比旋度 +97° ~ +117°；折光率 1.43 ~ 1.61
沸　　点	挥发油无确定的沸点和凝固点，沸点在 70℃ ~ 300℃ 之间
稳　定　性	与空气及日光经常接触易氧化变质，相对密度增加，颜色加深，失去原有的香味并树脂化，不能随水蒸气蒸馏，所以挥发油宜放入棕色瓶内低温保存
结　晶　性	少数挥发油低温放置时含量高的成分可析出结晶，析出的结晶被称为"脑"，如薄荷脑、樟脑等

三、提取

挥发油常用的提取方法有水蒸气蒸馏法、溶剂法、冷压法、超声波提取法以及微波提取法等。

表 7 - 6　挥发油提取方法

提取方法	原　理	特点及适用范围
水蒸气蒸馏法	将含有挥发性成分的药材与水共蒸馏，使挥发性成分随水蒸气一并馏出，经冷凝分取挥发性成分的浸提方法。水蒸气蒸馏法可分为水中蒸馏法、通水蒸气蒸馏法、水上蒸馏法。为提高馏出液的浓度，一般需将馏出液进行重蒸馏或加盐重蒸馏。实验室常用装置为轻油型或重油型挥发油测定器。药厂常用设备为多功能提取罐、挥发油提取罐等	水蒸气蒸馏法适用于具有挥发性，能随水蒸气蒸馏而不被破坏，在水中稳定且难溶或不溶于水的药材成分的浸提。通水蒸气蒸馏法与水中蒸馏法相比，优点是药材不受直火加热，避免了药材焦化和热不稳定有效成分的破坏与挥发损失，提取的成分质量最佳
溶剂法	用低沸点有机溶剂连续回流提取或冷浸	提取杂质较多，需进一步精制，常用亲脂性有机溶剂，如石油醚、乙醚等
冷压法	机器压榨法将挥发油从植物组织中挤压出来	提取挥发油含量较高的新鲜药材，榨出液静置后可分出挥发油，缺点是可榨出原料中不挥发性物质
超声波提取法	超声提取法是利用超声波的空化效应、机械效应和热效应等加速药材细胞内有效成分的释放、扩散和溶解，缩短提取时间、提高提取效率的浸提方法	超声波提取具有提取效率高、温度低、纯度高和适用性广，且操作方便，工艺流程简单，提取溶剂使用量少，生产成本低等优点。但因受超声波衰减因素的制约，超声有效作用区域为一环形，存在有效距离短等缺点。适用于大多数药物的提取

提取方法	原　理	特点及适用范围
微波提取法	又称微波水蒸气蒸馏法，是利用微波辅助加热代替传统加热的水蒸气蒸馏技术，具有设备简单、提取效率高和提取时间短等优点	微波提取物纯度高，可水提、醇提，适用范围广。微波提取所用的时间仅为水蒸气蒸馏法的一半，提取效率较高；挥发油产品中单萜类含氧衍生物多于水蒸气蒸馏法，而沸点较高极性偏大的化合物则少于水蒸气蒸馏法。该技术也存在不足之处，研究表明微波对精油的萃取工艺中，其成品的组成是不稳定的，同时挥发性成分随萃取时间延长而逐步散失。

四、分离

（一）化学分离法

可利用挥发油的酸碱性及官能团的不同分别用相应的化学试剂进行分离。例如，分离挥发油中的碱性成分时，先用5%的碳酸氢钠溶液直接进行萃取，分出碱水层后加稀硫酸酸化，乙醚萃取，蒸去乙醚可得酸性成分。

（二）冷冻结晶法

某些挥发油于低温（-20℃~0℃）放置，其中含量高的成分可析出结晶而与挥发油中其他成分分离。本法操作简单，但分离不完全，适用范围不广泛。

（三）分馏法

挥发油中各成分的沸点随分子结构中碳原子数目、双键多少和含氧官能团极性不同而不同，因此，可采用分馏法进行分离。为了防止分馏过程中成分的结构被破坏，一般采用减压分馏法。

沸点变化规律：①分子量越大，沸点越高，如倍半萜＞单萜；②化合物极性越大，沸点越高，如含氧萜＞萜烃；③含氧萜中，酸＞醇＞醛＞酮＞醚，但酯高于相应的醇；④双键越多，沸点越高，如三烯＞二烯＞一烯。

（四）色谱法

色谱法能对上述方法分离得到的成分做进一步分离。常用硅胶和氧化铝吸附色谱，用石油醚、乙醚、已烷和乙酸乙酯等按一定比例组成的溶剂系统洗脱，可将挥发油中各成分分开。

五、检识

（一）挥发性检识

将挥发油的石油醚提取液滴于滤纸上，闻气味并观察油斑能否自行挥发而不留痕迹，借此可与油脂区别。

（二）理化常数检识

相对密度、比旋度、折光率和沸点等是检识挥发油时常测的物理常数。通常先测定折光率，测定时所需试样极少，操作迅速简便，若折光率不符合规定时，其余检查就不必进行。

化学常数反映了挥发油中含氧衍生物的含量，是衡量挥发油质量的重要手段，因为挥发油变质时，含氧衍生物相应增加，化学常数会增大。化学常数的测定包括酸值（代表挥发油中游离羧酸和酚类成分的含量）、酯值（代表挥发油中酯类成分的含量）和皂化值（代表挥发油中游离羧酸、酚类和酯类的含量总和）的测定。

（三）官能团检识

挥发油是多种成分组成的混合物，由于各成分所含官能团不同可以表现出不同的化学特性，因此通过对官能团进行鉴别，可了解挥发油的组成情况。

表 7 - 7　挥发油中各官能团的检识方法

化学试剂	官能团	现象与结果
碘化铋钾、苦味酸、碘化汞钾等生物碱沉淀试剂		有橘红色或黄色或类白色沉淀，表明挥发油中有生物碱
$FeCl_3$	Ar - OH	呈现绿色或蓝色，表明挥发油中有酚性物质
2，4 - 二硝基苯肼	- CO - （羰基）	呈现黄或棕色，表明挥发油中有醛、酮化合物
盐酸羟胺、$FeCl_3$、H^+、OH^-	- COOR（酯基）	呈现红色，表明挥发油中有酯、酰胺等化合物
2% 高锰酸钾水溶液	- C = C -　 - C ≡ C -	红色褪色，表明挥发油中有不饱和烃

六、实例

（一）薄荷中挥发油的提取分离

1. **主要化学成分**　薄荷为唇形科植物薄荷的地上部分，主要有效成分为由单萜类及其含氧衍生物组成的挥发油。其中薄荷醇含量最高，占挥发油的 75% ~ 85%，此外还含有薄荷酮、桉油精、柠檬烯等。

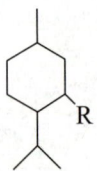

薄荷油为无色或淡黄色澄清液体，有特殊清凉香气，味初辛后凉，与乙醇、乙醚、氯仿等能任意混合。薄荷醇具有结晶性，低温放置时，可析出"薄荷脑"。薄荷油的质量优劣主

	R
薄荷醇	OH
薄荷酮	=O
醋酸薄荷酯	$OCOCH_3$

要依据其中薄荷醇（薄荷脑）含量的高低而定。薄荷具有祛风、消炎、局部止痛等作用。

2. 薄荷醇的提取分离方法 利用挥发油的挥发特性，用水蒸气蒸馏法从薄荷中提出薄荷油，再用结晶法或分馏法进一步分离纯化即得薄荷醇。

（1）**分馏法** 用水蒸气蒸馏法提出薄荷油，以分馏法分离薄荷醇。见图7-1。

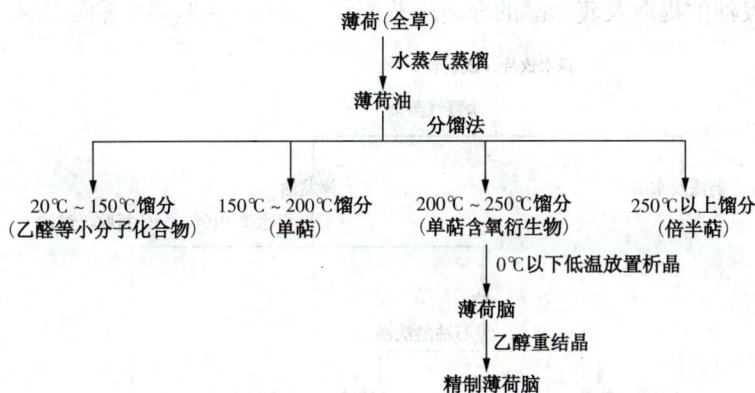

薄荷(全草)
↓ 水蒸气蒸馏
薄荷油
↓ 分馏法

| 20℃~150℃馏分（乙醛等小分子化合物） | 150℃~200℃馏分（单萜） | 200℃~250℃馏分（单萜含氧衍生物） | 250℃以上馏分（倍半萜） |

200℃~250℃馏分
↓ 0℃以下低温放置析晶
薄荷脑
↓ 乙醇重结晶
精制薄荷脑

图7-1 分馏法分离薄荷醇

（2）**冷冻法** 用水蒸气蒸馏法提出薄荷油，以冷冻法分离薄荷醇。见图7-2。

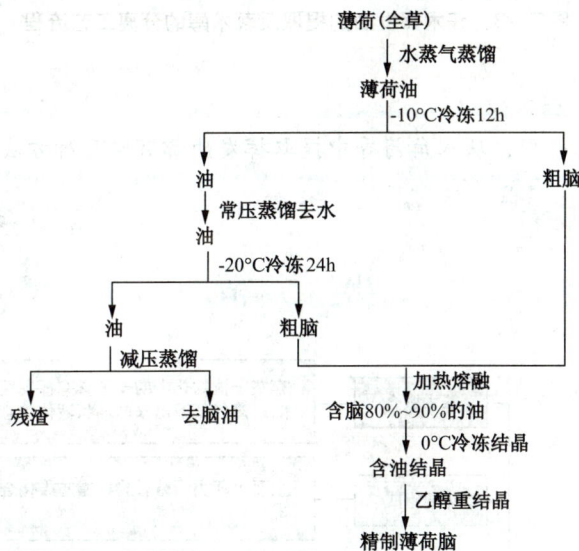

薄荷(全草)
↓ 水蒸气蒸馏
薄荷油
↓ -10℃冷冻12h

油
↓ 常压蒸馏去水
油
↓ -20℃冷冻24h

油 → 减压蒸馏 → 残渣、去脑油

粗脑
↓ 加热熔融
含脑80%~90%的油
↓ 0℃冷冻结晶
含油结晶
↓ 乙醇重结晶
精制薄荷脑

图7-2 冷冻法分离薄荷醇

（二）莪术中挥发油的提取分离

莪术为姜科多年生植物，药用根茎。有破血祛瘀，行气止痛功效，产于广西、四川、浙江、江西、广东、云南等省区。

莪术含挥发油1%~2.5%，油中主要成分为莪术酮，还有莪术醇、莪术二酮、莪术烯等。莪术醇和莪术酮是抗癌主要有效成分，莪术油制剂用于治疗早期宫颈癌。2010

版《中国药典》规定本品含挥发油不得少于1.5%（ml/g）。

莪术挥发油为淡棕色，气味特异，味微苦而辛，难溶于水，能与石油醚、甲醇、乙醇、丙酮、乙酸乙酯及氯仿等任意混溶。

莪术醇是无色针状结晶，易溶于乙醚、氯仿，可溶于乙醇，微溶于石油醚，几乎不溶于水。

莪术挥发油的提取及莪术醇的分离工艺流程，见图7-3。

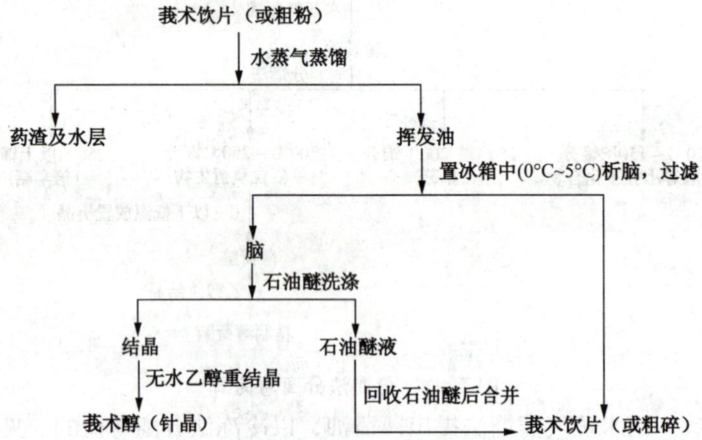

图7-3　莪术挥发油的提取及莪术醇的分离工艺流程

课堂互动

请同学们想一想，从八角茴香中提取挥发油都有哪几种方法？

小　结

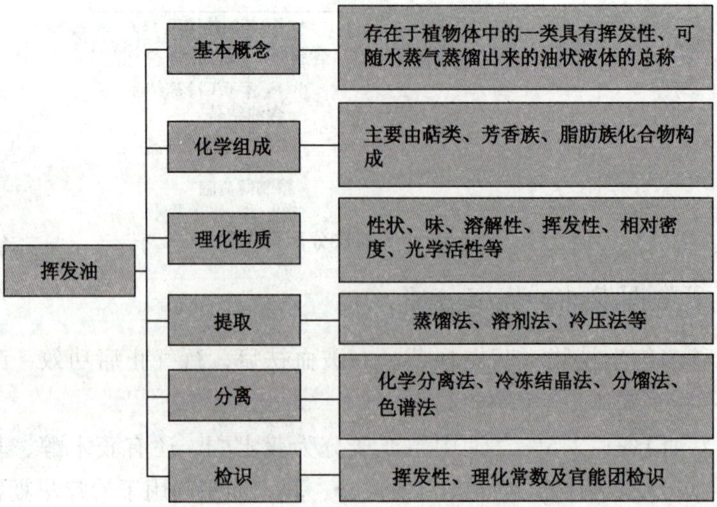

同步训练

一、最佳选择题

1. 薄荷中的主要萜类成分是（　　）
   A. 樟脑　　　　　　　　　B. 醋酸薄荷酯　　　　　　C. 龙脑
   D. 薄荷醇　　　　　　　　E. 梓醇

2. 属于单萜的化合物是（　　）
   A. 梓醇　　　　　　　　　B. 薄荷醇　　　　　　　　C. 齐墩果酸
   D. 紫杉醇　　　　　　　　E. 青蒿素

3. 不属于挥发油组成的是（　　）
   A. 单萜　　　　　　　　　B. 倍半萜　　　　　　　　C. 脂肪族化合物
   D. 芳香族化合物　　　　　E. 环烯醚萜苷

4. 不属于挥发油物理常数的是（　　）
   A. 相对密度　　　　　　　B. 比旋度　　　　　　　　C. 折光率
   D. 酸值　　　　　　　　　E. 沸点

5. 用溶剂法提取挥发油，常用溶剂是（　　）
   A. 乙醇　　　　　　　　　B. 丙酮　　　　　　　　　C. 氯仿
   D. 石油醚　　　　　　　　E. 环己烷

6. 很少含有挥发油的植物科为（　　）
   A. 菊科　　　　　　　　　B. 唇形科　　　　　　　　C. 茜草科
   D. 姜科　　　　　　　　　E. 伞形科

7. 评价挥发油的质量，首选理化指标是（　　）
   A. 折光率　　　　　　　　B. 颜色　　　　　　　　　C. 相对密度
   D. 气味　　　　　　　　　E. 旋光度

二、多项选择题

8. 用溶剂法提取挥发油，一般选用以下哪些溶剂（　　）
   A. 氯仿　　　　　　　　　B. 乙醚　　　　　　　　　C. 苯
   D. 乙醇　　　　　　　　　E. 30℃～60℃沸程的石油醚

9. 区别挥发油和油脂的方法有（　　）
   A. 油斑实验　　　　　　　B. 挥发性实验　　　　　　C. pH 比较
   D. 颜色比较　　　　　　　E. 芳香性比较

10. 挥发油主要由下列哪些类型化合物组成（　　）
    A. 蒽醌　　　　　　　　　B. 脂肪族　　　　　　　　C. 芳香族
    D. 萜类　　　　　　　　　E. 香豆素

11. 挥发油主要含有的萜类化合物是( )

    A. 单萜   B. 倍半萜   C. 二萜

    D. 二倍半萜   E. 三萜

12. 莪术油抗癌的主要有效成分是( )

    A. 莪术醇   B. 莪术酮   C. 莪术烯醇

    D. 姜黄二酮   E. 莪术醇烯

13. 提取挥发油可采用的方法是( )

    A. 水蒸气蒸馏法   B. 溶剂法   C. 微波提取法

    D. 超声波提取法   E. 冷压法

三、填空题

14. 挥发油在低温条件下析出的固体成分俗称为_____，例如_____。

15. 挥发油应密闭于_____色瓶中_____保存。

16. 薄荷油化学组成复杂，主要成分为_____和_____等。薄荷醇的结晶又称_____。

四、简答题

17. 挥发油有哪些性质？为什么挥发油宜贮存于密闭棕色瓶内？

18. 薄荷中有哪些化学成分？主要化学成分的结构类型是什么？

第八章 天然药物中其他化学成分

天然药物主要来源于植物、动物、矿物、微生物和海洋生物等。植物药中几类重要的有效成分我们已经有所了解，那么对于植物药中其他有效成分你还了解多少？动物药的品种也非常丰富，其有效成分有哪些？浩瀚无边的大海里蕴藏着丰富的海洋生物，哪些又能为我们所用呢？

第一节 鞣质、有机酸和植物色素

为什么切开的生梨、苹果、香蕉等久置会变成棕褐色或黑色，茶水久置会形成红棕色沉淀？为什么有些果实呈酸味？这是因为天然药物中还有鞣质、有机酸和植物色素等成分。它们存在比较广泛，通常作为无效成分被除去，但有些也属于有效成分，应该引起我们的注意。

知识要点

掌握除去鞣质的常用方法；熟悉鞣质、有机酸等成分的结构特点、理化性质和提取方法；了解其他各类成分的存在状态和生物活性。

一、鞣质

（一）概述

鞣质又称单宁或鞣酸，是一类结构复杂的多元酚类化合物。因能与生兽皮中的蛋白质结合成致密、柔韧、不易腐败又难以透水的皮革，故称之为鞣质。

鞣质广泛存在于植物界，约70%以上的生药中含有鞣质。中药地榆、石榴皮、五倍子、老鹳草、虎杖、大黄、仙鹤草等均含有鞣质。鞣质主要存在于植物的皮、茎、叶、根、果实等部位，树皮中尤为常见，某些虫瘿中含量特别多，如五倍子所含鞣质的量可高达70%以上。在正常生活的细胞中，鞣质仅存在于液泡中，不与原生质接触，大多呈游离状态存在，部分与其他物质（如生物碱类）结合而存在。

鞣质具有多种生物活性，主要具有收敛性，内服可用于治疗胃肠道出血，溃疡和水泻等症；外用于创疡、灼伤，可使创伤后渗出物中蛋白质凝固，形成痂膜，可减少分泌和防止感染。鞣质能使创面的微血管收缩，有局部止血作用。鞣质能凝固微生物体内的原生质，故有抑菌作用，有些鞣质具有抗病毒作用，如贯众能抑制多种流感病毒。鞣质可用作生物碱及某些重金属中毒时的解毒剂。鞣质具较强的还原性，可清除生物体内的超氧自由基，延缓衰老。此外，鞣质还有抗变态反应、抗炎、驱虫、降血压等作用。

（二）结构类型

1920 年 Freudenberg 将鞣质分为可水解鞣质和缩合鞣质两大类，这种分类法一直沿用至今。

1. 可水解鞣质 是一类由酚酸及其衍生物与葡萄糖或多元醇通过苷键或酯键而形成的化合物，可被酸、碱、酶（如鞣酶、苦杏仁酶等）催化水解。依水解后所得酚酸种类的不同，又可分为没食子酸鞣质和逆没食子酸鞣质两类。含这类鞣质的中药有五味子、没食子、柯子、石榴皮、大黄、桉叶、丁香等。

2. 缩合鞣质 是一类由儿茶素或其衍生物以碳－碳键聚合而形成的化合物。通常三聚体以上才具有鞣质的性质。由于结构中无苷键与酯键，故不能被酸、碱水解。缩合鞣质的水溶液在空气中久置能进一步缩合，形成不溶于水的红棕色沉淀，称为鞣红。当与酸、碱共热时，鞣红的形成更为迅速。含缩合鞣质的中药更广泛，如儿茶、茶叶、虎杖、桂皮、四季青、桉叶、钩藤、金鸡纳皮、绵马贯众、槟榔等。

📘 课堂互动

为什么切开的生梨、苹果、香蕉等久置会变棕褐色或黑色，茶水久置会形成红棕色沉淀？

（三）理化性质

1. 性状 鞣质大多为无定形粉末，仅少数为晶体，多为杏黄色、棕色或褐色，味涩，具收敛性，易潮解。

2. 溶解性 鞣质具较强的极性，可溶于水、乙醇和甲醇、乙酸乙酯和丙酮，形成胶体溶液，可溶于乙酸乙酯和丙酮，不溶于石油醚、乙醚、氯仿与苯。

3. 与蛋白质作用 鞣质可与蛋白质（如明胶溶液）结合生成沉淀，临床上利用此性质制成鞣酸蛋白制剂，治疗肠炎、腹泻等疾患。

4. 与金属离子作用 鞣质分子中有邻位酚羟基，可与多种金属离子络合生成有颜色的物质或沉淀。例如，鞣质的水溶液遇 Fe^{3+} 产生蓝（黑）色或绿（黑）色或沉淀，故在煎煮和制备生药制剂时，应避免与铁器接触，工业上可用来制备蓝黑墨水。利用鞣质水溶液遇重金属盐（如醋酸铅、醋酸铜、重铬酸钾等）、生物碱或碱土金属氢氧化物（如氢氧化钙）都会生成沉淀的性质，可用于鞣质的提取、分离、定性、定量分析或除去鞣质。

5. 还原性 鞣质为强还原剂，极易被氧化，特别在碱性条件下氧化更快。

6. 与铁氰化钾氨溶液作用　鞣质可与铁氰化钾氨溶液反应显棕色至深红色。

7. 可水解鞣质与缩合鞣质的区别　可水解鞣质和缩合鞣质有以下几种反应，可作为它们之间鉴别的依据，见表8-1。

表8-1　两类鞣质的鉴别反应

试　剂	可水解鞣质	缩合鞣质
稀　酸	无沉淀	暗红色沉淀
溴　水	无沉淀	橘黄色或橙红色沉淀
$FeCl_3$	蓝黑色沉淀	绿色或绿黑色沉淀
石 灰 水	青灰色沉淀	棕色沉淀
醋 酸 铅	沉淀	沉淀（可溶于稀醋酸）

（四）除去鞣质的方法

在很多中药中，鞣质常常被视为杂质。故可采用下列方法除去中药提取物中的鞣质。

1. 热处理法　鞣质在水溶液中以胶体状态存在，高温可破坏其稳定性，使之沉淀而除去。

2. 石灰法　在中药的水提液中加入氢氧化钙，使鞣质沉淀，再滤过除去。

3. 铅盐法　在中药水提液中加入饱和醋酸铅或碱式醋酸铅溶液，可使鞣质沉淀而被除去。

4. 明胶法　在中药水提液中，加入适量的4%明胶溶液，可使鞣质沉淀完全，滤除沉淀。滤液减压浓缩后加入3~5倍量乙醇以沉淀溶液中剩余的明胶。

5. 聚酰胺吸附法　鞣质为多元酚，与聚酰胺以氢键结合而牢牢吸附在聚酰胺柱上，以80%乙醇进行洗脱，中药中其他大部分成分可被80%乙醇洗脱下来，而鞣质在此条件下难以被洗脱，从而达到除去鞣质的目的。

6. 溶剂法　利用鞣质与碱成盐后难溶于醇的性质，在乙醇溶液中加碱调至pH 9~10，可使鞣质沉淀，再滤过除去。

二、有机酸

（一）概述

有机酸是指分子结构中含有羧基（不包括氨基酸）的一类有机化合物。在中药的叶、根，特别是果实中广泛分布，如乌梅、五味子，覆盆子等。除少数以游离状态存在外，一般都与钾、钠、钙等结合成盐，有些与生物碱类结合成盐。脂肪酸多与甘油结合成酯或与高级醇结合成蜡。有的有机酸是挥发油与树脂的组成成分。

有机酸具有多种生物活性，如鸦胆子中的油酸有抗癌作用；酸枣中的酸枣仁皂苷有镇静作用；绿原酸为许多中药的有效成分，有抗菌、利胆、升高白血球等作用；土槿皮中的土槿皮酸有抗真菌作用；苹果酸、枸橼酸、酒石酸、抗坏血酸等可综合作用于中枢神经等。但有少部分芳香族有机酸具有较强的毒性，如马兜铃酸等。

（二）结构类型

有机酸按其结构特点可分为芳香族、脂肪族和萜类有机酸三大类。

1. 芳香族有机酸　在植物界中芳香酸分布十分广泛，如羟基桂皮酸的衍生物，尤以对羟基桂皮酸、咖啡酸、阿魏酸和芥子酸较为多见。

2. 脂肪族有机酸　在植物界中分布也比较广泛，如苹果酸、柠檬酸、琥珀酸、酒石酸等。

3. 萜类有机酸　属于萜类化合物，如甘草次酸、齐墩果酸等。

（三）理化性质

1. 性状　不饱和脂肪酸和低级脂肪酸大多为液体；芳香酸、高级脂肪酸、脂肪二羧酸、脂肪三羧酸大多为固体。

2. 溶解性　相对分子质量小的和含极性基团较多的脂肪酸易溶于水，难溶于亲脂性有机溶剂；相对分子质量大的脂肪酸和芳香酸大多亲脂性较强，易溶于亲脂性有机溶剂而难溶于水。有机酸因含羧基，均能溶于碱水。

3. 酸性　由于有机酸分子中含有羧基因而具有较强的酸性，能与碳酸氢钠反应生成有机酸盐。在有机酸的水溶液中加入氯化钙或醋酸铅或氢氧化钡溶液时，能生成不溶于水的钙盐、铅盐或钡盐的沉淀。如需从中药提取液中除去有机酸常可用这些方法。

4. 挥发性　有些相对分子质量小的有机酸具有挥发性，能随水蒸气一起蒸出。

（四）有机酸的提取方法

1. 有机溶剂提取法　游离的有机酸（相对分子质量小的除外）易溶于亲脂性有机溶剂而难溶于水，有机酸盐易溶于水而难溶于亲脂性有机溶剂，故一般先用稀酸水湿润药材，使有机酸游离，再选用合适的有机溶剂提取。

2. 离子交换树脂法　将药材碱水提取液通过强碱型阴离子交换树脂，有机酸根离子即被交换在树脂上，其他成分通过树脂柱流出而被除去，再将树脂用水、稀酸分别洗净后即可将有机酸从柱上洗下。

以上方法得到的是总有机酸，尚需采用分步结晶法或色谱法进行进一步分离纯化，才能得到单一的有机酸。

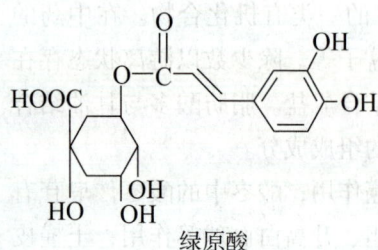
绿原酸

（五）含有机酸的中药实例

金银花为忍冬科植物忍冬、红腺忍冬、山银花或毛花柱忍冬的干燥花蕾或初开的花，为常用中药。性寒味甘，具清热解毒、凉散风热之效。金银花的醇提取物有显著的抗菌作用，绿原酸和异绿原酸是金银花抗菌的主要有效成分。绿原酸为一分子咖啡酸与一分子奎宁酸结合而成的酯，即 3 - 咖啡酰奎宁酸；异绿原酸是绿原酸的同分异构体，为 5 - 咖啡酰奎宁酸。

绿原酸为针状结晶，熔点 208℃。可溶于水，易溶于热水、乙醇、丙酮等亲水性溶剂，微溶于乙酸乙酯，难溶于乙醚、氯仿、苯等有机溶剂。

金银花中绿原酸和异绿原酸的提取流程图，见图 8 - 1。

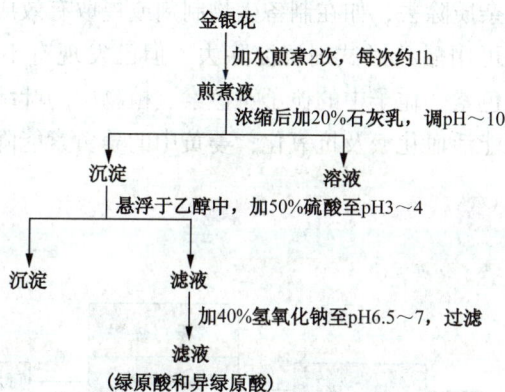

图 8 - 1　绿原酸和异绿原酸的提取流程图

(注：在提取分离过程中应注意控制碱性，以避免绿原酸等被水解)

马兜铃酸

马兜铃酸为一类含硝基的芳香族有机酸，主要存在于马兜铃科马兜铃属植物中，如马兜铃、关木通、细辛等，是该属植物的重要特征性成分。天然存在的有马兜铃酸 A、B、C、D、E、7 - 羟基马兜铃酸、7 - 甲氧基马兜铃酸等，是一类植物界罕见的化合物。早期发现该类化合物具有抗癌、抗感染及增强吞噬细胞活性等作用，因而在西欧曾有多家药厂生产。我国也曾把以马兜铃酸 A 为主的总酸称为"增噬力酸"，并应用于临床。但近年来由于不断出现马兜铃酸类成分的毒性反应及含马兜铃酸的中药引起肾脏损害，因此不少国家对这类药物也采取了相应限制的措施，这一问题已成为国内外中西医药界广泛关注的焦点。

三、植物色素

植物色素是指广泛分布于植物界的一类有色物质，如叶绿素、番红花素、胡萝卜素及花色素等。根据溶解性的不同，可分为水溶性色素和脂溶性色素两大类。

(一) 水溶性色素

可溶于水与乙醇，不溶于乙醚与氯仿等有机溶剂，如蒽醌苷（醌类）、花色素（黄酮类化合物）等。

（二）脂溶性色素

多为四萜类衍生物，这类色素不溶于水，难溶于甲醇，易溶于乙醇、乙醚和氯仿等溶剂。常见的脂溶性植物色素有叶绿素、叶黄素、胡萝卜素、番红花素和辣椒红素等。其中胡萝卜素不溶于乙醇。

植物色素类常作为杂质除去，如在制备生物制剂或提取有效成分时加水稀释而使叶绿素析出，水溶性色素可用醋酸铅试剂沉淀除去。但已发现有不少色素也具有药用价值，如紫草中的萘醌类色素、栀子中的栀子黄色素、植物中的叶绿素都能抑菌；红花中的红花红素与红花黄素能活血化瘀及抗氧化；姜黄中的姜黄素能降血脂和抑菌等。

小　结

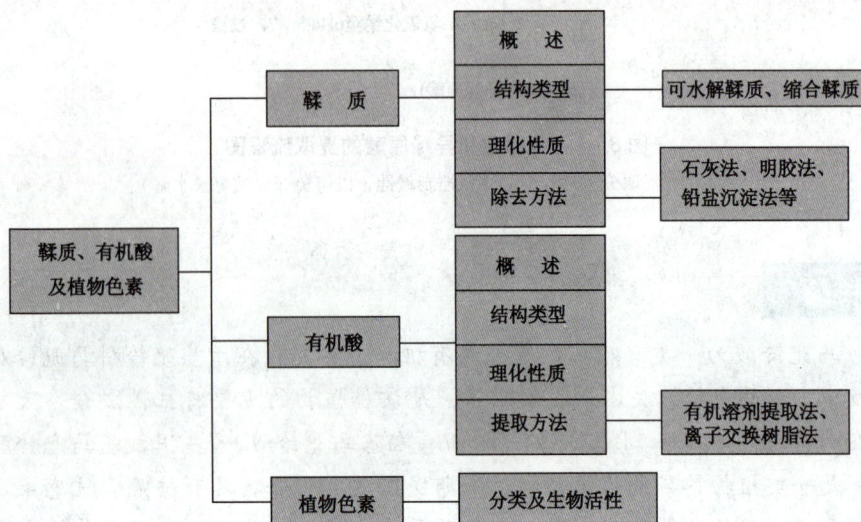

同步训练

一、最佳选择题

1. 鞣质是(　　)
   A. 多元酚类　　　　　　B. 复杂的化合物　　　　　　C. 具有涩味的化合物
   D. 大分子化合物　　　　E. 复杂的多元酚类、大分子化合物
2. 缩合鞣质与酸作用的产物是(　　)
   A. 没食子酸　　　　　　B. 儿茶素　　　　　　C. 鞣红
   D. 糖类　　　　　　　　E. 多元醇
3. 蓝黑墨水的制造是利用鞣质与哪项作用而呈色(　　)
   A. 蛋白质　　　　　　　B. 生物碱　　　　　　C. 三氯化铁

  D. 石灰水　　　　　　　　E. 铁氰化钾

4. 下列哪项不能用来区别可水解鞣质和缩合鞣质(　　)
  A. 溴水　　　　　　　　B. 石灰水　　　　　　　C. 醋酸水
  D. 稀酸共沸　　　　　　E. 三氯化铁

5. 鞣质不能与哪类成分生成沉淀(　　)
  A. 明胶　　　　　　　　B. 醋酸铅　　　　　　　C. 生物碱
  D. 石灰水　　　　　　　E. 铁氰化钾氨溶液

二、配伍选择题

  A. 有机酸　　　　　　　B. 水溶性色素　　　　　C. 可水解鞣质
  D. 缩合鞣质　　　　　　E. 脂溶性色素

6. 胡萝卜素属于上述哪类化合物(　　)

7. 五倍子中的鞣质属于(　　)

8. 无酯键，不可被水解的鞣质是(　　)

9. 花色素属于(　　)

10. 金银花中具有抗菌作用的有效成分属于(　　)

三、多项选择题

11. 鞣质的别名是(　　)
  A. 鞣酸　　　　　　　　B. 鞣革　　　　　　　　C. 鞣酐
  D. 单宁　　　　　　　　E. 鞣红

12. 可水解鞣质能发生水解的原因是由于其分子中含有(　　)
  A. 苷键　　　　　　　　B. 双键　　　　　　　　C. 酯键
  D. 酚羟基　　　　　　　E. 苯环

13. 下列哪些属于多糖(　　)
  A. 淀粉　　　　　　　　B. 树脂　　　　　　　　C. 纤维素
  D. 果胶　　　　　　　　E. 黏液质

14. 下列可除去鞣质的方法是(　　)
  A. 石灰沉淀法　　　　　B. 热处理法　　　　　　C. 聚酰胺吸附法
  D. 明胶沉淀法　　　　　E. 铅盐法

15. 有机酸的性质是(　　)
  A. 具有酸性　　　　　　B. 其铅盐易溶于水　　　C. 可与碱成盐
  D. 能被醋酸铅沉淀　　　E. 可溶于 $NaHCO_3$

四、填空题

16. 鞣质主要分为_____和_____。

17. 有机酸按其结构特点可分为_____、_____和_____三大类。其提取方法有

_____和_____。

18. 根据植物色素溶解性的不同，分为_____和_____两大类。

五、简答题

19. 如何除去中药水提取液中的鞣质？

第二节　多糖、氨基酸及蛋白质和酶

如今，多糖、氨基酸及蛋白质和酶又被当作有效成分加以提取分离，为什么？它们都有哪些生物活性？

▍知识要点

了解多糖、氨基酸及蛋白质和酶的存在状态和生物活性。

一、多糖

多糖又称多聚糖，由 10 个以上的单糖通过苷键连接而成，是具有广泛生物活性的天然大分子化合物。由相同的单糖组成的多糖称为同多糖，如淀粉、纤维素和糖原；由不同种类的单糖或单糖衍生物聚合而成的多糖称为杂多糖，如肝素、透明质酸以及硫酸软骨素等。多糖类一般不溶于水，无甜味，不能形成结晶，无还原性和变旋现象。

多糖广泛分布于自然界高等植物、藻类、微生物（细菌和真菌）与动物体内。天然药物中常见的多糖有淀粉、果胶、树胶、黏液质和甲壳素等，多糖大多无生物活性，通常作为杂质除去。但 20 世纪 60 年代以来，人们逐渐发现多糖具有复杂的、多方面的生物活性和功能。如甘草多糖、黑木耳多糖、银杏多糖和芦荟多糖有抗肿瘤和增强人体免疫功能；柴胡多糖具有抗辐射，增强免疫功能等生物学作用；麦冬多糖具有降血糖及免疫增强作用；动物黏多糖具有抗凝血、降血脂等功能；爬山虎多糖具有抗病毒和抗衰老作用等。

二、氨基酸

氨基酸是一类分子中既含羧基又含氨基的有机化合物，是组成蛋白质的基本单元。氨基酸根据是否组成蛋白质可分为两类。

蛋白组分氨基酸：由蛋白质水解而来，约 30 种，其中 10 余种为人类必需的氨基酸，如赖氨酸、亮氨酸、色氨酸、组氨酸、蛋氨酸、精氨酸、谷氨酸和半胱氨酸等。有些直接用于临床，如精氨酸和亮氨酸用于肝昏迷，蛋氨酸用于肝硬化，组氨酸用于消化道溃疡等。

非蛋白组分氨基酸：主要为游离状态，其中分为 β - 型、γ - 型等。如天南星、半夏中的 γ - 氨基丁酸具降压作用；使君子氨酸与海人草中的 α - 海人草氨酸均有驱蛔虫作用。

氨基酸多为无色结晶，无明显熔点，大多易溶于水，多具旋光性，右旋较多见。呈酸碱两性，多以内盐形式存在，此时的 pH 值称为氨基酸的等电点。在等电点状态下，氨基酸的溶解度最小，可沉淀析出，常利用此性质进行氨基酸的分离和精制。氨基酸与茚三酮反应呈现紫色，可用于氨基酸的检识。

三、蛋白质和酶

蛋白质是由肽键连接氨基酸残基所形成的多肽链。若氨基酸的个数大于 100，一般称为蛋白质，低于 100 个氨基酸单位的，称之为多肽。

蛋白质属高分子化合物，不能透过半透膜。多数溶于水；存在等电点；在酸、碱、酶作用下，可水解成 α- 氨基酸；在水中遇饱和硫酸铵、氯化钠等会发生盐析；在物理或化学因素作用下可发生蛋白质的变性反应；遇浓硝酸会发生黄蛋白反应。以上性质可用于蛋白质的提取、分离、检识或除去蛋白质。

酶是一类具有特殊催化能力的蛋白质，具有高效性和专属性。在天然药物的提取过程中，需注意酶的活性。如在提取原生苷时为避免破坏有效成分的结构，需要抑制或破坏酶的活性；提取次生苷时，则需要充分发挥酶的活性。

蛋白质和酶在天然药物中普遍存在，多作为无效成分被除去。但近年来的研究逐渐发现其有一定的生物活性，如天花粉蛋白具有引产、抗病毒、抑制艾滋病毒的作用；木瓜酶可用于驱肠道寄生虫；淀粉酶可用于治疗食积不化等。

课堂互动

举例说明在提取原生苷和次生苷时如何控制酶的活性？

小　　结

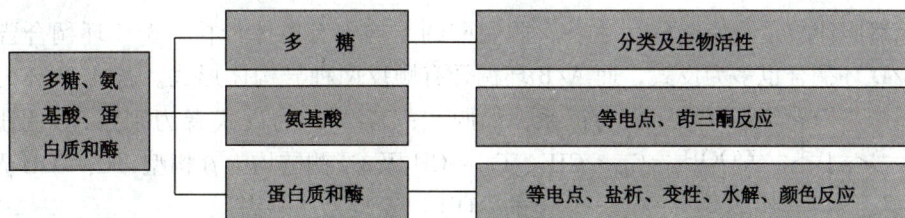

同步训练

一、填空题

1. 当 pH 值达到_____时，氨基酸的溶解度最小，可沉淀析出。
2. 酶是一类具有特殊_____的蛋白质，具有_____和_____。

二、简答题

3. 蛋白质的提取分离方法有哪些？
4. 如何检识氨基酸和蛋白质？

第三节 主要动物药化学成分和海洋天然药物

目前我国供药用的动物药达 800 多种，常用的有 200 多种，其中不少疗效显著，如麝香、牛黄、熊胆、蟾酥等。这些动物药主要的有效成分是什么？生物活性如何？

人类利用海洋生物作为药物的历史悠久。《黄帝内经》、《神农本草》、《本草纲目》中都有海洋生物的记载。如乌贼的墨囊治疗妇科疾病；鲍科的石决明可明目；海龙、海马对身体有滋补强壮作用等。如今，随着海洋药物的研究又有哪些具生物活性的药物被发现？特殊环境下海洋药物又有哪些奇特的结构类型？

▌ 知识要点

掌握胆汁酸的检识方法；熟悉胆汁酸类的结构特点和提取方法；了解牛黄、熊胆、麝香、蟾酥等动物药主要有效成分的结构类型及生物活性。熟悉海洋天然药物的结构类型及其特点，了解海洋天然药物的生物活性。

一、胆汁酸类

（一）结构特点

天然胆汁酸是胆烷酸的衍生物，胆烷酸的结构中有甾体母核，B/C 环稠合皆为反式，C/D 环稠合也多为反式，而 A/B 环稠合有顺反两种异构体形式。若 A/B 环为顺式者为正系，如胆酸；若 A/B 为反式者为别系，如别胆酸。$C_{10}-CH_3$、$C_{13}-CH_3$ 及 C_{17} 侧链均为 β 构型，C_3-OH 及 C_6、C_7、C_{12} 上的 $-OH$ 以 α 构型居多。

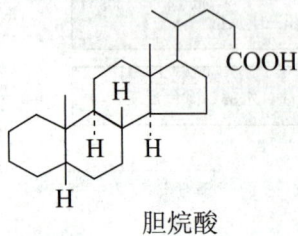

胆烷酸

各种动物胆汁中胆汁酸的区别，主要在于羟基数目、位置及构型的区别。在动物胆汁中它们通常与甘氨酸或牛磺酸以肽键结合成甘氨胆汁酸或牛磺胆汁酸并以钠盐形式存在。在高等动物的胆汁中，通常发现的胆汁酸是含有 24 个 C 原子的胆烷酸衍生物，其中最常见的有胆酸、去氧胆酸、鹅去氧胆酸等。而在鱼类、两栖类和爬行类动物中发现的胆汁酸则有 27 个 C 原子或 28 个 C 原子，它们均为粪甾烷酸的羟基衍生物。

（二）化学性质

1. 末端羧基的反应

（1）成盐　游离的胆汁酸类在水中溶解度很小，形成盐后则易溶于水，如胆酸在20℃水中的溶解度为 0.028%，而其钠盐为 56%。利用此性质常用碱性水溶液提取胆汁酸。

（2）酯化反应　在胆汁酸的分离和纯化时，常将胆汁酸制备成酯的衍生物，如将末端羧基酯化，使其容易析出结晶。胆汁酸酯类在酸水中回流数小时，即得游离的胆汁酸。

2. 甾环上羟基的乙酰化反应

甾环上的羟基可按常法乙酰化，乙酰化后不仅能保护羟基免受氧化，而且乙酰化物容易结晶，有一定的熔点，有利于胆汁酸的纯化和精制。

（三）检识

1. 化学检识

（1）Pettenkofer 反应　取未稀释胆汁 1 滴，加蒸馏水 4 滴及 10% 蔗糖溶液 1 滴，摇匀，倾斜试管，沿管壁加入浓硫酸 5 滴，置冷水中冷却，则在两液层分界处出现紫色环。所有的胆汁酸皆呈阳性反应。

（2）Gregory Pascoe 反应　取 1ml 胆汁加 6ml 45% H_2SO_4 及 1ml 0.3% 糖醛，塞紧振摇后，在 65℃水浴中放置 30min，胆酸存在的溶液显蓝色。该反应可用于胆酸的含量测定。

（3）Hammarsten 反应　取少量样品，用 20% 铬酸溶液溶解，温热条件下，胆酸为紫色，鹅去氧胆酸不显色。

（4）甾体母核反应　因胆汁酸含有甾体母核，故针对甾体母核的显色反应，胆汁酸亦可发生，包括：Liebermann 反应、醋酐 – 浓硫酸（Liebermann – Burchard）反应、三氯乙酸（Rosen – Heimer）反应、三氯甲烷 – 浓硫酸反应、五氯化锑反应、芳香醛 – 硫酸或高氯酸反应等。

2. 色谱检识

（1）纸色谱　纸色谱对胆汁酸的分离效果较好，但展开时间比较长。大多数以70% 乙酸作固定相，以不同比例的异丙醚 – 庚烷作展开剂。纸色谱的显色剂有 10% 磷钼酸乙醇液等。

（2）薄层色谱　硅胶薄层色谱广泛应用于动物胆汁酸的分离与检识，常用的显色剂有磷钼酸、30% 硫酸、浓硫酸等。

（四）提取

往新鲜的牛或羊胆汁中加 0.1 倍量固体氢氧化钠（w/w），加热煮沸 16 小时，放冷，盐酸酸化至 pH 3.5 ~ 4.0（刚果红试纸变蓝），将酸性沉淀物水洗至中性或加水煮沸至颗粒状，滤取沉淀，并于50℃~60℃烘干，得胆酸粗品。将胆酸粗品加2%活性炭及4倍量乙醇，加热回流2~3小时，趁热过滤，滤液回收乙醇至总量的1/3时放冷析晶，过滤，晶体用少量乙醇洗涤1~3次，洗至无腥味后，用乙醇重结晶，得胆酸精制品。

（五）实例

1. 牛黄 牛黄为牛科动物黄牛或水牛的胆囊结石，少数为胆管、肝管结石，具有镇痉、镇静、解热、解毒作用。内含72%~76.5%胆红素，8%胆汁酸（主要成分为胆酸、去氧胆酸、石胆酸）、7% SMC（肽类）以及胆固醇、麦角固醇和多种氨基酸等。2010版《中国药典》上将胆红素定为人工牛黄的质量控制成分，要求含量≥0.63%。

牛黄具有解痉作用，其对平滑肌的松弛作用主要由去氧胆酸引起，而 SMC 作用相反，能引起平滑肌的收缩作用。

由于天然牛黄药源有限，远远不能满足医疗需要，故从20世纪50年代开始，我国就参考天然牛黄的化学组成，研制成功人工牛黄，并于70年代初制定了统一配方及主要原料的质量规格。我国现在所用牛黄，大部分都是按配方制得的人工牛黄。

2. 熊胆 熊胆为熊科动物黑熊或棕熊的干燥胆囊胆汁，有清热、镇痉、明目、杀虫的功用。

熊胆的主要化学成分为胆汁酸，主要有效成分为牛磺熊去氧胆酸。此外，还含有牛磺鹅去氧胆酸、牛磺胆酸和游离熊去氧胆酸、鹅去氧胆酸等。熊胆的镇痉作用主要来源于熊去氧胆酸。由于熊胆来源有差异，故熊去氧胆酸含量差异很大，含量高的可达44.2%~74.5%，含量低的仅有微量，有的甚至不含熊去氧胆酸，故熊去氧胆酸可作为熊胆鉴别的依据之一。目前由于熊胆来源较少，所以熊去氧胆酸多用半合成法制取。

二、蟾酥

（一）化学成分

主要成分有蟾蜍甾二烯类、强心甾烯蟾毒类、吲哚碱类、甾醇类以及肾上腺素、多糖、蛋白质、氨基酸和有机酸等，前两类成分具有强心作用。

1. 蟾蜍甾二烯类和强心甾烯蟾毒类 蟾蜍甾二烯类为乙型强心苷，强心甾烯蟾毒类为甲型强心苷。基本母核有24个C原子，C_3位上为$\beta-OH$，C_{14}位为$\beta-OH$或14β，15β-环氧。与植物中强心苷的不同点是，强心苷在甾体母核的C_3位羟基上连接的是糖链，而这两类成分母核的C_3位羟基多以游离状态存在或与酸成酯，故它们不是苷类化合物。当C_3位为游离的羟基时，称为蟾毒配基；而C_3位羟基与酸结合时，称为蟾蜍毒素类。

2. 甾醇类 蟾蜍浆和蟾酥中所含的甾醇类化合物有胆甾醇、7α-羟基胆甾醇、麦角甾醇、菜油甾醇和β-谷甾醇等。

中毒症状

摄食含蟾皮、蟾肉或服用过量蟾酥制剂导致中毒甚至死亡的病例屡见报道。一般食后约 30~60 分钟发病，出现剧烈呕吐、腹痛、腹泻等消化道症状，神经系统有头痛、头昏、嗜睡，口唇及四肢麻木、出汗，膝反射消失，并可出现各种心律失常症状，重者可出现心源性脑缺血综合征，血压下降，甚至休克死亡。

（二）化学性质

1. 颜色反应 凡含有强心苷元母核结构的化学成分，都具有强心苷元母核的颜色反应。强心甾烯蟾毒类具有甲型强心苷母核，具有活性亚甲基反应，如 Kedde 反应、Legal 反应、Baljet 反应和 Raymond 反应等。而蟾蜍甾二烯类具有乙型强心苷母核，不具有活性亚甲基反应。

2. 水解反应 结合型强心甾烯和蟾蜍甾二烯类化合物结构中具有酯键，故可被碱水解，生成游离的强心苷元类化合物。应当注意的是，在碱水解反应中常常伴随着异构化产物的生成。

三、麝香

麝香是鹿科动物林麝、马麝、原麝雄体香囊中的分泌物，是常用的贵重中药材之一。现代临床药理研究证明，麝香具有兴奋中枢神经、刺激心血管、促进雄性激素分泌和抗炎症等作用。

麝香的化学成分十分复杂，其中以大环类化合物（包括麝香酮、麝香吡啶等 16 个化合物）、甾族化合物（包括胆甾醇、胆甾醇酯及雄甾烷类性激素等）、肽类和氨基酸等为麝香的主要成分。据报道，天然麝香中的蛋白质含量为 25%，尿素为 0.40%，氨基酸为 1.07%，脂肪酸的含量为 5.15%，胆固醇含量为 0.35%~2.42%，还含有钾、钠、钙、镁、铅、铝等微量元素。另据日本学者研究发现，麝香中有一种水溶性成分，其分子量为 1000 左右的肽类（MP），具有较强的抗炎活性。我国科研人员也从麝香中分离到一种分子量约 5000~6000 的多肽，其抗炎活性为氢化可的松的 20 倍。通过测定，发现这种多肽类物质含有 15 种氨基酸，其中主要是甘氨酸、丝氨酸、谷氨酸、缬氨酸和天门冬氨酸。

麝香酮是天然麝香的有效成分之一，使麝香具有特殊的香气。麝香酮为油状液体，难溶于水，易溶于乙醇。对冠心病有与硝酸甘油同样的疗效，而且副作用小。

2010 版《中国药典》中规定，麝香的质量控制成分麝香酮含量不得少于 2.0%。

四、海洋天然药物

（一）概述

海洋占地球表面的 71%，生物量占地球总生物量的 87%，生物种类达 20 多万种，利用率仅为1%。海洋生态环境的特殊性（高盐，高压，缺氧等）导致海洋药物具有药理特异性、高活性和多样性的特点。如抗真菌作用，国内已开发了系列头孢菌素等海洋抗菌药物；抗病毒作用，国内市场上已有珍宁注射液、珍珠贝壳层酸性提取物等产品上市；抗肿瘤作用，主要存在于海鞘、海绵、海兔、海葵、藻类和鲨鱼类生物中；保护心血管作用，螺旋藻类对高血脂和动脉粥样硬化有较好的预防和辅助治疗作用。近年来海洋药材治疗肿瘤、心血管等疾病的报道倍增，其中常见配伍的海洋药材有海藻、昆布、牡蛎、石决明、乌贼骨、瓦楞子、紫菜、海参、干贝、海龙、海马、珍珠母、鲨鱼肝油、鲨鱼软骨等。

（二）结构类型

目前，已从各种海洋生物中分离获得20000余种海洋天然产物，新发现的化合物平均每4年以50%的速度递增。海洋天然产物中结构特殊、生物活性明显的化合物类型主要有大环内酯、聚醚、肽类、C_{15}乙酸原化合物、前列腺素类似物，此外还有糖、氨基酸、蛋白质、无机盐、皂苷类、甾醇类、生物碱类、萜类、核苷类等。

1. **大环内酯类化合物** 结构中含有内酯环，环的差别较大，从十元环到六十元环不等。又可分为简单大环内酯类、含有氧环的大环内酯类、多聚内酯类。简单大环内酯类仅有一个内酯环、环上只有羟基或烷基取代，为长链脂肪酸形成的内酯。从海绵类生物中分离得到的具有广谱抗肿瘤活性物质和抗真菌的活性物质，多为含有氧环的大环内酯类。多聚内酯类酯环上的酯键超出一个，该类化合物主要具有抗真菌活性。

2. **聚醚类化合物** 是海洋中的一类毒性成分，如从涡鞭毛藻中提取形成赤潮的毒性物质；从泥鳗中分离得到的西加毒素，都是聚醚类化合物。

3. **肽类化合物** 是海洋生物中另一大类生物活性物质。组成海洋多肽化合物的氨基酸除常见的氨基酸外，尚有大量特殊氨基酸，如软骨藻酸、海人酸等。常见的海洋肽类化合物有直链肽、环肽等。如从鲑鱼、鳗鱼、鳟鱼等腮体组织中提取得到的鲑降钙素是由32个氨基酸组成的多肽，临床上用于治疗变形性骨炎，缓解骨痛，改善骨组织，治疗老年性骨质疏松、骨转移性肿瘤等。从软体动物中分离得到一种环肽，对结核杆菌有较高的抑制作用。

4. **C_{15}乙酸原化合物** 由乙酸乙酯或乙酰辅酶A生物合成。截至目前海洋生物中发现的该类化合物主要为非萜类C_{15}乙酸原化合物。

5. **前列腺素类似物** 前列腺素是一类生理活性很强的化合物，获得较大量的前列腺素十分困难。从海洋生物中寻找前列腺素资源，是各国科学家广泛关注的问题。1969年Weiheimer从佛罗里达柳珊瑚中首次分离得到前列腺类似物15R – PGA_2，这一发现在世界上引起广泛的关注。从海洋生物中分离得到的前列腺素类似物，除具有前列腺素样的活性外，往往还具有一些特殊的生物活性，如抗肿瘤作用等。

课堂互动

谈谈你对研究海洋天然药物的意义及发展前景的看法。

小　　结

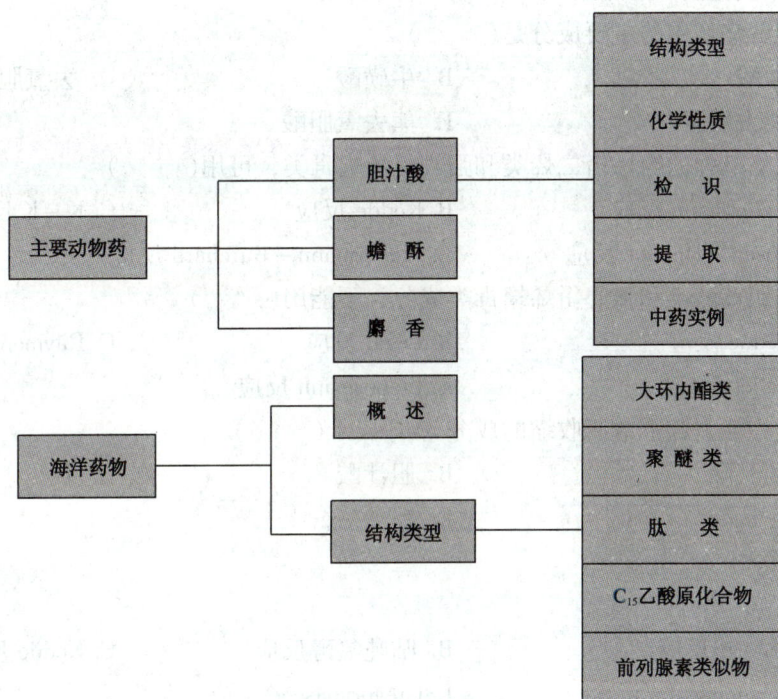

同步训练

最佳选择题

1. 天然胆汁酸属于(　　)
   A. 甾类化合物　　　　　　B. 萜类化合物　　　　　　C. 芳香酸类化合物
   D. 生物碱类化合物　　　　E. 蒽醌类化合物

2. 下列有关胆汁酸的论述，错误的是(　　)
   A. 易溶于水　　　　　　　B. 可溶于乙酸　　　　　　C. 易溶于碱水
   D. 溶于浓硫酸呈黄色溶液　E. 可用稀乙酸重结晶

3. 麝香的雄性激素样作用与其所含有的哪种成分有关(　　)
   A. 麝香酮　　　　　　　　B. 多肽　　　　　　　　　C. 胆甾醇

D. 雄甾烷　　　　　　　　　E. 生物碱

4. 具有松弛平滑肌作用的是（　　　）
   A. 胆酸　　　　　　　B. α-猪去氧胆酸　　　C. 去氧胆酸
   D. 胆红素　　　　　　E. 胆甾醇

5. Peltenkofer 反应的主要试剂是（　　　）
   A. α-萘酚、浓硫酸　　　B. 蔗糖、浓硫酸　　　C. 醋酐、浓硫酸
   D. 三氯化铁、浓硫酸　　　　E. 糠醛、浓硫酸

6. 熊胆解痉作用的主要成分是（　　　）
   A. 胆酸　　　　　　　B. 牛磺酸　　　　　　C. 去氧胆酸
   D. 鹅去氧胆酸　　　　E. 熊去氧胆酸

7. 区别蟾酥中的蟾蜍甾二烯类和强心甾烯蟾毒类，可用（　　　）
   A. Liebermann 反应　　　B. Kedde 反应　　　C. K-K 反应
   D. Rosen-Heimer 反应　　E. Liebermann-Burchard 反应

8. 区别胆汁酸类和强心甾烯蟾毒类成分，不能用（　　　）
   A. Kedde 反应　　　　B. Legal 反应　　　C. Raymond 反应
   D. Baljet 反应　　　　E. Liebermann 反应

9. 牛黄中能引起平滑肌收缩的成分 SMC 属于（　　　）
   A. 氨基酸　　　　　　B. 胆汁酸　　　　　C. 肽类
   D. 有机酸　　　　　　E. 糖

二、配伍选择题

   A. K-K 反应　　　　B. 咕吨氢醇反应　　　C. Kedde 反应
   D. Hammarsten 反应　　E. Gregorypascoe 反应

10. 可用于胆酸含量测定的反应是（　　　）
11. 可用于区别胆酸和鹅去氧胆酸的反应是（　　　）

三、多项选择题

12. 在动物的胆汁中，胆汁酸类成分多（　　　）
    A. 以游离胆汁酸形式存在　　　　B. 以甘氨胆汁酸形式存在
    C. 以甘氨胆汁酸钠盐形式存在　　D. 以牛磺胆汁酸形式存在
    E. 以牛磺胆汁酸钠盐形式存在

13. 胆酸的性质有（　　　）
    A. 可溶于乙酸　　　　　　　　B. 溶于浓硫酸呈黄色溶液
    C. 醋酐-浓硫酸反应阳性　　　　D. 与甾体皂苷产生沉淀
    E. 易溶于水

14. 区别蟾蜍甾二烯类和强心甾烯蟾毒类，可用（　　　）
    A. Kedde 反应　　　　B. Legal 反应　　　C. Liebermann 反应

      D. Hammarsten 反应   E. Molish 反应

四、填空题

15. 牛黄具有解痉作用，其对平滑肌的松弛作用主要由_____引起，而_____作用相反，能引起平滑肌的收缩作用；熊胆的镇痉作用主要来源于_____。

16. 蟾酥所含化学成分中，具有强心作用的是_____和_____。

17. 海洋天然产物中结构特殊、生物活性明显的化合物类型主要有_____、_____、_____、_____、_____。

五、简答题

18. 牛黄、熊胆、麝香、蟾酥中的主要有效成分是什么？

实验指导

实验须知

　　天然药物化学实验是天然药物化学课程的重要组成部分，在天然药物化学教学中占有举足轻重的地位。它不仅是验证、补充理论知识的重要手段，还是实施素质教育的有效途径。实验教学在教学改革上具有其他教学手段无法替代的独特优势，即通过实验教学可以充分发挥学生的个人素质与能力，以提高专业水平，提升综合素质。

【实验目的】

　　1. 验证并加深对理论知识的理解。

　　2. 重点训练学生的基本操作技能，培养学生分析问题和解决问题的能力，使学生获得从事与天然药物化学有关工作的基本技能。

　　3. 生物碱、黄酮提取分离方面要求学生掌握煎煮法、回流提取法、两相溶剂萃取法、常压浓缩法、薄层色谱法、纸色谱法的基本操作技能。

　　4. 掌握天然药物有效成分的检识方法。

【实验要求】

　　1. 进实验室必须穿白服。实验室严禁饮食和吸烟。不准做与实验无关的事情。实验室应保持肃静，不准随意走动。

　　2. 实验前认真预习实验内容，明确实验目的，掌握实验原理、各步操作方法以及实验注意事项。

　　3. 实验前，首先清点并检查本次实验所用仪器是否齐全，仪器装置是否正确，合格后方可进行实验，并应随时注意装置是否漏气，破裂等。

　　4. 对与本次实验无关的仪器设备，不准随便安装使用；贵重仪器设备，未经老师允许，不准随意动用。

　　5. 正确取用药品、溶剂和试剂，避免交叉污染，确保实验的准确性。

　　6. 保持实验室的干净整洁。实验药渣、纸屑等固体废物投入垃圾箱；易污染环境、有毒、易燃、易挥发的废弃液倒入指定的有盖废液瓶中；一般废弃液冲入下水道。实验中要做到水槽、实验台面、地面清洁整齐。药品、试剂用后应及时归放原位，不准随意乱放。实验完毕，将所用仪器设备洗涤或擦拭干净，摆放整齐，清点数目。

　　7. 尊重老师，听从实验老师的安排。不迟到、不早退。因急事需中途离开实验室，必须向老师请假。

8. 爱护公物，注意节约水、电等能源，不浪费药品、试剂。损坏仪器设备应及时向老师报告，并登记。

9. 天然药物化学实验由于操作繁琐复杂、综合性强、耗时长，任何一个步骤的操作都将直接影响到后面实验操作的进行。因此，实验中不仅要求学生操作正确，而且还要有足够的耐心和严谨的科学作风，仔细观察实验现象，认真及时作好实验记录，以获取真实可靠的实验结果。实验完毕，需提交实验所得产品（标明产品名称、重量、实验组号及日期）。

10. 以科学的实事求是的态度对待实验现象、有关数据及实验结果等。认真如实地填写实验报告，按时上交。

【实验安全规则】

天然药物化学实验所用的药品多数具挥发性、易燃性、毒性、腐蚀性、刺激性，甚至为爆炸性药品，实验操作又常在加温加压等情况下进行，操作不慎易引起火灾、爆炸、中毒、触电等事故。但只要加强安全防范意识，提高警惕，遵守实验规则，事故是完全可以避免的。

1. 熟悉有关消防器材使用方法。消防器材，沙箱、石棉布等应放在指定、方便取用的地点，不能随意移动，并时刻处于备用状态。

2. 对易燃、易挥发性有机溶剂，存放时要远离火源，不能将盛有易燃性溶剂的器皿放入烘箱内烘。回流、蒸馏或减压蒸馏易燃性有机溶剂时，不能明火直接加热，要放沸石；减压系统应装有安全瓶；加液时应停火或远离火源。

3. 实验过程中应经常检查仪器管道是否畅通，连接部位是否牢固，温度控制是否适宜，电器及开关是否发热，有无漏电现象。

4. 实验室应保持空气流通。做有毒害或腐蚀性气体的实验，应在通风橱内进行。嗅闻气体要注意正确的方法。

5. 不要正面俯视正在加热的物质。加热的内容器管口不要对着别人或自己。不要在热溶液中加入沸石或活性炭。玻璃仪器不要骤冷或骤热。

6. 吸取有毒液体，应使用吸球或滴管，取用有毒药品、溶剂、试剂后，要及时洗手。

7. 配制易产热溶液时，应将药品或试剂缓慢加入到溶剂中，边加边搅拌。

8. 不要用湿手开闭电闸或电器开关。实验完毕后，及时切断电源，关闭酒精灯。

9. 若将玻璃管插入胶塞中，可在塞孔中涂些水和甘油等润滑剂，用布包住玻璃管使其旋转而入，防止折断或割伤人。

10. 起封易挥发溶剂瓶盖时，脸部要避开瓶口，慢慢开启，以防气体冲向脸部。

【实验事故应急处理措施】

天然药物化学实验，常以电、酒精作能源，经常接触对人体有害的试剂，难免发生一些安全事故。下面介绍几种实验室事故应急处理措施：

1. 中毒 有呼吸道吸入中毒、口服中毒、皮肤接触中毒等三种情况。如发生中毒现象，应迅速将中毒者扶离现场至通风良好的地方，解开衣领，松开裤带，做深呼吸，轻者可慢慢恢复。较重者可饮服高锰酸钾（1∶5000）或1%硫酸铜溶液后，压舌催吐后，再根据毒物性质不同，选择饮服鸡蛋清、牛奶、淀粉糊、橘汁、咖啡碱、浓茶等。如发生昏迷、休克，应进行人工呼吸或给氧，并及时送往医院急救。

2. 灼伤 火焰、高温液体、炽热物体、溶剂蒸汽、化学药品直接作用于人体，引起皮肤或机体的烧伤、烫伤，若被火灼伤，忌水洗，可局部涂抹苦味酸、甘油、鸡蛋清、烧（烫）伤膏等。药物灼伤应先用大量水冲洗，再根据药物的性质，采用适宜的方法处理：①酸碱灼伤，先用大量水冲洗后，再用弱碱或弱酸水溶液冲洗，并局部涂凡士林；②溴灼伤，用酒精以及2%硫代硫酸钠分别清洗，再用蘸有甘油的棉球轻轻擦洗，最后涂抹甘油或烫伤油膏；③酚类灼伤，用温水和5%酒精洗后，再用饱和硫酸钠水溶液湿敷。如果试剂溅入眼内，先用大量水淋冲，再点入可的松眼药水等。

3. 触电 如有人发生触电事故，设法使触电者脱离电源是当务之急，方法有：①迅速切断电源；②用木棍或竹竿拨开电线；③穿胶底鞋或踏木板，戴橡胶手套拉开触电者（切忌徒手直接接触触电者，以免连环触电）。脱离电源后，触电轻微者可立即自行恢复，较严重者（数秒钟未恢复知觉）须进行人工呼吸，并立即送医院急救。

4. 燃烧 一旦发生燃烧事故，要沉着冷静，切忌手忙脚乱。首先迅速移走火源附近易燃、易爆物品，再根据燃烧物的理化性质，选用适宜物质和方法扑灭火源。常用的灭火物质与器材有水、砂土和泡沫、惰性气体、四氯化碳灭火器等。比水轻，与水不混溶的溶剂燃烧，用砂土或泡沫、二氧化碳、四氯化碳灭火器扑灭，切忌用水，以免火势蔓延。比水重，与水不混溶的溶剂燃烧，可用喷水的方法扑灭。水溶性溶剂的燃烧，可用砂土、喷水或泡沫、二氧化碳、四氯化碳灭火器等扑灭。不能用水和泡沫灭火器扑灭的物质有：钾、钠、钙、锌、镁、铝、硼、氢化钠（钾）、氢氧化钠（钾）、五氯化磷、五氧化二磷、过氧化钠（钡）、发烟硫酸等。电器起火，必须迅速切断电源，切忌在有电情况下使用水或泡沫灭火器。

5. 爆炸 产生爆炸的原因一般有三种情况：①易爆物在一定条件下发生剧烈的化学反应而爆炸，如多硝基化合物；②某物质的蒸气与空气混合达到一定浓度时，遇火星产生爆炸；③加热液体物质时，容器因内压增大而爆炸。爆炸不仅直接伤害人体，损害仪器设备，而且往往伴随燃烧，危害极大。万一发生爆炸事故，不要惊慌，应根据情况，采取适当的方法处理。因爆炸而受伤者，小伤可自行处理，重伤及时送往医院救治。对因爆炸而产生的燃烧，按上述燃烧灭火的方法处理。

【实验室基本操作】

（一）仪器的洗涤

实验中常使用各种玻璃仪器，这些仪器是否干净，直接影响到所提取、分离的化学成分的纯度和分离精制的结果。所以应保证使用仪器的洁净。洗涤玻璃仪器的方法很多，应根据污物的性质来选用。常用的洗涤方法有：

1. 用水刷洗 用毛刷蘸水刷洗，既可洗去可溶物，也可洗去附着在仪器上的尘土和不溶物。但往往不能去油污和有机物。

2. 用去污粉、合成洗涤剂洗　先把要洗的仪器用水湿润，用毛刷蘸少许去污粉或洗涤剂，擦洗瓶内外，再用水冲洗干净。

3. 用洗涤液洗　对于顽固黏附在玻璃上的斑迹或残渣，可用洗涤液来洗。最常用的洗涤液由等体积浓硫酸和饱和的重铬酸钾溶液配制而成。

已洗净的仪器壁上，不应附着有不溶物或油污。如加水于仪器中，将仪器倒转过来，水即顺着器壁流下，器壁上只留下一层既薄又均匀的水膜，而无水珠附着在上面，则表示仪器已洗干净。

（二）仪器的干燥

1. 加热烘干　急需用的仪器可放于烘箱内干燥（控制在 105℃左右），也可倒置在玻璃仪器烘干器上烘干。一些常用的烧杯、蒸发皿可置石棉网上小火或用电炉烤干。

2. 晒干或吹干　不急需的洗净仪器可倒置于干燥处，任其自然晾干。带有刻度的计量器或小体积烧瓶等，可加入少许易挥发的亲水性有机溶剂（最常用的是无水乙醇）倾斜并转动仪器，慢慢晒干或吹干。

（三）过滤

过滤是最常用的固液分离方法，一般可分为常压过滤和减压过滤两种。

1. 常压过滤　一般主要用于除去沉淀的过滤（需要滤液）。特别适用于过滤颗粒细小的沉淀或胶体沉淀。使用普通漏斗和滤纸，根据过滤的溶液不同，滤纸有两种常用的折叠方法。

（1）**滤锥**　常用于水溶液的过滤。

（2）**槽纹滤纸（菊花形）**　常用于有机溶液的过滤。操作时应注意：过滤前应先润湿滤纸，再倾倒溶液。倾倒溶液时，应将溶液沿玻棒缓慢倾入漏斗中。为加快过滤速度，应先倾入上清液，后倒入沉淀。

2. 减压过滤　又称抽滤或真空过滤。减压可加速过滤并使所得沉淀较干。操作时应注意：①滤纸应剪成比布氏漏斗内径略小的圆形滤纸，大小以盖住漏斗底部所有的孔，但不伸展到漏斗斗壁上为准。②抽滤前用同一种溶剂润湿滤纸，再抽气，使滤纸紧贴布氏漏斗底板，然后倾倒待滤液。如用无水溶剂抽滤时，滤纸与漏斗不宜贴紧，这时可先用少许水湿润滤纸，用纸或干净布压紧抽气，使滤纸贴紧。再用无水溶剂抽滤洗去水分，然后同上法抽滤。③抽滤时，注意漏斗下端的斜削面要对着抽滤瓶侧面的支管，为防止滤液倒流，应在抽滤瓶与抽气泵之间安装一安全瓶。

（四）样品的干燥

由天然药物中提取分离得到的结晶性固体常带有水分或挥发性有机溶剂，需根据样品的性质选择适当的方法进行干燥。常用的干燥方法有以下几种：

1. 自然干燥　为最常用的样品干燥方法。将样品放在表面皿或滤纸上，于空气中干燥。少量样品的快速干燥，可用质量好的滤纸压吸溶剂干燥。此法简便且不需加热，但具吸湿性化合物不宜采用。

2. 加热干燥 对热稳定的样品，待有机溶剂挥干，放于烘箱中待适当温度下干燥至恒重。或将样品置红外灯下干燥，红外灯穿透性强，比普通加热快。但加热干燥不能用于易升华或易分解的样品，其他样品干燥时也不能使加热温度超过结晶的熔点，且要考虑结晶的熔点会因溶剂的存在而有所降低。

3. 干燥器干燥 将结晶样品放入干燥器中用干燥剂在常压或减压下进行干燥。凡熔点低、易吸潮、受热易分解的样品，均可用干燥器干燥。常用的干燥器有：普通干燥器、真空干燥器、真空恒温干燥器。

（1）**普通干燥器** 一般适用于保存经烘箱干燥后易吸潮的样品。

（2）**真空干燥器** 减压情况下可降低干燥温度，缩短干燥时间，提高干燥效率。但使用时真空度不宜过高，以防炸碎；还须防止水压突然下降，水倒流进入干燥器内；取样开启干燥器时，放入空气不宜太快，最好在抽气口上放一小片滤纸，以免样品冲散。

（3）**真空恒温干燥器（干燥枪）** 此法干燥效率高，不仅能除去样品表面的溶剂和水分，还能脱去结晶水。但仅适用于少量样品的干燥。用上述各种干燥器进行干燥时，干燥器中均应散放干燥剂。常用的干燥剂有变色硅胶、无水硫酸钙、无水氯化钙及五氧化二磷等。使用真空干燥器，一般不宜用浓硫酸做干燥剂。

（4）**冷冻干燥** 是样品的水溶液或混悬液在高真空度的容器中冷冻至呈固体状态，然后升华脱水，被干燥的物质即成固体。此法可在真空冷冻干燥器中进行，适用于受热易破坏或易吸潮样品的干燥。

（五）常用干燥剂

干燥剂有碱性干燥剂、酸性干燥剂和中性干燥剂，选择干燥剂时应了解干燥剂和被干燥物的化学性质是否兼容。现将实验室一些常用的干燥剂的性能介绍如下：

1. 氯化钙 有干燥能力的是 $CaCl_2 \cdot 2H_2O$。适用于干燥烃类、卤代烃类、醚类。对沸点较高的溶剂，干燥后重蒸溶剂时，应将干燥剂滤出，不可一起加热蒸馏，以免吸水的干燥剂加热时再度放出水分。缺点是吸水能力不强，并且能和多种有机物生成复合物，如醇、酚、胺、氨基酸、脂肪酸等，因此不适于干燥醇等溶剂，对结构不明的化合物溶液，不宜使用氯化钙来干燥。

2. 硫酸钠 新买来的应加热焙干后使用。无水硫酸钠尤其适用于干燥中性、酸性和碱性有机化合物，如醚、苯、氯仿等溶剂，不适于干燥含水量较多的醇类。无水硫酸钠吸水后成为 $Na_2SO_4 \cdot 10H_2O$。缺点是吸水能力弱，不能用加热的方法促进其吸水，因为含水的硫酸钠在33℃以上又失去结晶水。

3. 硫酸镁 性质同硫酸钠，但吸水效力更强一些。

4. 硫酸铜 制备无水醇时常加以应用，是相当弱的干燥剂。无水硫酸铜为浅绿色，生成水合物质变蓝（$CuSO_4 \cdot 5H_2O$），根据变蓝的递进过程可用来检验溶剂的无水程度，$CuSO_4 \cdot 5H_2O$ 加热至100℃（不宜增至220℃~230℃）失去四分子结晶水可以由此再生。

5. **硫酸钙** 无水硫酸钙由石膏加热至160℃~180℃而得。它是强烈干燥剂之一，但吸水量不大，被干燥的有机液体不需要把它事先分开，可以放在一起蒸馏，适用于干燥甲醇、乙醇、乙醚、丙酮、甲酸和醋酸。

6. **苛性碱** 是碱性干燥剂，适用于干燥氨气、胺类、吡啶、重氮甲烷、生物碱等碱类化合物的干燥，另外，作为干燥器内的干燥剂，用来排除被干燥物质挥发出来的酸性杂质时，应用更多。

7. **碳酸钾** 无水碳酸钾的碱性比苛性碱弱，应用范围较广一些，除适用于干燥碱性物质外，对醇类也适用。

8. **氧化钙** 俗称生石灰，也是一种碱性干燥剂，实验室常用来制造无水乙醇，因为来源方便，生成氢氧化钙不溶于乙醇，需要用超量的氧化钙，1g水要5g块状氧化钙（理论量是3.11g），干燥有机碱液体也可用，氧化钙不适用于甲醇的干燥。

9. **金属钠** 有很强的吸水作用，被广泛应用于各种惰性有机溶剂的最终干燥，如用于乙醚、苯、甲苯、石油醚等。对$CHCl_3$，CCl_4及其他含有$-OH$，$C=O$等反应性强的官能团的溶剂都不能用金属钠脱水，含水量多的溶剂也不能用，因为钠遇水发生爆炸，易引起危险事故。

10. **浓硫酸** 是一种酸性干燥剂，多应用于无机物或作为干燥器内的干燥剂。用于干燥的硫酸可加入1%硫酸钡。当硫酸吸水浓度降低至93%时，即析出结晶，当硫酸浓度降至84%时，即析出很细的结晶，当发现有细小的硫酸钡结晶出现时，就应该换新硫酸。

11. **五氧化二磷** 它的脱水反应是不可逆的，在酸性干燥剂中它的效力是最高的，可用于一般固体、气体和惰性液体的脱水。碱性物质或有羟基的化合物不宜用五氧化二磷来脱水。它的最大缺点是吸水后表面生成一层很黏的磷酸妨碍它的进一步干燥，必须注意五氧化二磷中常含有少量的三氧化二磷，此物与热水作用将生成毒性很大的磷化氢。

12. **硅胶** 二氧化硅与少量水（2%~10%）结合形成的胶状化合物（$SiO_2 \cdot XH_2O$），称为硅胶，呈无色透明玻璃块状，常用作气体干燥剂，吸水硅胶外观无变化，为了便于观察，可加$COCl_2$盐，干燥时呈蓝色，吸水后呈淡黄色（$COCl_2$用量少时则退色）。再生时将硅胶铺在器皿中成一薄层，放入烘箱150℃~180℃加热，注意勿超过200℃。

实验一 槐米中芸香苷的提取分离与检识

【实验目的】

1. 掌握槐米中芸香苷的提取、分离原理及操作方法。
2. 熟悉槐米中芸香苷的结构、性质及检识方法。

【实验器材】

药品及试剂：槐米、浓盐酸、浓硫酸、石灰水、95%乙醇、镁粉、醋酸、2%三氯化铝乙醇溶液、0.5%芸香苷乙醇溶液等。

仪器：烧杯、抽滤装置、超声波清洗器、微波化学试验仪、旋转蒸发仪、水浴锅、玻璃漏斗、层析缸、试管、紫外灯、玻璃棒、脱脂棉、滤纸、电炉、刻度尺、铅笔、pH 试纸等。

【实验原理】

利用芸香苷结构中含有酸性酚羟基，可溶于碱水溶液，酸化后有沉淀析出，以及芸香苷在热乙醇溶液和热水中溶解度较大又不易酶解的特点进行提取。芸香苷在热水和冷水中的溶解度差异大，利用此性质又可以进行精制。

【实验操作】

一、提取装置图（附图1）

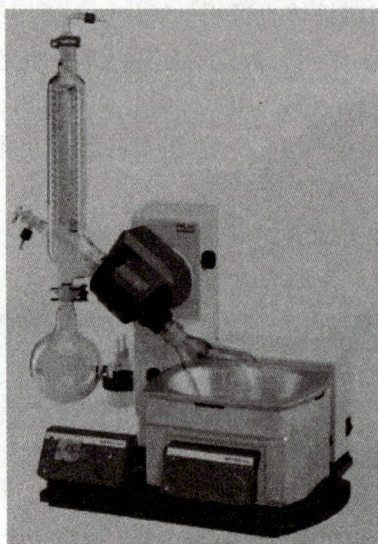

附图1 旋转蒸发浓缩装置图

二、提取

（一）碱溶酸沉法

称取槐米粗粉40g，400ml 3%的硼砂水溶液放入电药壶中，加热煮沸数分钟，在搅拌下加入石灰乳至 pH8～9，保持该 pH 条件下，持续微沸 20～30 分钟，随时补充丢失的水分，趁热抽滤，药渣加 5 倍量的水，同法再提取 2 次。

滤液在 60℃～70℃下保温，用浓盐酸调 pH4～5，浓缩，静置过夜，使之充分沉淀，抽滤。水洗沉淀至洗液呈中性。60℃干燥，得到芸香苷粗品，并称量。

将粗品芸香苷加入 200 倍量的沸水中，加热至完全溶解，趁热抽滤。滤液放冷，至沉淀完全，抽滤，得精制芸香苷（别名芦丁）。干燥称量。流程见附图2

槐米粗粉

　　加10倍量水及适量硼砂，煮沸，在搅拌下加入石灰乳至pH8～9，保持
　　该pH条件下，持续微沸20～30min，随时补充丢失的水分，趁热抽滤，
　　药渣加5倍量的水，同法再提2次

合并提取液

　　在60℃～70℃下，用浓盐酸调pH4～5，浓缩（水浴或旋转蒸发），
　　静置，抽滤。水洗沉淀至洗液呈中性。60℃干燥

芦丁粗品

　　热水或乙醇重结晶

芦丁

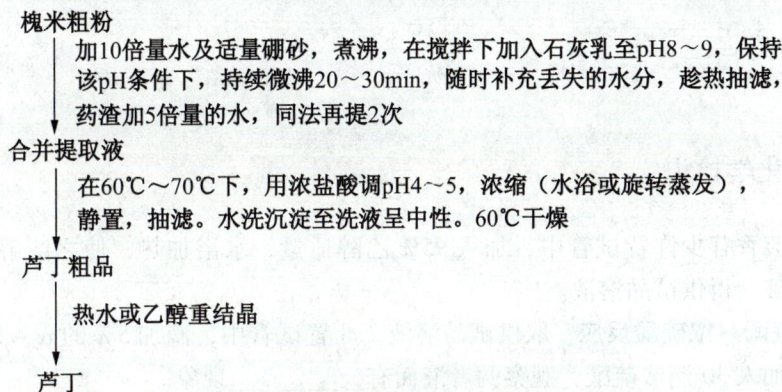

附图2　槐米中芦丁的碱水提取法流程图

（二）超声波提取法

　　称取槐米粗粉5g，加入70%的乙醇50ml，浸泡过夜，超声波提取40分钟，频率为20KHz，过滤，反复2次，合并滤液，滤液浓盐酸酸化至pH4～5，回收乙醇，浓缩液静置24小时，倾去上清液，抽滤，滤渣低温干燥，得芸香苷。流程图如下（附图3）

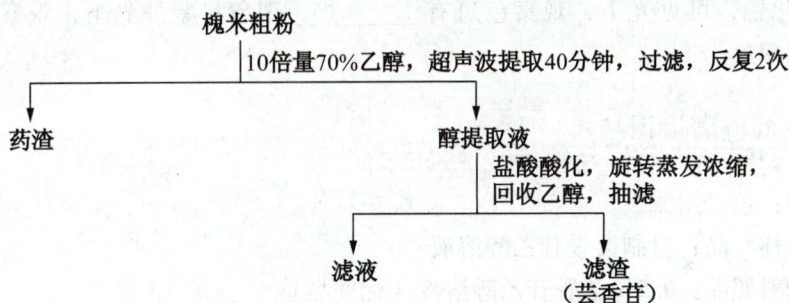

槐米粗粉

　　10倍量70%乙醇，超声波提取40分钟，过滤，反复2次

药渣　　　　　　　　　　　醇提取液

　　　　　　　　　　　　　　盐酸酸化，旋转蒸发浓缩，
　　　　　　　　　　　　　　回收乙醇，抽滤

　　　　　　　　　　滤液　　　　　　　滤渣
　　　　　　　　　　　　　　　　　　（芸香苷）

附图3　槐米中芦丁的超声波提取法流程图

（三）微波提取法

　　称取槐米粗粉3g，置圆底烧瓶中，加入蒸馏水30ml，浸泡10分钟，放入微波化学试验仪中，调节功率26W，回流时间25分钟，趁热过滤，反复提取3次，合并滤液，浓缩，浓缩液冷却至室温，待沉淀物完全析出，过滤，滤渣少量水洗，于烘箱中干燥，即得芸香苷（附图4）。

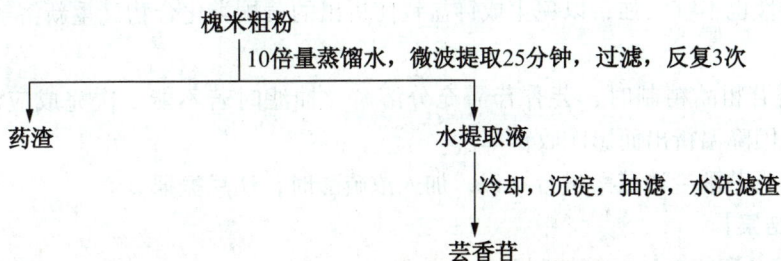

槐米粗粉

　　10倍量蒸馏水，微波提取25分钟，过滤，反复3次

药渣　　　　　　　　　　　水提取液

　　　　　　　　　　　　　　冷却，沉淀，抽滤，水洗滤渣

　　　　　　　　　　　　　芸香苷

附图4　槐米中芦丁的微波提取法流程图

三、检识方法

（一）化学检识

取自制芸香苷少许置试管中，加入95%乙醇适量，水浴加热，使之溶解，放冷后滤过，取滤液，得供试品溶液。

1. α-萘酚-浓硫酸反应 取供试品溶液2ml置试管中，滴加5%的α-萘酚2滴，再沿试管壁加入30滴浓硫酸，观察两者液面有_____现象。

2. 盐酸-镁粉反应 取供试品溶液2ml置试管中，加入少许镁粉，再向试管中滴加浓盐酸数滴，观察_____现象。

3. 锆盐的络合反应 取供试品溶液2ml置试管中，滴加2% $ZrOCl_2$ 甲醇溶液观察_____现象，再滴加2%枸橼酸甲醇溶液，观察_____现象。若反应在加入枸橼酸后现象不明显，可加入5倍量的水稀释后观察。

4. 三氯化铝反应 用滴管向滤纸上滴1~2滴供试品溶液，再向供试液上滴1滴1%的三氯化铝，可见光下，观察色斑有_____现象；紫外光下，观察色斑又有_____现象。

（二）纸色谱检识

支持剂：色谱用滤纸。

试样：样　品：自制芸香苷乙醇溶液

对照品：0.5%芸香苷乙醇溶液（标准品）

展开剂：正丁醇-醋酸-水（4:5:1，上层）

显色剂：1%三氯化铝乙醇溶液

结果：自然光下观察色斑颜色或喷显色剂后与紫外灯下观察荧光。

【注意事项】

1. 芸香苷分子中因含有邻二酚羟基，性质不稳定，故在碱性溶液中加热提取芸香苷时加入少量硼砂。

2. 提取时所用碱液浓度不宜过高，以免在强碱性和加热下，破坏黄酮母核；加酸酸化时，酸性也不宜太强，以免生成锌盐致使析出的黄酮类化合物又重新溶解，降低收得率。

3. 芸香苷粗品精制时，芸香苷需充分溶解，抽滤时若不能一次完成应注意保温，避免芸香苷因降温析出而影响收得率。

4. 用α-萘酚-浓硫酸进行检识，加入浓硫酸时，切忌振摇。

【实验结果】

1. 提取分离精制 计算精制芸香苷收得率。

2. 芸香苷颜色反应结果

附表1

反应试剂	实验现象
α-萘酚-浓硫酸反应	
盐酸-镁粉反应	
锆盐的络合反应	

3. 纸色谱检识

显色：_____（日光下），显色_____（紫外光下）。

芸香苷 R_f = _____。

【思考题】

1. 用前面所学的知识，说明用"碱溶酸沉法"从槐米中提取芸香苷的原理及注意事项。

2. 依据芸香苷溶解度的性质，说明水提取精制的原理。

3. 实验中应重点注意哪些问题？

4. 检识芸香苷，还可以采用哪些方法？

实验二 大黄中羟基蒽醌类化合物的提取、分离与检识

【实验目的】

1. 掌握回流提取法、浓缩法、两相溶剂萃取法的基本操作技术。

2. 掌握薄层色谱法的原理和操作，应用制备TLC法从大黄中分离蒽醌类成分。

3. 掌握pH梯度萃取法分离羟基蒽醌类化合物的基本原理。

4. 熟悉羟基蒽醌类化合物的结构与性质。

5. 学会运用薄层色谱法和化学显色法检识大黄中的羟基蒽醌类化合物。

6. 培养学生利用所学的理论知识解决实际问题的能力，以适应岗位的需求。

7. 培养学生的职业能力、职业素养、实践操作能力和团结协作的能力。

【实验器材】

药品：大黄饮片，大黄酸、大黄素、大黄素甲醚、大黄酚和芦荟大黄素对照品。

试剂及仪器：无水乙醇、石油醚、乙酸乙酯、丙酮、甲醇、冰醋酸、2% NaOH、醋酸镁、浓硫酸、浓氨水、乙醚、5% NaHCO₃、2.5% Na₂CO₃、5% Na₂CO₃、浓盐酸、无水硫酸钠、乙醇、0.5% CMC-Na；薄层硅胶G、玻璃板、毛细管、白瓷板、水浴锅（或电热套）、试管、量筒、烧杯（100ml、250ml）、圆底烧瓶（500ml）、锥形瓶（10ml、50ml、250ml、500ml、1000ml）、分液漏斗（500ml）、冷凝管；超声提取器、旋转蒸发仪、循环水泵、紫外灯、硅胶柱、抽滤瓶（500ml）、立式小展开槽。

【实验原理】

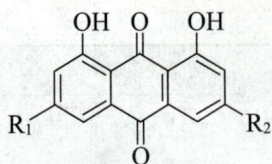

大黄酚　　　　R₁=H　　　　R₂=CH₃
大黄素　　　　R₁=OH　　　R₂=CH₃
大黄素甲醚　　R₁=OCH₃　　R₂=CH₃
芦荟大黄素　　R₁=H　　　　R₂=CH₂OH
大黄酸　　　　R₁=H　　　　R₂=COOH

1. 大黄中五种游离羟基蒽醌极性、酸碱性大小

酸性大小顺序是：大黄酸 > 大黄素 > 芦荟大黄素 > 大黄酚 ≈ 大黄素甲醚；极性大小顺序是：大黄酸 > 大黄素 > 芦荟大黄素 > 大黄素甲醚 > 大黄酚。大黄酸适用于 $NaHCO_3$ 溶液提取，大黄素适用于 Na_2CO_3 溶液提取，芦荟大黄素适用于 NaOH 溶液提取。

2. 提取分离原理

（1）**溶剂回流提取法**　利用乙醇作为提取溶剂，可以把不同类型性质互异的蒽醌类成分提取出来。回收乙醇得总提取物，蒽醌苷元成分在乙醚中有一定的溶解度，用乙醚进行提取，得总蒽醌苷元。根据蒽醌苷元的酸性强弱差异，采用 pH 梯度萃取法，用不同的碱液进行萃取，最后得到酸性不同的蒽醌苷元。

（2）**硅胶薄层吸附色谱法**　化合物的吸附能力与它们的极性成正比，较大极性的化合物吸附较强，因而 R_f 值较小。因此利用化合物极性的不同，用硅胶薄层色谱可将一些结构相近或顺、反异构体分开。

【实验操作】

一、提取装置图

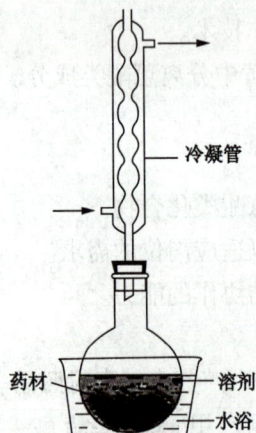

附图 5　加热提取装置

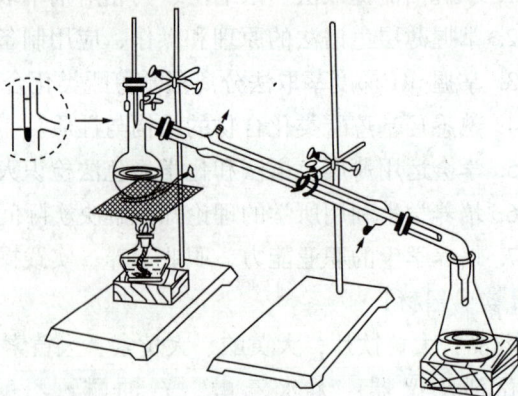

附图 6　常压蒸馏装置

二、提取分离

（一）超声提取、TLC 分离

1. 提取　称取大黄粉 20g（过 40 目筛），置于 1 000ml 的锥形瓶中，加 90% 乙醇

600ml，浸润12小时，密闭。浸润后，70℃条件下，超声（功率300W）提取2次，每次15分钟。

乙醇提取液分次移入500ml的圆底烧瓶中，每次置入体积勿超过瓶容积的1/2，常压蒸馏浓缩，回收溶剂，得乙醇总提取物。

2. TLC分离大黄中的游离羟基蒽醌

（1）制备分离薄层板　取60g薄层硅胶，加入3倍量5% CMC – Na，用乳钵研磨，调成均匀的糊状，除去气泡，涂布于玻璃板上，铺制20cm×20cm薄层板3块（每块板可涂10~25g硅胶）。板上的吸附剂厚度一般为0.5~1mm。板铺好后，经室温干燥后活化。

（2）样品制备　取200mg大黄提取物，配成甲醇溶液，滤过。每块板一般可分离10~100mg的样品。样品溶液浓度为5%~10%。分离较大量的样品，可用多块薄层板分离。

（3）点样　在距边缘1.5~2cm处用铅笔画一条线，沿线用毛细管或点样器点上样品溶液。

（4）展开剂　选用石油醚（30℃~60℃）– 乙酸乙酯 – 甲酸（15∶5∶1）作为展开剂，配制80ml。先将展开剂加入展开槽中10分钟使之饱和，然后放入薄层板，勿使样品带浸入溶剂中。展开剂用量一般每块板35~50ml。待溶剂完全展开后，取出板，放到通风橱中挥散至干。

（5）色带位置的确定　在紫外灯下观察荧光或暗斑，用铅笔画下色带位置。

（6）样品的洗脱、合并　按色带刮下带有样品的吸附剂，分别以丙酮洗脱，回收溶剂，即得大黄中的五种游离羟基蒽醌。

（二）溶剂提取、pH梯度萃取及柱色谱分离

1. 大黄中总蒽醌类成分的提取、分离

（1）总蒽醌类成分的提取　称取大黄粗粉50g，置于250ml的圆底烧瓶中，加95%乙醇至略高于药粉为度，安装球形冷凝管，置水浴或电热套上加热回流，保持乙醇微沸2小时，倾出乙醇提取液，药渣加入95%乙醇再热提取一次，提取时间1小时，倾出乙醇提取液，合并两次提取液。常压或减压蒸馏浓缩至糖浆状（勿太稠厚），趁热将浓缩物转移至锥形瓶中，圆底烧瓶中剩余的浓缩物以少量（数毫升）热乙醇洗涤后合并至锥形瓶中，得乙醇总提物，见附图7。

（2）游离蒽醌及蒽醌苷的分离　向盛有乙醇总提物的锥形瓶中，加入乙醚60ml冷浸，时时振摇（勿使内容物外溅），将上层乙醚液倾入另一个500ml锥形瓶中，并将下层糖浆状物用乙醚（每次40ml）冷浸数次，直至乙醚提取液呈色较浅为止（约3~4次），合并乙醚提取液，见附图7。

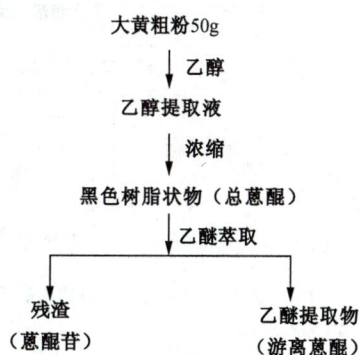

附图7　大黄中总蒽醌类成分的提取分离

2. pH 梯度萃取法分离游离蒽醌　将含有游离蒽醌的乙醚溶液置 500ml 分液漏斗中，加 5% NaHCO₃水溶液 40ml，轻轻振摇，放置待分层后，放出下层 NaHCO₃溶液，置于另一锥形瓶中。上层乙醚液留在分液漏斗中，再加 5% NaHCO₃溶液 30ml 萃取两次（每次振摇后放置分层时间应稍长，以免乙醚溶液混在下层水溶液中，影响分离效果），合并 NaHCO₃提取液，观察其颜色，在搅拌下小心滴加 HCl，观察酸化过程中的颜色变化，并防止酸化产生的气体将内容物溅出。析出的沉淀在布氏漏斗上抽滤收集，用水洗涤至不呈酸性为止，沉淀物移置表面皿上干燥，称重得沉淀Ⅰ，沉淀Ⅰ主要含有大黄酸。

同法，分别用 5% Na₂CO₃、2% NaOH 萃取数次，分别加 HCl 酸化，放置，抽滤，收集沉淀，经水洗、抽干，移置表面皿上，干燥后称重，得沉淀Ⅱ和Ⅲ。沉淀Ⅱ主要含有大黄素。沉淀Ⅲ中主要是大黄酚、芦荟大黄素和大黄素甲醚的混合物。见附图 8。

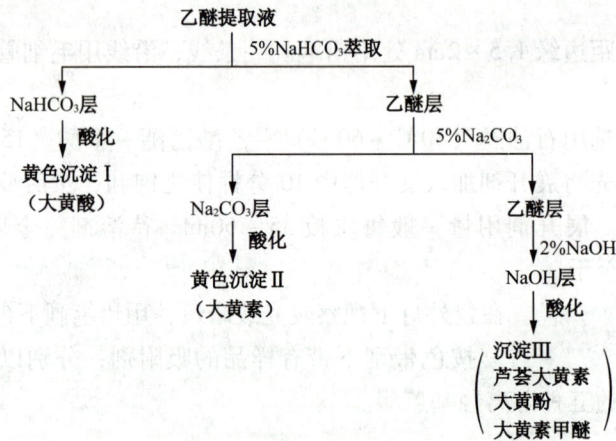

附图 8　pH 梯度萃取法分离游离蒽醌

3. 柱层析法分离游离蒽醌

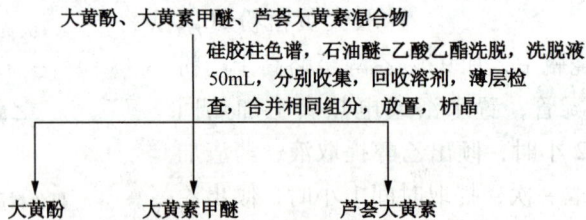

附图 9　柱色谱法分离游离蒽醌

（注：此柱色谱应细长，可选用酸式滴定管，硅胶可采用 100～200 目，湿法装柱，上柱前待分离的样品用 5 倍量硅胶拌样）

三、检识方法

（一）薄层检识

吸附剂：硅胶 G。

展开剂：PE∶EtOAc∶HAc（15∶5∶1）。

样品：分离得到的 5 个样品的乙醚提取物。

对照品：大黄酸，大黄素，大黄素甲醚，大黄酚，芦荟大黄素。

展开距离：10cm。

显示：先在紫外灯下观察，再用氨气熏后显色。

（二）化学检识

分别取大黄乙醚提取液数滴，置于白瓷板孔穴中，加入不同检识试剂数滴（附表2）。

附表2　各种呈色反应试验

样　　品	检识试剂	现　　象
大黄乙醚提取液	2% NaOH 水溶液 0.5% 醋酸镁乙醇溶液 浓硫酸	

【注意事项】

1. 提取过程中，如乙醚挥发，可酌量补加。

2. HCl 酸化时产生大量 CO_2 气体，防止气体产生时，内容物溢出。

3. 当用碱液萃取乙醚溶液时，碱水层变为红色，是因为发生了 Borntrager 反应，加酸后溶液变为黄色。

4. 分液漏斗使用前应检漏。

5. 柱色谱应干燥、洁净；装柱时，下端活塞应打开；洗脱剂不能低于柱平面。

6. 薄层板制备的好坏直接影响色谱的结果，薄层应尽量均匀且厚度要固定（0.5～1mm）。否则，在展开时前沿不齐，色谱结果也不易重复。

7. 薄层点样，斑点直径一般不超过2mm；点样要轻，不可刺破薄层；薄层色谱的展开，需要在密闭容器中进行。

8. pH 梯度萃取法适用于酸碱性差异较大的化合物。

【实验结果】

1. 化学检识

附表3

反应试剂	反应现象
碱液试验	
醋酸镁	
浓硫酸	

2. 薄层色谱

显_____（紫外灯下）。

芦荟大黄素 R_f = _____，大黄酸 R_f = _____，大黄素 R_f = _____，大黄素甲醚 R_f = _____，大黄酚 R_f = _____。

【思考题】

1. 不同实验小组间提取分离结果有什么不同？原因是什么？

2. 制备薄层色谱法的优缺点有哪些？它和硅胶柱色谱洗脱顺序是否一致？

3. pH 梯度萃取法的原理是什么？适用于哪些天然药物化学成分的分离？

4. 根据大黄中所含五种羟基蒽醌的结构，说明为什么它们可以分别被不同的碱性水溶液提取出来？

实验三　粉防己中汉防己甲素和汉防己乙素的提取分离与检识

【实验目的】

1. 掌握生物碱的一般溶剂提取法和汉防己甲素与汉防己乙素的分离方法。

2. 熟悉汉防己甲素和汉防己乙素的理化性质与检识方法。

3. 培养学生严格按照标准操作规程操作的能力及安全生产的意识。

【实验器材】

药品及试剂：粉防己粗粉，盐酸，无水硫酸钠，粉防己碱对照品，防己诺林碱对照品，硅胶 G 板，氨水，95％乙醇，氯仿，丙酮，甲醇，碘化铋钾，改良碘化铋钾，碘化汞钾，苦味酸等。

仪器：索氏提取器铁架台，分液漏斗，具塞锥形瓶，滤纸，真空泵，布氏漏斗，层析槽，毛细管，层析缸等。

【实验原理】

利用防己总生物碱可溶于乙醇的性质进行提取，得到的总碱用酸水溶解，达到除去脂溶性杂质和精制的目的；总碱中的汉防己甲素和汉防己乙素在碱性条件下易溶于亲脂性溶剂难溶于水，而与水溶性轮环藤酚碱分离而获得。

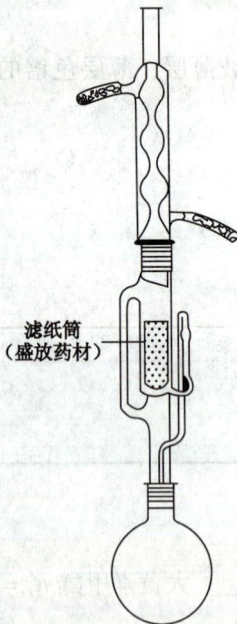

滤纸筒
（盛放药材）

附图 10　索氏提取装置图

【实验操作】

一、提取装置（见附图 10）

二、提取

（一）溶剂提取法

1. **总生物碱的提取**　将汉防己粗粉 100g 置于附图 10 的滤纸筒中，将 300ml 95％乙醇置于 500ml 圆底烧瓶中，水浴加热 1h 后，将圆底烧瓶中的提取液置于锥形瓶中，再往圆底烧瓶中加入 200ml 95％乙醇继续对药渣同法提取 1 次，30min 后，合并 2 次提取液，放冷，冷却后如有絮状物析出，滤过，澄清溶液浓缩至无醇味，成糖浆状，即得到总生物碱。

2. 脂溶性生物碱和水溶性生物碱的分离 将糖浆状总提取物置于锥形瓶中，逐渐加入 1% 盐酸约 100ml，充分搅拌使生物碱溶解，不溶物呈树脂状析出下沉，静置，滤出上清液，锥形瓶底部的不溶物再用 1% 盐酸少量多次洗涤，直至洗液对生物碱沉淀试剂反应微弱。合并洗液和滤液，静置，过滤，所得澄清溶液置于 1000ml 锥形瓶中，滴加浓氨水调 pH 至 9~10，移至 1000ml 分液漏斗中，加 150mlCHCl$_3$ 萃取，静置分层后放出氯仿层。碱水层再用新的氯仿萃取数次，每次用氯仿 100ml，直至氯仿提取液中生物碱反应微弱为止（取氯仿液滴在滤纸上喷碘化铋钾试剂显色不明显）。CHCl$_3$ 液中含脂溶性叔胺碱，而 CHCl$_3$ 萃取过的氨性碱水液含有水溶性生物碱。可取少量 CHCl$_3$ 萃取过的氨性碱水液，加盐酸酸化至 pH4~5，滴加雷氏铵盐饱和水溶液观察有无沉淀生成。

CHCl$_3$ 液置于 1000ml 具塞锥形瓶中，加无水硫酸钠 10g，振摇后，放置脱水，滤过至干燥的蒸馏瓶中，常压蒸馏回收 CHCl$_3$，残留物减压抽松。

将抽松物用丙酮 15ml 溶解转移至 50ml 锥形瓶中，小心滴加纯化水至微浑浊，稍加热使澄清，放冷后，置冰箱中放置析晶。抽滤结晶，干燥后得脂溶性总生物碱。见附图 11。

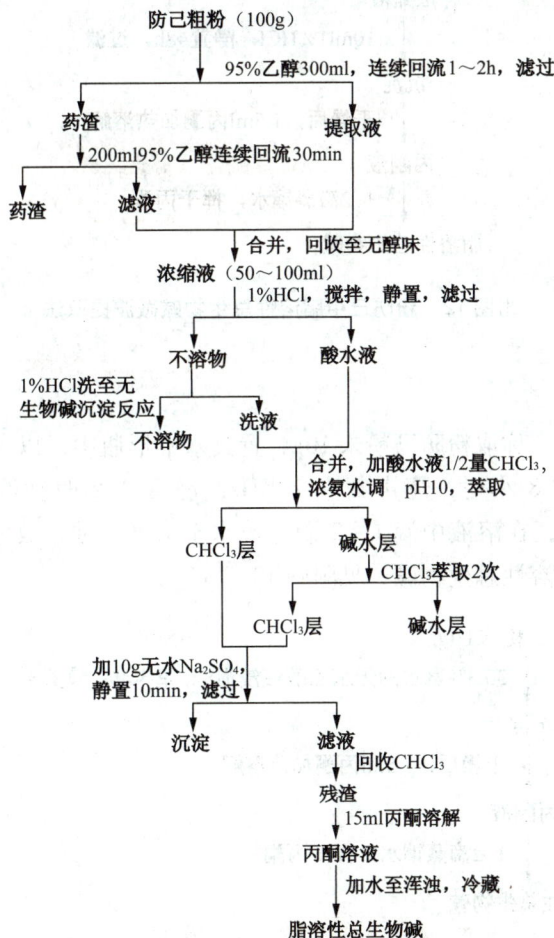

附图 11 粉防己中脂溶性总生物碱的提取法

（二）微波提取法

采用微波辅助法提取，称取粉防己粉末 10g，放入烧杯中，加入 55% 的乙醇溶液 130ml，摇匀，静置 10min，放入微波炉中加热，设定功率 480W，时间 3.5min，抽滤。按同样条件再提取一次。合并两次滤液，减压蒸馏至无醇味。将剩余液倒入烧杯，加入 10ml1% 盐酸，静置 48 小时后过滤去除沉淀，用浓氨水调滤液 pH9，放置 48 小时后抽滤，沉淀干燥后，用 1.5ml 丙酮加热溶解，在溶液中滴 1~2 滴蒸馏水至溶液微浊，放置待溶液挥干得白色结晶，即汉防己中脂溶性总生物碱。附图 12。

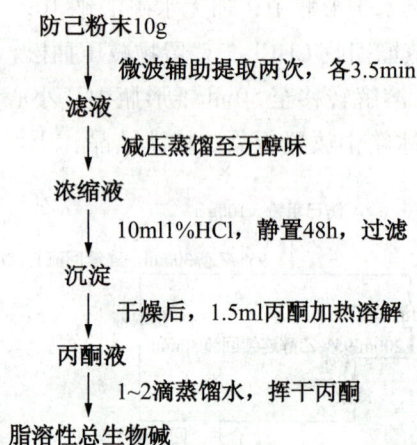

防己粉末10g

↓ 微波辅助提取两次，各3.5min

滤液

↓ 减压蒸馏至无醇味

浓缩液

↓ 10ml1%HCl，静置48h，过滤

沉淀

↓ 干燥后，1.5ml丙酮加热溶解

丙酮液

↓ 1~2滴蒸馏水，挥干丙酮

脂溶性总生物碱

附图 12　粉防己中脂溶性总生物碱微波提取法

（三）超声提取法

采用超声提取法，称取粉防己粉末 10g，置具塞锥形瓶中，以含 33.3% 氨水的无水乙醇溶液 100ml 浸泡 8 小时，超声频率 20KHz，静置 8 小时抽滤，沉淀干燥后，用 1.5ml 丙酮加热溶解，在溶液中滴 1~2 滴蒸馏水至溶液微浊，放置待溶剂挥干得白色结晶，即汉防己中脂溶性总生物碱，见附图 13。

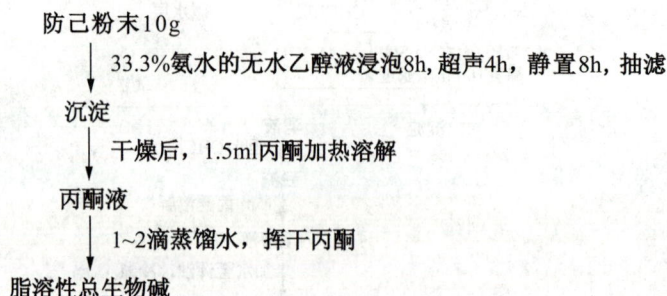

防己粉末10g

↓ 33.3%氨水的无水乙醇液浸泡8h，超声4h，静置8h，抽滤

沉淀

↓ 干燥后，1.5ml丙酮加热溶解

丙酮液

↓ 1~2滴蒸馏水，挥干丙酮

脂溶性总生物碱

附图 13　粉防己中脂溶性总生物碱超声波提取法

三、检识方法

（一）化学检识

附表4　常用的生物碱沉淀试剂

药品取量	检识试剂	现象
取供试液1ml于试管中	碘化铋钾 碘化汞钾 硅钨酸	

（二）薄层色谱检识

吸附剂：硅胶 G – CMC – Na 板。

展开剂：氯仿 – 甲醇（10∶1）用氨气饱和；氯仿 – 丙酮 – 甲醇（6∶1∶1）。

试样：样品脂溶性总生物碱的无水乙醇溶液。

对照品：粉防己碱和防己诺林碱的无水乙醇溶液（标准品）。

显色剂：改良碘化铋钾试剂。

【注意事项】

1. 脂溶性生物碱分离的加酸量应控制在加酸时溶液不再产生浑浊即可。

2. 两相溶剂萃取法操作时应注意不要用力振摇，将分液漏斗轻轻旋转摇动，可适当延长振摇时间，以免产生乳化现象。一旦发生严重乳化现象难以分层时，可用以下方法解决：①用玻璃棒，在乳化层处顺一个方向轻轻搅拌；②加中性盐使溶液饱和，利用盐析作用使两层分离；③将乳化层分出，通过抽滤，使两层分离等。

3. 在进行两相溶液萃取时，力求萃取完全，提尽生物碱，防止生物碱丢失而影响收得率。

4. 检查生物碱是否萃取完全的方法，可采用纸上斑点试验方法。取最后一次氯仿萃取液数滴，滴于滤纸片上，待氯仿挥尽之后，喷洒改良碘化铋钾试剂，若无红棕色斑点，表示已萃取完全。

5. 薄层色谱显色之前，应在80℃左右完全挥干展开剂。

6. 提取分离之前，可以增加药材中是否含生物碱的鉴别试验。方法：取防己药材粉末 2g，置小烧杯中，加 1% 盐酸 20ml，浸泡 1 小时，滤过，将滤液置100ml 分液漏斗中，浓氨水调 pH9.5，加氯仿 10ml 萃取两次，分取氯仿层，再用 1% 盐酸 10ml 萃取，分取酸水层，进行 3 种以上生物碱的沉淀反应，判断生物碱是否存在。

【实验结果】

1. 化学检识

附表5　粉防己生物碱的沉淀反应

试剂	反应现象
碘化铋钾	
碘化汞钾	
硅钨酸	

2. 薄层色谱检识

显：＿＿＿＿＿＿＿色（日光下），显＿＿＿＿＿＿＿（紫外灯下）。

【思考题】

1. 若要进一步分离汉防己甲素和汉防己乙素，可用哪些方法分离？

2. 萃取操作时要注意哪些问题？萃取操作中若已发生乳化应如何处理？

3. 用生物碱沉淀反应鉴定防己碱时，为什么选用三种生物碱沉淀试剂？操作时要注意哪些问题？

实验四　八角茴香中挥发油的提取与检识

【实验目的】

1. 掌握安装挥发油测定装置的方法。

2. 掌握挥发油的检识方法。

3. 掌握水蒸气蒸馏法提取挥发油的基本原理和操作技术。

4. 熟悉实践操作过程中的注意事项并会运用所学知识，对发生的问题、产生的现象予以分析和解释。

【实验器材】

药品及试剂：八角茴香粗粉、蒸馏水、硅胶G薄层板、石油醚、乙酸乙酯、香草醛、浓硫酸、八角茴香油对照品等。

仪器：圆底烧瓶、挥发油测定器、回流冷凝管、电热套、铁架台、超声波提取器、微波炉、旋转蒸发仪等。

【实验原理】

1. 药材来源及功效

八角茴香为木兰科植物八角茴香干燥成熟的果实。具有温阳散寒，理气止痛的作用。

2. 成分简介　八角茴香含挥发油约5%，相对密度为0.978～0.988，主要成分为茴香脑，约占挥发油的80%～90%。此外，还有少量茴香醛、茴香酸、甲基胡椒酚等。茴香脑为白色结晶，熔点21.4℃，几乎不溶于水，溶于苯、乙酸乙酯、丙酮、二硫化碳及石油醚等。

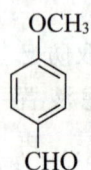

茴香醛

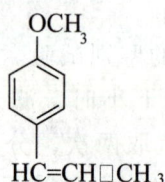

茴香脑

3. **提取分离原理** 挥发油具有挥发性，能随水蒸气馏出，但不溶或极难溶于水，易溶于有机溶剂中，可利用水蒸气蒸馏法、微波提取法以及超声波提取法提取挥发油。

【实验操作】

一、挥发油测定器装置（见附图14）

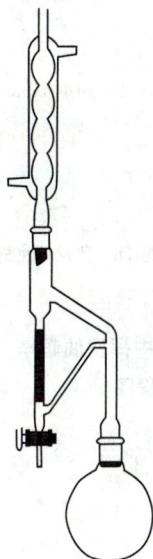

附图14　挥发油测定器

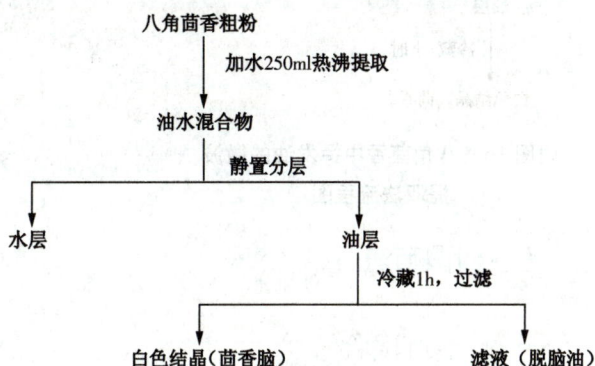

八角茴香粗粉
　　↓加水250ml热沸提取
油水混合物
　　↓静置分层
水层　　　　　　　　　　油层
　　　　　　　　　　　　↓冷藏1h，过滤
白色结晶（茴香脑）　　　　　　滤液（脱脑油）

附图15　八角茴香中挥发油水蒸气蒸馏法流程图

二、提取

（一）水蒸气蒸馏法

1. **提取** 称取八角茴香粗粉 50g，置于圆底烧瓶中，加水 250ml，充分搅拌混匀，连接挥发油测定器（附图14）与回流冷凝管，接通冷凝水，缓慢加热至沸，当测定器中油量不再增加，停止加热，静置分层，分取油层，计算收得率。

2. **分离** 将所得的八角茴香油置冰箱中冷藏 1 小时左右，即有白色结晶析出，趁冷滤过，压干。结晶主要是茴香脑，滤液为析出茴香脑后的脱脑油（附图15）。

（二）微波提取法

取 20g 干燥八角茴香粗粉于 150ml 圆底烧瓶中，加入 100ml 蒸馏水，设置微波功率为 160W 提取 30 分钟，得无色透明挥发油，用无水 Na_2SO_4（分析纯）干燥，静置分层，分取油层，将所得的八角茴香油置冰箱中冷藏 1 小时左右，即有白色结晶析出，趁冷滤过，压干（附图16）。

（三）超声提取法

取八角茴香原料 100g，加入 200ml 蒸馏水，浸泡 1~2 小时，温度 50℃，超声频率 20 千赫兹，提取 30 分钟后加石油醚分 5 次逐步萃取，得到比较纯的挥发油石油醚溶液；再加入无水硫酸钠，静置 12 小时，干燥脱水，然后通过旋转蒸发仪，使石油醚溶剂蒸发，得到无色透明的挥发油，称重，计算产量（附图 17）。

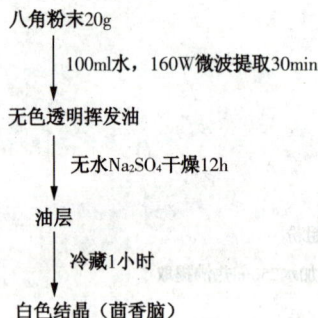

八角粉末20g
↓ 100ml水，160W微波提取30min
无色透明挥发油
↓ 无水Na₂SO₄干燥12h
油层
↓ 冷藏1小时
白色结晶（茴香脑）

附图 16　八角茴香中挥发油的微波提取法流程图

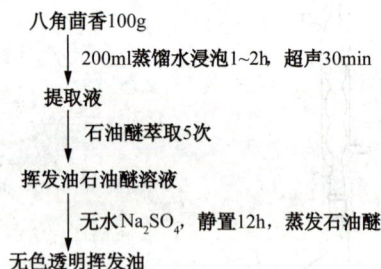

八角茴香100g
↓ 200ml蒸馏水浸泡1~2h，超声30min
提取液
↓ 石油醚萃取5次
挥发油石油醚溶液
↓ 无水Na₂SO₄，静置12h，蒸发石油醚
无色透明挥发油

附图 17　八角茴香中挥发油超声提取法流程图

三、检识方法

（一）油斑试验

将油脂和提取分离的八角茴香油点于滤纸的不同位置上，常温放置（或加热烘烤），观察各油斑是否消失。

（二）薄层色谱检识

吸附剂：硅胶 G 薄层板（自制，110℃活化 30 分钟）。
展开剂：①石油醚 - 乙酸乙酯（85：15）；②石油醚。
显色剂：香草醛 - 浓硫酸试剂。
试样：八角茴香油、八角茴香脱脑油。
对照品：茴香醛石油醚溶液。
操作：分别将试样和对照品点于薄层色谱板上。首先用展开剂①展开至色谱板中段，取出，挥干溶剂；再用展开剂②展开至前沿，取出色谱板，挥干溶剂，喷显色剂，观察结果。

【注意事项】

1. 提取挥发油时，由于油水密度接近，往往油水分层不明显，可放置一段时间，待油水完全分层后，再将油层分出。

2. 本实验采用单向二次色谱法检识，在第一次展开后，将展开剂完全挥去，再进行第二次展开，否则将改变第二次展开剂的极性，从而影响分离效果。一般含氧的烃类和萜类化合物极性较大，可被石油醚与乙酸乙酯的混合溶液较好地展开，而不含氧的烃类和萜类化合物极性小，在薄层色谱板上可被石油醚较好地展开。

3. 挥发油易挥发，因此进行色谱检识时，操作应及时，不宜久放。

4. 喷洒香草醛－浓硫酸试剂进行显色时，应于通风橱内进行。

【实验结果】

1. 油斑检识结果

附表6　挥发油一般检识

样　品	斑点大小（cm）	放置时间（h）	现象	结果
挥发油				
油脂				

2. 薄层色谱法

显：_____色（紫外灯下）。

【思考题】

1. 用水蒸气蒸馏法提取挥发油时应注意哪些问题？

2. 超声波提取的优缺点有哪些？

附录　天然药物化学成分检识试剂的配制及检识结果

检识成分类型	试剂名称	配制方法	检识结果
1. 生物碱类	①碘化铋钾试剂	取碱式硝酸铋钾 0.85g，加冰醋酸 10ml 与水 40ml 溶解后，加碘化钾溶液（4→10）20ml，摇匀，即得	试管检识出现橘红色至黄色无定形沉淀；薄层色谱检识显橘红色成红棕色斑点性反应
	②改良的碘化铋钾试剂	取碘化铋钾试液 1ml，加 0.6mol/L 盐酸溶液 2ml，加水至 10ml，即得	
	③碘 - 碘化钾试剂	取碘 0.5g 与碘化钾 1.5g，加水 25ml 使溶解，即得	试管检识出现红棕色无定形沉淀；薄层色谱检识显棕褐色斑点
	④苦味酸试剂	苦味酸 1g 溶于 100ml 水中	试管检识出现黄色沉淀或结晶
	⑤碘化汞钾试剂	取氯化汞 1.36g，加水 60ml 使溶解，另取碘化钾 5g，加水 10ml 使溶解，将二液混合，加水稀释至 100ml，即得	试管检识出现类白色沉淀
	⑥硅钨酸试剂	硅钨酸 5g 溶于 100ml 水中，加盐酸少量至 pH2 左右	试管检识出现淡黄色或灰白色无定形沉淀
	⑦鞣酸试剂	取鞣酸 1g，加乙醇 1ml，加水溶解并稀释至 100ml，即得。本液应临用现制	试管检识出现白色沉淀
2. 糖类、苷类	①碱性酒石酸铜试剂	由甲液与乙液等量混合而成。甲液：6.93g 结晶硫酸铜，加水至 100ml；乙液：34.6g 酒石酸钾钠及 10g 氢氧化钠，加水至 100ml。用时将两液等量混合，即得	试管检识出现砖红色 Cu_2O 沉淀
	③ 氨性硝酸银（Tollen）试剂	取硝酸银 1g，加水 20ml 溶解后，滴加氨试液，随加随振荡，至初始的沉淀将近全溶，滤过，即得。本液应置棕色瓶中，在暗处保存	还原糖与 Tollen 试剂反应产生金属银，呈银镜或黑色沉淀
	④α - 萘酚试剂	取 15%α - 萘酚乙醇溶液 10.5ml，缓缓加硫酸 6.5ml，混匀后再加乙醇 40.5ml 及水 4ml，混匀，即得	试管检识两液层交界面出现紫红色环；色谱检识，喷后 100℃ 烤 3 ~ 6min，多数糖呈蓝色，鼠李糖呈橙色

检识成分类型	试剂名称	配制方法	检识结果
3. 酚类与鞣质	①三氯化铁试剂	取三氯化铁9g，加水使溶解成100ml，即得	试管检识呈蓝、绿、紫色。色谱检识，喷后呈溶绿色或棕红色
	②三氯化铁-铁氰化钾试剂	甲液：2%三氯化铁水溶液；乙液：1%铁氰化钾水溶液。用时将甲液、乙液等体积混合或分别滴加	纸色谱检识显蓝色
	③明胶试剂	10g氯化钠，1g明胶，加水至100ml	试管检识，出现混浊或白色沉淀可能有鞣质
4. 香豆素类	①异羟肟酸铁试剂	甲液：新鲜配制的1mol/L盐酸羟胺甲醇液；乙液：1.1mol/L氢氧化钾甲醇液；丙液：1g三氯化铁溶于100ml1%盐酸溶液中。应用时甲、乙、丙三液按次序滴加，或甲、乙两液混合滴加后再加丙液	试管检识，若出现紫红色，表示有香豆素或其他酯类
	②4-氨基安替比林-铁氰化钾试剂	甲液：2%4-氨基安替比林乙醇液；乙液：8%铁氰化钾水溶液，或用0.9%4-氨基安替比林和5.4%铁氰化钾水溶液混合而成。使用时分别加入即可	使用时先喷甲液，再喷乙液即显色，或放入装有25%氢氧化铵的密闭缸中，即产生橙红~深红色
	③Gibbs试剂	0.5%2,6-二氯苯醌-4-氯亚胺的乙醇溶液；乙液：硼酸-氯化钾-氢氧化钾缓冲液（pH 9.4）	试管检识出现深蓝色
5. 黄酮类	①盐酸-镁粉试剂	浓盐酸和镁粉，按操作步骤分别加入	试管反应如呈现红色，表明含有游离黄酮类化合物，如不加镁粉只加浓盐酸即显红色者，可能为花青素。另：多数黄酮醇、二氢黄酮（醇）显橙色-紫红，查耳酮、橙酮及儿茶素类无反应
	②三氯化铝试剂	取三氯化铝1g，加乙醇使溶解成100ml，即得	呈深黄色，放置后出现黄色荧光
	③醋酸镁试剂	1%醋酸镁甲醇溶液	紫外灯下观察，黄酮类显黄色荧光，二氢黄酮类呈天蓝色荧光
	④四氢硼钾（钠）	甲液：2%四氢硼钾甲醇液；乙液：浓盐酸	试管检识出现红~紫红色为阳性反应
	⑤锆-枸橼酸试剂	甲液：2%二氯氧锆甲醇液；乙液：2%枸橼酸甲醇溶液。应用时按操作步骤分别加入	呈鲜黄色示有3-OH或5-OH；再加入枸橼酸溶液，黄色不褪，示有3-OH；黄色褪去，加水稀释后变为无色，示无3-OH，但有5-OH。也可在滤纸上进行，得到的锆盐络合物多呈黄绿色，并具荧光
	⑥氨熏	氨水	将滴有试液的滤纸，加上一滴氨水，立即置紫外灯下观察，有极明显的黄色荧光斑点

续表

检识成分类型	试剂名称	配制方法	检识结果
6. 蒽醌类	①氢氧化钾试液	取氢氧化钾6.5g，加水使溶解成100ml，即得	呈红－红紫色，亦有呈蓝色者，表示可能有羟基蒽醌
	②醋酸镁试剂	5%醋酸镁甲醇溶液	试管反应会出现橙、蓝、紫色等。颜色随羟基数目、位置而定；色谱检识，喷后90℃烤5分钟呈橙红色到紫蓝色
	③对亚硝基二甲苯胺试剂	0.1%对亚硝基二甲苯胺吡啶溶液	试管反应，9、10位上未取代的羟基蒽酮类，产生紫、绿、蓝等色
7. 强心苷类	①3,5－二硝基苯甲酸试剂	甲液：2%3,5－二硝基苯甲酸甲醇液；乙液：2mol/L氢氧化钾水溶液，使用前甲、乙两液等量混合	甲型强心苷呈红色或紫红色
	②碱性亚硝基铁氰化钠试剂	甲液：吡啶；乙液：0.5%亚硝基铁氰化钠水溶液；丙液：10%氢氧化钠水溶液。使用时，先加甲液，再加乙液	甲型强心苷呈红色，渐渐消退
	③碱性苦味酸试剂	甲液：1%苦味酸水溶液；乙液：10%氢氧化钠水溶液。使用前两液以9∶1混合	甲型强心苷显橙色或橙红色，此反应过程有时较慢，需放置15min以后才能显色
	④三氯化铁－冰醋酸试剂	甲液：1%三氯化铁溶液0.5ml，加冰醋酸至100ml；乙液：浓硫酸。使用时分别加入两液	二液面间出现棕色环（或其他颜色），冰醋酸层呈绿色→蓝色，为α－去氧糖反应，杂质多时不明显，最好分离纯化后再作
	⑤呫吨氢醇冰醋酸试剂	10mg呫吨氢醇溶于100ml冰醋酸（含1%的盐酸）	水浴加热3min，若分子中有α－去氧糖即显红色。此反应还可用于定量分析
8. 皂苷类	①泡沫试验	取试品的中性或弱碱性热水溶液2ml，用力振摇1min，如产生多量泡沫，放置10min。另取两支试管，各加试品热水溶液1ml，一管内加5% NaOH液2ml溶液。将两试管用力振摇一分钟观察两管出现泡沫情况	泡沫没有显著消失即表明含有皂苷成分。如两管的泡沫高度相似，表明为三萜皂苷，如含碱液管比含酸液管的泡沫高达数倍，表明有甾体皂苷
	②醋酐－浓硫酸试剂	甲液：醋酐；乙液：浓硫酸。使用时样品蒸干，溶于醋酐，沿管壁小心加入浓硫酸	取试品少许置白瓷板上，加入醋酐2~3滴，用毛细管加入浓硫酸，交界面出现红色，渐变为紫－蓝－绿色等，最后褪色（三萜皂苷最后变蓝色，甾体皂苷最后变绿色）
	③2%红血球混悬液（溶血试验试剂）	取适量新鲜兔血（由心脏或耳静脉取血），用洁净小毛刷迅速搅拌，除去纤维蛋白并用生理盐水反复离心洗涤至上清液无色后，量取沉降红血球用生理盐水配成2%混悬液，贮冰箱内备用（贮存期2~3天）	皂苷水溶液大多能破坏红细胞，产生溶血现象

续表

检识成分类型	试剂名称	配制方法	检识结果
9. 甾体类	①氯仿 – 浓硫酸试剂	甲液：氯仿（溶解样品）；乙液：浓硫酸	氯仿层出现红色，硫酸层有绿色荧光
	②三氯醋酸试剂	3.3g 三氯醋酸溶于 10ml 氯仿中，加入 1～2 滴过氧化氢溶液	将含甾体皂苷样品的氯仿液滴在滤纸上，加三氯乙酸试液 1 滴，加热至 60℃，生成红色渐变为紫色。同样条件下三萜皂苷必须加热至 100℃才能显色，也生成红色渐变为紫色
	③三氯化锑试剂	25g 三氯化锑溶于 75g 氯仿中（三氯化锑的饱和氯仿或四氯化碳溶液）	色谱检识，喷后 100℃加热 5min，于紫外灯下观察荧光
10. 萜类	香草醛 – 浓硫酸试剂	取香草醛 0.2g，加硫酸 10ml 使溶解，即得	将试液滴于滤纸上，喷洒后室温或 120℃加热观察，显紫、蓝、黄、红色（对某些酚类、挥发油、甾体等皆可显色）
11. 有机酸	溴酚蓝试剂	0.1% 溴酚蓝乙醇溶液	将试液滴于滤纸上，喷洒 0.1% 溴酚蓝的乙醇液立即在蓝色背景上显黄色斑点
12. 蛋白质、多肽及氨基酸	①双缩脲试剂	甲液：1% 硫酸铜溶液；乙液：40% 氢氧化钠液。应用前等量混合	出现紫色、红紫色表明含多肽或蛋白质
	②茚三酮试剂	取茚三酮 2g，加乙醇使溶解成 100ml，即得	试管于沸水浴上加热，出现蓝色、紫色或红紫色，或将试液滴于滤纸上，烤干，喷洒试剂，再于 100℃加热。2～5min 后呈色
13. 挥发油和油脂	油斑试验		将试液滴于滤纸上，能自然挥发或加热后挥发者可能为挥发油。如果出现持久性的透明斑点，可能为油脂
14. 醛、酮类化合物	2,4 – 二硝基苯肼试剂	取 2,4 – 二硝基苯肼 1.5g，加硫酸溶液（1 → 2）20ml，溶解后，加水使成 100ml，滤过，即得	色谱检识，显黄红色斑点
15. 不饱和化合物	荧光素 – 溴试剂	甲液：0.1% 荧光素乙醇液；乙液：5% 溴的四氯化碳溶液，喷甲液后用乙液熏	紫外灯下检查有荧光
16. 还原性物质	碱性高锰酸钾试剂	甲液：1% 高锰酸钾液；乙液：5% 碳酸钠液，用时等体积混合	色谱检识，喷洒后，粉红背景上显黄色斑点

参 考 文 献

1. 吴立军．中药化学．第 1 版．北京：中国医药科技出版社，2000.

2. 王天玲．天然药物化学基础．第 2 版．北京：人民卫生出版社，2011.

3. 匡海学．中药化学．北京：中国中医药出版社，2003.

4. 沈志滨．天然药物化学．北京：中国医药科技出版社，2012.

5. 刘新，张须学．天然药物化学．西安：第四军医大学出版社，2010.

6. 杨红．中药化学实用技术．北京：化学工业出版社，2011.

7. 姚新生．天然药物化学．北京：人民卫生出版社，2004.

8. 陈友梅．中药化学．济南：山东科学技术出版社，2000.

9. 肖崇厚．中药化学．上海：上海科学技术出版社，1997.

10. 石任兵，李祥．中药化学．第 1 版．北京：科学出版社，2005.

11. 孔令义．香豆素化学．北京：化学工业出版社，2008.

12. 杨世林，热娜·卡斯木．天然药物化学·案例版．北京：科学出版社，2010.